GERHARD LEIBOLD

Das große Handbuch
Schüßler-Salze

GERHARD LEIBOLD

Das große Handbuch
Schüßler-Salze

Mineralsalze für Gesundheit und ein gutes Leben

Weltbild

Alle Rechte vorbehalten.
Nachdruck in jeder Form sowie die Wiedergabe durch Fernsehen, Rundfunk, Film, Bild- und Tonträger, die Speicherung und Verbreitung in elektronischen Medien oder Benutzung für Vorträge, auch auszugsweise, nur mit Genehmigung des Verlags.

Genehmigte Lizenzausgabe für Verlagsgruppe Weltbild GmbH, Steinerne Furt, 86167 Augsburg
Copyright der Originalausgabe © 2007 by Oesch/Jopp Verlag, Zürich
Illustrationen: Brigitte Braun-Dähler
Umschlaggestaltung: Waldmann & Weinold – Kommunikationsdesign, Augsburg
Umschlagmotiv: emotive images (links), Premium RF (oben), Getty Images (unten)
Gesamtherstellung: CPI – Clausen & Bosse, Leck
Printed in the EU
978-3-8289-3059-9

2011   2010   2009
Die letzte Jahreszahl gibt die aktuelle Lizenzausgabe an.

Einkaufen im Internet:
www.weltbild.de

Inhaltsverzeichnis

1. Teil: Schüßler-Salze

2. Teil: Gesichts-Diagnostik

1. Teil

Schüßler-Salze

Vorwort

Die Medizin glaubte lange Zeit, Krankheiten allein durch Arzneimittel und andere Heilverfahren behandeln zu können. Das erwies sich häufig als Irrtum. Selbst starke Arzneimittel wirken meist nicht optimal, wenn die körpereigenen Abwehr- und Selbstheilungsregulationen nicht mitspielen. Mit dieser Einsicht tut sich die klassische Medizin noch schwer. Ganz anders die moderne Biotechnologie, die sich der natürlichen Abwehrkräfte bedient und sie verändert, damit sie gezielter und stärker wirksam werden. In dieser Hinsicht steht die umstrittene Biotechnologie der Naturheilkunde näher als die übliche Medizin, denn sie befolgt einen Grundsatz der naturgemäßen Therapie: Letztlich muß der Organismus selbst mit einer Erkrankung fertig werden, die Behandlung kann ihn dabei nur unterstützen. Die Ärzte der Antike faßten das in dem Lehrsatz »Die Natur heilt, der Arzt hilft ihr dabei« zusammen.

Wenn Medikamente und andere Heilverfahren das Immunsystem nicht vollwertig ersetzen können, liegt es nahe, gleich Heilmethoden anzuwenden, die von vornherein die Abwehr- und Selbstheilungsregulationen des Körpers nutzen. Eines der wichtigsten Beispiele dafür ist sicher die Homöopathie, ein seit nunmehr bald 200 Jahren bewährtes Therapiekonzept.

Auf den homöopathischen Grundregeln beruht auch die Schüßler-Therapie, die auch als »abgekürzte Homöopathie« bezeichnet wird. Während die klassische Homöopathie mehr als 2000 einzelne Wirkstoffe kennt, die zahlreiche individuelle Krankheitsbilder erfassen, kommt die klassische Biochemie nach Schüßler mit 11 bis 12, die erweiterte Variante mit 17 Wirkstoffen aus. Hinzu kommt, daß es nur 2 Potenzen verwendet. Das erleichtert die Behandlung erheblich.

Die Schüßler-Therapie eignet sich teilweise auch zur Selbsthilfe. Dieses Buch leitet gut verständlich dazu an. Vorgestellt wird eine aus praktischer

Erfahrung ergänzte und erweiterte Behandlung, die besser als die strenge Originaltherapie auf individuelle Bedürfnisse eingehen kann.

Gewarnt werden muß vor der selbständigen Therapie bei ernsteren und unklaren Krankheiten. Zwar kann die Biochemie auch dann helfen, aber solche Erkrankungen erfordern stets fachliche Diagnose und Überwachung des Krankheitsverlaufs.

Wenn diese Einschränkung beachtet wird, steht mit der Schüßler-Therapie ein wirksames, gut verträgliches Heilverfahren mit breitem Anwendungsspektrum zur Verfügung, das problemlos zur Selbstbehandlung eingesetzt werden kann.

Biochemie nach Schüßler –
die »abgekürzte Homöopathie«

Im Vergleich zur klassischen Homöopathie erscheint Schüßlers Heilverfahren sehr einfach. Darin liegt ihr Vorteil, denn man benötigt dazu kein längeres Studium. Sogar medizinische Laien können die Therapie zur Selbsthilfe nutzen.

Schüßlers Heilverfahren erscheint sehr einfach

Zugleich bedeutet die Vereinfachung aber auch eine Schwäche, denn mit den wenigen Wirkstoffen in nur 2 Potenzen kann die Behandlung nicht so fein auf die individuellen Besonderheiten jedes einzelnen Patienten abgestimmt werden, wie es bei der Homöopathie möglich ist. Schüßler-Therapie kann die Homöopathie also nicht überflüssig machen. Letztlich muß je nach Einzelfall beurteilt werden, welche der beiden Heilmethoden die besten therapeutischen Ergebnisse verspricht.

Vereinfachung ist auch Schwäche

Macht Homöopathie nicht überflüssig

Einführung in die Biochemie

Es scheint nicht ganz korrekt, wenn Schüßler seine Therapie als Biochemie bezeichnete. Normalerweise versteht man Biochemie als eine Grundlagenwissenschaft mit Beziehungen zur Biologie, Chemie und Medizin, die mit Schüßlers Heilmethode nichts zu tun hat.

Biochemie ist eine Grundlagenwissenschaft

Vereinfachend kann man die »offizielle« Biochemie als Lehre von den chemischen Grundlagen des Lebens (griech. bios = Leben) definieren. Das bedeutet prak-

Lehre von den chemischen Grundlagen des Lebens

tisch, daß die Biochemie erforscht, wie die lebende Substanz zusammengesetzt ist und welche biochemischen Prozesse für die Funktionen der Zellen, Gewebe und Organe erforderlich sind. Die dabei gewonnenen Erkenntnisse wirken sich auf Biologie, Chemie und Medizin aus.

Gentechnologie

In letzter Zeit nimmt die Gen-(Bio-)technologie immer mehr Raum in der Biochemie ein. Durch Manipulation an den Genen gelingt es immer häufiger, bestimmte Erbeigenschaften gezielt zu verändern, wobei auch in die biochemischen Lebensvorgänge eingegriffen wird. So ist es zum Beispiel bereits möglich, Gene in Bakterien einzuschleusen, damit diese das zur Regulation des Blutzuckers beim Menschen notwendige Hormon Insulin in großen Mengen preisgünstig herstellen.

Erbeigenschaften verändern

Beispiel Insulin

Dieser neue Therapieansatz steckt aber noch in den Kinderschuhen, seine Möglichkeiten lassen sich bisher kaum erahnen. So wird es beispielsweise gelingen, körpereigene Zellen so zu manipulieren, daß sie Insulin außerhalb der Bauchspeicheldrüse herstellen, wenn das Organ geschädigt ist.

Aber auch zahlreiche andere Wirkstoffe lassen sich im Körper selbst durch entsprechende Genmanipulationen produzieren, sogar die Herstellung von Arzneistoffen ist vorstellbar.

Herstellung von Arzneistoffen

Anlagebedingte Erkrankungen könnten verhütet oder gentechnisch geheilt werden

Überdies bietet die Gentechnologie erstmals die Chance, anlagebedingte Erkrankungen zu verhüten, indem Gendefekte rechtzeitig »repariert« werden. Bereits bestehende Krankheiten können gentechnisch geheilt werden. Das führt weit über die heutigen therapeutischen Möglichkeiten hinaus, die bei solchen Erkrankungen allenfalls die Symptomatik lindern können. Es führte zu weit, diesen vielversprechenden Therapieansatz der Zukunft noch ausführlicher darzustellen, er wird die Medizin in vielen Teilen revolutionieren.

Diskussion über mögliche Risiken

Natürlich diskutieren Biochemiker und Gentechniker auch mögliche Risiken ihrer Manipulationen und damit verbundene ethische Probleme. Auch dazu wird es Antworten und Lösungen geben, zumal die von den Gegnern der Gentechnologie an die Wand gemalten Gefahren sich bislang als übertrieben erwiesen. Es wäre ethisch auch kaum vertretbar, den oft lebenslang an den Folgen von Gendefekten leidenden Menschen eine wirksame Behandlung vorzuenthalten oder sie davor zu schützen, daß eine solche Krankheit überhaupt eintritt.

Gefahren der Gentechnologie werden übertrieben

Diese knappe Darstellung der naturwissenschaftlichen Biochemie veranschaulicht, daß Schüßlers Biochemie damit nichts zu tun hat. Dennoch ist es kein Etikettenschwindel, wenn diese Heilmethode als Biochemie bezeichnet wird. Die mineralischen Wirkstoffe, die dazu verabreicht werden, greifen ebenfalls in die biochemischen Lebensfunktionen ein. Während das bei der konventionellen Biochemie aber noch recht »grob« erfolgt, wirken die Schüßler-Salze subtiler. Die Biochemie des Lebens wird von ihnen nicht unmittelbar verändert, die Wirkung vollzieht sich zunächst auf einer feinstofflichen Ebene.

Schüßlers Biochemie hat nichts mit der naturwissenschaftlichen zu tun

Schüßler-Salze wirken subtiler

> Anders ausgedrückt kann man auch sagen, daß sich Schüßlers Biochemie über die bloße materielle Wirkung erhebt und vornehmlich durch die Informationen wirkt, die den Salzen innewohnen.

Diese Erklärungen mögen unwissenschaftlich anmuten. In gewissem Sinne stimmt das auch, denn sie folgen nicht den Regeln und Lehren der Naturwissenschaften. Aber gerade die konventionelle Wissenschaft kann dazu beitragen, die Schüßler-Therapie theoretisch zu untermauern. So gibt es Untersuchungen der Physik, die bestätigen, daß die Schüßler-Salze im informationellen Bereich wirksam werden (das gilt übrigens auch für die klassische Homöopathie). Diese Erkenntnis der Naturwissenschaften, ergänzt durch die jahrhundertealten praktischen Erfahrungen mit

Schüßler-Salze werden im informationellen Bereich wirksam

Schüßlers Heilverfahren, belegen überzeugend, daß diese Methode Vertrauen verdient.

Homöopathie als Grundlage

Bei der Entwicklung der Biochemie stand die klassische Homöopathie Pate. Man kann Schüßlers Therapie nur dann verstehen, wenn man die homöopathischen Grundlagen kennt. Da sie teilweise sehr kompliziert sind, können sie hier nur vereinfacht dargestellt werden.

Begründet wurde die Homöopathie von dem deutschen Arzt *Christian Friedrich Samuel Hahnemann* (1755–1843). Aus Enttäuschung über die zu seiner Zeit gebräuchlichen Heilverfahren, die den Patienten oft mehr schadeten als nutzten, entwickelte er in zahlreichen Selbstversuchen eine neue Behandlungsform, die kraß von der üblichen Therapie abweicht.

Die Homöopathie beruht auf dem *biologischen Grundgesetz,* das von dem Psychologen *Rudolf Arndt* (1835–1900) und dem Pharmakologen *Hugo Schulz* (1853–1932) formuliert wurde. Nach seinen beiden Begründern bezeichnet man es auch als *Arndt-Schulzesche Regel.* Sie besagt, daß schwache Reize die Körperfunktionen anregen, mittelstarke sie eher hemmen und starke zu Krankheiten führen.

Mit Hilfe dieser Regel wird verständlich, weshalb die Verdünnung homöopathischer Arzneistoffe keinen Wirkungsverlust nach sich zieht, sondern im Gegenteil die Wirkung verstärkt. Erkrankungen entstehen durch starke Reize, die Körperfunktionen stören, zum Teil auch schon durch mittelstarke Reize. Dem setzt die Homöopathie die schwachen Reize der verdünnten Wirkstoffe entgegen, um die gestörten Körperfunktionen wieder anzuregen und zu normalisieren. Da die Verdünnung die Wirksamkeit also nicht

Samuel Hahnemann

Selbstversuche

Biologisches Grundgesetz

Arndt-Schulzesche Regel

Verdünnung der homöopathischen Arzneistoffe verstärkt die Wirkung

Schwache Reize zur Anregung der gestörten Körperfunktionen

abschwächt, sondern eher verstärkt, bezeichnet man
diesen wichtigen Schritt bei der Zubereitung homöopathischer Medikamente als Potenzierung (lat. poten-
tia = Fähigkeit).

Potenzierung

Aus dieser speziellen Sichtweise wird verständlich,
weshalb sogar hohe Potenzen mit Verdünnung im Mil-
liardstelbereich (oder noch niedriger) tatsächlich wirksam sind. Nicht selten erzielt man mit den Hochpotenzen besonders gute therapeutische Ergebnisse.

Gute Ergebnisse mit
den Hochpotenzen

Die Auswahl der individuell richtigen Potenz eines
homöopathischen Arzneistoffs erfordert eine fundierte Ausbildung und praktische Erfahrung. Wählt man
zur Therapie eine individuell falsche Potenz aus, kann
der Wirkstoff völlig versagen, obwohl er in der kor-
rekten Potenz sehr gut zu helfen scheint.

Auswahl der richtigen
Potenz

Die mühsame Auswahl der geeigneten Potenzen
entfällt bei der Schüßler-Therapie, die nur die Potenzen D 6 und D 12 kennt, die genau den verschiedenen
Salzen zugeordnet werden. Der Buchstabe D steht für
die Dezimal-(Zehner-)potenz.

Schüßler-Therapie
kennt nur 2 Potenzen

Gebräuchlich ist, daß die unverdünnte Urtinktur als
Grundlage für die Arzneimittel verwendet wird. Wenn
1 Teil davon mit 9 Teilen Verdünnungsmittel (Wasser,
Alkohol, Milchzucker) potenziert wird, ergibt das die
Potenz D 1. Potenziert man dann die D 1 wiederum mit
9 Teilen Verdünnungsmedium, entsteht die Potenz D 2
... und so fort.

Während die Schulmedizin der Potenzierung von
arzneilich wirksamen Arzneistoffen immer noch kritisch bis ablehnend gegenüber steht, fand die moderne
Physik für die Wirksamkeit der Potenzen bereits einige
wissenschaftliche Erklärungen. Unter anderem wurde
nachgewiesen, daß eine Substanz (z. B. ein Arzneistoff)
deutlich stärker wirkt, wenn man ihre Oberfläche vergrößert oder sie aus einer unlöslichen in eine kolloi-
dallösliche Form überführt. Genau das erreicht die
Homöopathie bei der Zubereitung der Arzneimittel
durch Verreiben oder Schütteln.

Wissenschaftliche
Erklärungen

Das *Homöopathische Arzneibuch* schreibt genau

Homöopathisches
Arzneibuch

vor, wie das Verreiben und Schütteln zu erfolgen hat,
damit ein Arzneistoff optimal wirkt. Typisches Beispiel
für die Bedeutung durch mechanische Einwirkung auf
die Wirkstoffe ist die Kohle. Unverdünnt spielt sie
keine therapeutische Rolle, erst nach der Zubereitung
zum homöopathischen Heilmittel entfalten sich ihre
Heilwirkungen.

Neben der Arndt-Schulzeschen Regel bildet die
Ähnlichkeitsregel ein weiteres Kernstück der Homöopathie. Schon in der Antike wußten die Ärzte, daß
Ähnliches mit Ähnlichem geheilt werden kann. Diese
Theorie griff Hahnemann für seine Homöopathie wieder auf. Seine Ähnlichkeitsregel besagt, daß man
»gegen die zu heilende Krankheit dasjenige Arzneimittel anwendet, welches eine andere, möglichst ähnliche
Krankheit zu erregen imstande ist.«

Das bedeutet, daß ein Wirkstoff, der bei Gesunden
körperliche Reaktionen provoziert, genau die Krankheit heilen kann, deren Symptomatik so genau wie
möglich diesen Reaktionen gesunder Menschen ähnelt. Wenn dieser »maßgeschneiderte« Wirkstoff potenziert (verdünnt) wird, übt er einen schwachen Reiz
aus, der sich gezielt gegen die Ursachen einer Erkrankung richtet. Dadurch werden die Abwehr- und Selbstheilungsregulationen aktiviert, damit die Krankheit
aus eigener Kraft überwunden werden kann.

Die Homöopathie kennt heute an die 500 gut ge-
prüfte Wirkstoffe und weit über 1500 andere, die noch
nicht so genau überprüft wurden. Bei der Arzneimittelprüfung der Homöopathie ermittelt man zu jedem
Arzneistoff, wie Gesunde darauf reagieren, wenn er
unverdünnt verabreicht wird. Diese Reaktionen, ergänzt durch weitere Kenntnisse von einem Wirkstoff,
werden im Arzneimittelbild zusammengefaßt. Der
Therapeut muß zur Behandlung die Substanz ermitteln, deren Arzneimittelbild mit der Symptomatik
eines Patienten am meisten übereinstimmt.

Mineralische Wirkstoffe, wie Schüßler sie verwendet, sind auch in der klassischen Homöopathie ge-

Beispiel Kohle

Ähnlichkeitsregel

Arzneimittelprüfung

Arzneimittelbild

bräuchlich, allerdings weit mehr, als die Biochemie nach Schüßler kennt. Darüber hinaus werden in der Homöopathie noch zahlreiche pflanzliche und tierische Arzneistoffe gebraucht, die in der Schüßler-Therapie keine Rolle spielen.

> Das alles scheint eher dafür zu sprechen, homöopathisch und nicht biochemisch zu behandeln. Aber dieser Eindruck täuscht. Trotz ihrer begrenzten Anzahl von Wirkstoffen erzielt man auch mit der Biochemie gute, zum Teil sehr schnell einsetzende therapeutische Erfolge.

Selbst wenn zuvor bereits vergeblich mit klassischer Homöopathie behandelt wurde, kann die Schüßler-Therapie noch wirksam sein. Beide Heilverfahren haben also ihre Berechtigung nebeneinander.

Die Theorie Schüßlers

Obwohl Hahnemann von seinen Nachfolgern verlangte, daß sie seine Homöopathie genau nachahmten, konnten sich im Lauf der Zeit doch einige alternative Behandlungsweisen etablieren. Allerdings gewann keine auch nur annähernd die gleiche Bedeutung wie Hahnemanns Heilverfahren. Es führte im Rahmen dieses Buchs zu weit, näher auf diese Therapien einzugehen. Hier interessiert lediglich die »abgekürzte Homöopathie«.

Hahnemanns Verlangen

Der Begründer der Biochemie, der Oldenburger Arzt *Wilhelm Heinrich Schüßler* (1821–1898), war von der Schulmedizin seiner Zeit wohl ebenso enttäuscht wie Hahnemann. Er lernte die Homöopathie gründlich kennen, fand aber auch in ihr nicht genau das, was er sich als Therapie vorstellte. Durch die Be-

Wilhelm Heinrich Schüßler

schäftigung mit der naturwissenschaftlichen Biochemie entwickelte er schließlich seine eigene Behandlungsweise, die zwar viele Ähnlichkeiten mit der klassischen Homöopathie aufweist, aber nicht mit ihr gleichgesetzt werden darf.

Aus dem Studium der naturwissenschaftlichen Biochemie gewann Schüßler eine Erkenntnis, die von grundlegender Bedeutung für seine Therapie wurde: Krankheiten entstehen nach dieser Theorie durch Störungen des Mineralstoffwechsels mit Verlust anorganischer Salze aus den Zellen. Nach allem, was die moderne Medizin mittlerweile von der Funktionsweise der Zellen weiß (die maßgeblich mit von den Mineralstoffen und Spurenelementen abhängt), ist Schüßlers Definition der Krankheitsursachen durchaus akzeptabel.

Leider beging auch er den Kardinalfehler vieler Außenseitertherapeuten, seine Biochemie als eine Art »Allheilmittel« zu propagieren. Das trug ihm naturgemäß heftige Kritik ein. Die Mehrzahl der Schulmediziner machte sich noch nicht einmal die Mühe, sich ernsthaft mit der Schüßler-Therapie zu befassen, obwohl sie erst danach qualifiziert beurteilt werden könnte.

Das Image eines nicht mit dem schulmedizinischen Wissen zu vereinbarenden Heilverfahrens haftet der Biochemie bis heute an. Es verhindert nach wie vor, daß Schüßlers Therapie unvoreingenommen geprüft wird. Demzufolge kann sie auch weder als falsch entlarvt noch als wirksam offiziell in die Medizin eingeführt werden.

Nur relativ wenige Mediziner kennen die Schüßler-Therapie genauer, ein Teil von ihnen wendet sie sicher auch in der Praxis an. Als Allheilmittel gilt sie heute nicht mehr, wie Schüßler überschwenglich gemeint hatte, vielmehr wird sie wie jedes andere Arzneimittel auch bei einer begrenzten Anzahl von Erkrankungen eingesetzt.

Wenn Krankheiten vornehmlich durch den Verlust

von anorganischen Salzen aus den Zellen entstehen, läge es nahe, diese Mineralstoffe und Spurenelemente einfach in Form von Medikamenten oder Nahrungsergänzungsmitteln in ausreichender Dosierung zu verabreichen. Dazu bedürfte es keines neuen Heilverfahrens.

Aber es geht bei Schüßlers Biochemie nicht darum, den Organismus mit anorganischen Salzen zu versorgen, das wäre schon wegen der Verdünnung der Wirkstoffe nicht möglich. In der homöopathischen Zubereitung werden die insgesamt 11–17 anorganischen Arzneistoffe als Heilmittel eingesetzt, die dafür sorgen, daß die Selbstheilungsregulationen des Körpers den Verlust von Mineralstoffen und Spurenelementen in den Zellen wieder ausgleichen. Da nach Schüßlers Theorie die meisten Erkrankungen durch Verluste an anorganischen Salzen entstehen, lassen sich auf diese Weise die entsprechenden Krankheiten lindern oder ausheilen.

Der Organismus wird nicht mit anorganischen Salzen versorgt

Die Selbstheilungsregulationen des Körpers gleichen den Verlust von Mineralstoffen aus

Die Ähnlichkeitsregel der Homöopathie spielt auch bei der Schüßler-Therapie eine Rolle, aber sie steht nicht so deutlich im Vordergrund. Die Biochemie orientiert sich nicht nur an den Arzneimittelbildern, sondern berücksichtigt vor allem, welche Wirkungen die einzelnen Salze im Körper entfalten.

Ähnlichkeitsregel der Homöopathie

Wirkungen der einzelnen Salze im Körper werden berücksichtigt

Auch die Potenzierung erfolgt in Schüßlers Therapiekonzept nicht so individuell wie in der klassischen Homöopathie. Die praktische Erfahrung ergab, daß für die Biochemie lediglich die beiden Potenzen D 6 und D 12 notwendig sind. In der Homöopathie dagegen sind weit mehr Potenzen gebräuchlich, selbst bei den anorganischen Salzen, die von der Homöopathie und Schüßler-Therapie verwendet werden. Erklären läßt sich noch nicht genauer, weshalb nur diese beiden Potenzen zur Behandlung genügen, die Wirksamkeit wird dadurch jedenfalls nicht beeinträchtigt.

2 Potenzen reichen

Noch keine Erklärung

Original-Schüßler-Salze

Der menschliche Organismus benötigt viele anorganische Salze

Der menschliche Organismus benötigt viel mehr anorganische Salze, als Schüßler in seiner Biochemie verwendet. Fachleute schätzen, daß möglicherweise alle Elemente, die in der Erdkruste vorkommen (radioaktive ausgenommen) für die Lebensfunktionen notwendig sind, oftmals in verschwindend geringen Dosen.

Nach Schüßler sind nur 12 Salze zur Behandlung notwendig

Auch wenn Schüßlers Therapie alle bekannten Mineralstoffe und Spurenelemente als Heilmittel nutzte, wäre die Zahl der Arzneistoffe im Vergleich zur Homöopathie immer noch gering. Aber die Theorie der Biochemie geht davon aus, daß lediglich 12 Salze zur Behandlung erforderlich sind. Später reduzierte Schüßler die Arzneistoffe sogar auf 11. Seine Nachfolger führten noch 5 weitere ein, die jedoch von der klassischen Biochemie abgelehnt werden.

Kalziumverbindungen

Kalzium spielt eine herausragende Rolle

Unentbehrlich für den Knochenaufbau

Weitere Funktionen

Das chemische Element Kalzium (auch Calcium geschrieben) spielt in der Biochemie des Körpers eine herausragende Rolle. Allgemein bekannt ist wohl, daß dieser lebenswichtige Mineralstoff unentbehrlich für den Knochenaufbau ist. Darüber hinaus erfüllt er eine Reihe weiterer, nicht minder wichtiger biochemischer Funktionen. So wirkt Kalzium unter anderem noch bei verschiedenen Enzymreaktionen, bei der Blutgerinnung und bei der Nerven-Muskel-Erregbarkeit sowie beim Stoffwechsel des Herzmuskels maßgeblich mit.

Auch die Schüßler-Therapie setzt Kalziumverbindungen für Aufbau und Erhaltung des Knochenskeletts ein, kennt aber auch noch einige andere Indikationen, die in keiner Beziehung zu den Knochen stehen.

Calcium fluoratum D 12

verabreicht die Biochemie vor allem bei Knochen- und Knochenhauterkrankungen, Fehlern bei der Zahnschmelzbildung und versuchsweise zur Kariesprophylaxe von innen her. Diese Anwendungsgebiete entsprechen weitgehend denen, die auch in der Schulmedizin mit dieser Kalziumverbindung gebräuchlich sind.

Eine weitere Indikation ist die Bindegewebsschwäche mit ihren Folgekrankheiten (wie Krampfadern, Hämorrhoiden). Zu erwähnen sind noch gute Erfahrungen bei der Verhärtung von Blutgefäßen und Geweben. Dabei zeigt sich der Umkehreffekt, den auch die Homöopathie kennt: Arteriosklerose mit Verhärtung der Blutgefäße, die unter anderem durch Kalziumeinlagerungen entsteht, kann wieder gebessert werden, wenn potenziertes Calcium fluoratum die Einlagerungen in den Gefäßwänden abbaut.

Indikationen

Bindegewebsschwäche

Umkehreffekt

Calcium phosphoricum D 6

kommt vor allem bei gestörter Knochenbildung durch Kalkmangel in Betracht. Den Mangel an Kalzium kann man durch die biochemische Zubereitung in der 6. Potenz zwar nicht direkt kompensieren, aber sie verbessert die Aufnahme und Verwertung von Kalzium aus der Nahrung und geeigneten Mineralstoff-Diätmitteln.

Hinzu kommt die Indikation Blutarmut (Anämie), die durch diesen Wirkstoff wieder ausgeglichen werden kann. Aus praktischer Erfahrung ist bekannt, daß sich diese Kalziumverbindung am besten für schlanke, lebhafte Menschen eignet.

Gestörte Knochenbildung durch Kalkmangel

Blutarmut

Calcium sulfuricum D 6

nahm Schüßler zunächst in seine Therapie auf, später erklärte er den Wirkstoff aber für überflüssig. Das spricht aber nicht dagegen, bei den unten genannten

Überflüssiger Wirkstoff

Indikationen trotzdem einen Versuch damit durchzuführen, schaden wird es bestimmt nicht.

Einsatz gegen Eiterungsprozesse

Diese Kalziumverbindung wirkt nicht auf das Skelett, sondern kann gegen alle Eiterungsprozesse eingesetzt werden. Dazu wird der Wirkstoff mit dem weiter unten genannten Silicea D 12 kombiniert. Die beiden Arzneimittel dürfen aber nicht zusammen verabreicht werden, sondern jeder für sich, wobei zwischen der Einnahme mindestens eine Pause von 1 Stunde eingelegt werden muß.

Ferrumverbindungen

Eisen gehört zu den lebenswichtigen Spurenelementen

Hauptfunktion

Das chemische Element Ferrum, besser bekannt als Eisen, gehört zu den lebenswichtigen Spurenelementen, die nur in sehr geringen Dosen benötigt werden. Seine Hauptfunktion besteht darin, den aus den Lungenbläschen aufgenommenen Sauerstoff im Blut zu den Zellen und Geweben zu transportieren; dazu wird Eisen in die roten Blutkörperchen eingebaut. Als Folge des Eisenmangels (die am weitesten verbreitete Mangelerkrankung in allen Nationen der Erde) entsteht Blutarmut (Anämie).

Eisenmangel

Ferner kommt Eisen noch in verschiedenen Enzymen vor und trägt mit zu deren Funktionen bei.

Während die klassische Homöopathie mehrere Ferrumverbindungen verwendet, beschränkt sich die Biochemie auf eine.

Ferrum phosphoricum D 12   Nr. 3

wird in der Biochemie nicht bei Blutarmut eingesetzt, dagegen eignet sich das nicht potenzierte Eisen und/oder das weiter oben bereits genannte Calcium phosphoricum. Zu den wichtigsten Indikationen gehören Entzündungen im Stadium I. Ferner kann das potenzierte Spurenelement noch bei Durchfall, Erbrechen, fieberhaften Erkrankungen und Blutungen verabreicht

Indikationen

werden. Nach praktischer Erfahrung wirkt Ferrum phosphoricum am besten bei schwächlichen, zierlichen bis mageren Menschen.

Kaliumverbindungen

Das lebenswichtige chemische Element Kalium arbeitet bei vielen biochemischen Vorgängen im lebenden Organismus mit. So ist es zum Beispiel das wichtigste Kation (positiv geladenes Atom oder Molekül) innerhalb der Zellmembran, insbesondere in den Mitochondrien der Zellen, die für die Energiegewinnung aus der Nahrung zuständig sind.

Wichtigstes Kation in der Zellmembran

Zu seinen Hauptfunktionen gehört es, bei den bioelektrischen Abläufen in erregbaren Geweben (Muskeln, Nerven) mitzuwirken, ferner beim Eiweißaufbau und im Kohlenhydratstoffwechsel. Größere bedenkliche Kaliumverluste drohen beispielsweise bei Durchfall oder Mißbrauch von Abführmitteln.

Hauptfunktionen

Kaliumverluste

Die Biochemie gibt Kaliumzubereitungen bei nervösen Störungen und Erschöpfungszuständen, denn sie wirken auch in potenzierter Form auf das Nervengewebe. Darüber hinaus sind weitere Wirkungen bekannt, die man durch das unverdünnte Kalium nicht erreichen kann.

Indikationen

Kalium chloratum D 6

bewährt sich vorwiegend bei Entzündungen im mittleren Stadium II, für die symptomatisch ist, daß es zu Absonderungen aus den entzündeten Regionen kommt. Versuchsweise kann der Arzneistoff auch bei Drüsen- und Schleimhauterkrankungen oder Schmerzzuständen verschiedener Ursachen angewendet werden.

Bei Entzündungen des Stadiums II

Kalium phosphoricum D 6

Indikationen

wird besonders bei nervösen Störungen verabreicht, wie Schlafstörungen, Unruhe, Ermüdungs- und Erschöpfungszuständen ohne organische Ursachen sowie bei psychosomatischen Erkrankungen, insbesondere nervösen Herzbeschwerden.

Eignet sich auch zur Blutreinigung

Aus praktischer Erfahrung ist bekannt, daß der Wirkstoff sich auch zur »Blutreinigung« eignet, also zur Entgiftung und Entsäuerung des Bluts, die man traditionell im Frühjahr und/ oder Herbst durchführt. Diese Zustände sind zwar noch nicht krankhaft, können aber die Voraussetzungen für Erkrankungen schaffen.

Kalium sulfuricum D 6

Entzündungsmittel (Stadium III)

ist zunächst wieder ein Entzündungsmittel, das bei weiter fortgeschrittenen Entzündungen im Stadium III indiziert ist. Auch verschiedene Infektionskrankheiten (vor allem Masern, Scharlach) lassen sich dadurch beeinflussen, wobei eine Kombination mit Antibiotika durchaus möglich ist.

Chronische Erkrankungen von Haut und Schleimhaut

Chronische Erkrankungen der Oberhaut und der Schleimhaut sprechen ebenfalls gut darauf an, insbesondere dann, wenn sie nach innen »umzuschlagen« drohen, also Komplikationen an inneren Organen verursachen könnten. Nicht zuletzt kann ein Versuch bei Schmerzzuständen verschiedener Ursachen empfohlen werden.

Geeignet für nervenschwache, ängstliche Menschen

Die bekannte Wirkung von Kalium auf das Nervensystem empfiehlt diesen biochemischen Wirkstoff besonders für nervenschwache, ängstliche Menschen.

Magnesiumverbindungen

Für Knochen und Zahnschmelz

Das chemische Element Magnesium trägt gemeinsam mit Kalzium zur Festigkeit der Knochen und des Zahnschmelzes bei. Darüber hinaus wirkt es bei zahlreichen Enzymprozessen mit, insbesondere bei jenen, an denen der körpereigene Stoff Adenosintriphosphat (ATP) als Energielieferant beteiligt ist. Auch die Nerven-Muskel-Erregbarkeit wird mit durch Magnesium bestimmt. Wegen seiner Wirkungen auf das Nervensystem und die Hormone der Nebennierenrinde kennt man den Mineralstoff auch als »Antistreßmineral«, das vor Schäden durch Überforderung schützen kann.

Wirkt bei Enzymprozessen mit

Adenosintriphosphat

Antistreßmineral

Von besonderem Interesse ist Magnesium schließlich noch für das Herz und die Blutgefäße. Hier wirkt es vor allem bei der Regulierung der Blutfett- und Blutgerinnungswerte mit, so daß dem Herzinfarkt vorgebeugt werden kann. Indirekt schützt auch die Antistreßwirkung das Herz-Gefäß-System vor ernsten Streßfolgen.

Besondere Bedeutung für Herz und Blutgefäße

Magnesium phosphoricum D 6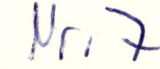

wirkt in potenzierter Form vor allem auf die Nerven-Muskel-Erregbarkeit. Die oben genannten Schutzwirkungen für das Herz-Gefäß-System erzielt man damit aber nicht, sie sind nur vom unverdünnten Magnesium zu erwarten.

Wirkung auf die Nerven-Muskel-Erregbarkeit

Zu den typischen Indikationen des biochemischen Wirkstoffs gehören Nervenschmerzen, Muskelkrämpfe, Koliken und Schmerzzustände unterschiedlicher Ursachen. Bei derartigen Gesundheitsstörungen wirkt es vornehmlich durch Entspannung der Muskulatur und Schutz vor überschießenden Streßreaktionen.

Typische Indikationen

Ob biochemisch potenziertes Magnesium auch das Herz-Gefäß-System schützt, läßt sich noch nicht zuverlässig genug beantworten, besser verwendet man zu diesem Zweck das unverdünnte Magnesium.

Unerwünschte Nebenwirkungen wie dünnflüssige Stühle und/oder Magnesiumnarkose mit abnormer Schläfrigkeit treten durch den potenzierten Wirkstoff nicht auf, wohl aber bei zu hoch dosiertem unverdünntem Magnesium.

Keine Nebenwirkungen bei potenziertem Magnesium

Natriumverbindungen

Natrium gehört zu den wichtigsten Elementen im Körper

Dieses chemische Element gehört zu den wichtigsten im menschlichen Organismus, ausgeprägter Mangel kann schon nach kurzer Zeit zum Tod führen. In Verbindung mit Chlorsalzen entsteht Natriumchlorid

Kochsalz

(NaCl), das allgemein bekannte Kochsalz. Viele seiner Aufgaben erfüllt der Mineralstoff in dieser Form.

Natrium ist das wichtigste Kation (positiv geladenes Atom oder Molekül) im Raum außerhalb der Zellen.

Hauptfunktion

Seine Hauptfunktion besteht darin, den Wasserhaushalt des Körpers zu regulieren. Zwischen der Natriumkonzentration im Raum um die Zellen und der

Konzentrationsgefälle

innerhalb der Zellmembran besteht ein ständiges Konzentrationsgefälle, das für die Zellfunktionen unverzichtbar ist. Ferner spielt Natrium eine wichtige Rolle für die Erregbarkeit der Nervenzellen und für die Herz-Kreislauf-Funktionen.

In der biochemischen Potenzierung sind die Natriumverbindungen für den Wasserhaushalt ohne Bedeutung, die Nervenfunktionen werden dadurch aber ebenfalls beeinflußt.

Natrium muriaticum D 6

Wirkung

wirkt hauptsächlich auf die Verdauungs- und Stoffwechselfunktionen, die durch den Arzneistoff angeregt und harmonisiert werden. Daraus erklärt sich auch unschwer, daß allgemeine Schwächezustände beseitigt

Allgemeine Schwächezustände können beseitigt werden

werden können. Die günstige Wirkung bei Blutarmut kann gleichfalls zum Teil von den verbesserten Verdauungs- und Stoffwechselprozessen hergeleitet werden.

Rheumatische Erkrankungen werden beeinflußt

Weiter ist bekannt, daß die Natriumverbindung rheumatische Erkrankungen günstig beeinflussen kann. In diesem Zusammenhang ist interessant, daß die Naturmedizin eine Beziehung zwischen zu hoher Kochsalzzufuhr und Rheumatismus vermutet; die antirheumatische Wirkung des potenzierten Natriums könnte also wieder auf dem Umkehreffekt beruhen.

Natrium phosphoricum D 6

wird bei verschiedenen Störungen des Verdauungssystems eingesetzt. Dazu gehören Sodbrennen, Erbrechen, Durchfall, Fettunverträglichkeit und Koliken. Ein Versuch ist außerdem möglich bei ernährungsbedingter Übersäuerung des ganzen Körpers.

Die Natriumwirkung auf die Nervenfunktionen kann bei Nervosität, Unruhe und Schlafstörungen helfen.

Störungen des Verdauungssystems

Übersäuerung

Nervosität

Natrium sulfuricum D 6

hat seine Indikationen überwiegend bei Verdauungsstörungen, die bei Erkrankungen von Darm, Leber, Gallenblase und Bauchspeicheldrüse hervorgerufen werden. Auch eine bessere Verwertung der Nahrung läßt sich mit diesem Arzneistoff erreichen, das empfiehlt ihn auch bei ernährungsbedingten Schwächezuständen.

Aber auch das Gegenteil, die Überernährung mit Fettleibigkeit als Folge, wird von Natrium sulfuricum oft gut beeinflußt. Allerdings sind Dauererfolge nur möglich, wenn falsche Ernährungsgewohnheiten, die zu Übergewicht führten, konsequent umgestellt werden.

Nicht zuletzt kann man mit diesem Mineralstoff auch bei Bronchialasthma oft gute therapeutische Ergebnisse erzielen.

Indikationen

Übergewicht

Asthma

Silicea

Silizium ist nach dem Sauerstoff das zweithäufigste chemische Element auf der Erde. In Verbindung mit Sauerstoff kommt es in verschiedenen Formen vor. Vor allem Silicea (Kieselsäure, Kieselerde) benötigen alle Lebewesen als Spurenelement. Es kommt in allen Organen und Geweben des menschlichen Organismus

Kieselsäure

31

vor, insbesondere im Bindegewebe, in den Knochen, Finger- und Zehennägeln, in Lungen, Nebennierenrinde, Milz und Lymphknoten.

Als »Urstoff des Lebens« waren Silicea und andere Siliziumverbindungen bereits bei der Entstehung der ersten Lebensformen auf der Erde beteiligt, ohne sie gäbe es kein Leben in der uns bekannten Form.

Wirkungen

Das Spurenelement wirkt bei verschiedenen, zum Teil lebenswichtigen Körperfunktionen mit. Hauptsächlich ist es für die Funktionen des Bindegewebes sowie für die Elastizität und Festigkeit der Blutgefäße und anderer Gewebe zuständig. Auch die Hautfunktionen, das Haar- und Nagelwachstum, die Vernarbung von Knochenbrüchen und Wunden, die Aufnahme von Kalzium aus der Nahrung und wahrscheinlich auch die Abwehrfunktionen sind auf Silicea angewiesen.

Silicea D 12

Hauptmittel der klassischen Homöopathie

gehört in der klassischen Homöopathie zu den Hauptmitteln und zeichnet sich durch ein breites Anwendungsspektrum aus. Auch in Schüßlers Biochemie spielt es eine wichtige Rolle, wenngleich nicht so herausragend wie in der Homöopathie.

Bindegewebsschwäche

Das wichtigste Anwendungsgebiet ist die Bindegewebsschwäche. Dieser meist anlagebedingte, vor allem bei Frauen häufiger vorkommende Zustand spricht auf Silicea gut an. Bei ausgeprägter Bindegewebsschwäche genügt die potenzierte Form von Silicea oft nicht, zumindest anfangs sollte dann die unverdünnte Kieselsäure verabreicht werden, damit rasch eine gute Wirkung eintritt.

Weitere Indikationen

Zu den weiteren Indikationen gehören chronische Entzündungen und Eiterungen, bei denen Silicea abwechselnd mit dem weiter vorne schon vorgestellten Calcium sulfuricum D 6 angewendet wird. Nicht zuletzt trägt dieser Urstoff dazu bei, die Folgen von Unterernährung zu bessern, beispielsweise bei chronischen Erschöpfungs- und Schwächezuständen.

Umstrittene Ergänzungsstoffe

Bis heute beschränkt sich die Original-Schüßler-Therapie auf die weiter oben bereits beschriebenen Wirkstoffe. Anfangs verwendete Schüßler noch 12 anorganische Wirkstoffe, später verzichtete er sogar wieder auf Calcium sulfuricum D 6, weil dieser Arzneistoff ihm nach seiner Erfahrung entbehrlich schien.

Ursprünglich 12 anorganische Wirkstoffe

Diese Einschränkung trug Schüßler und seinen Anhängern viel Kritik ein, weil dadurch das Spektrum der therapeutischen Möglichkeiten unnötig eingeengt wurde.

Einige seiner Nachfolger stellten weitere Untersuchungen an und führten aufgrund dessen noch 5 weitere Arzneistoffe ein. Die orthodoxe Biochemie lehnt diese Abweichung von der ursprünglichen Biochemie bis heute strikt ab. Es gibt aber auch genügend Therapeuten, die diese neuen Wirkstoffe mit gutem Erfolg als Bereicherung der Biochemie verabreichen.

Einführung 5 weiterer Arzneistoffe durch Schüßlers Nachfolger

Bereicherung der Biochemie

Es führte zu weit, an dieser Stelle weiter auf den Richtungsstreit in der Schüßler-Therapie einzugehen. Tatsache ist, daß die Ergänzungsstoffe ebenfalls wirken können. Deshalb erscheint es nicht wirklich wichtig, ob sie unverzichtbar sind oder nur als Alternativen zu den klassischen Arzneistoffen genutzt werden können. Wer sich mit den 11 oder 12 Originalsalzen begnügen will, wird auch damit Heilwirkungen erzeugen.

> Obwohl der medizinische Laie nicht zuverlässig beurteilen kann, ob die 5 Ergänzungsstoffe ihm tatsächlich nützen könnten, spricht nichts dagegen, sie zur Selbsthilfe zu verwenden. Schlimmstenfalls bleibt die Wirkung aus, unerwünschte Nebenwirkungen sind aber mit Sicherheit ausgeschlossen.

Weitere Kaliumverbindungen

Die ursprüngliche Biochemie verwendete 3 Kaliumverbindungen, nämlich Kalium chloratum, phosphoricum und sulfuricum (s. S. 27 f.) in der Potenz D 6. Später erprobten Schüßlers Nachfolger noch Kalium arsenicosum, bromatum und jodatum mit guten therapeutischen Ergebnissen. Auch wenn sie sich nicht mit
der Originaltherapie vereinbaren lassen, verdienen sie
einen Platz in der Biochemie.

Kalium arsenicosum D 6

Kalium +
Arsentrioxid

entsteht, wenn dem Kalium das giftige Arsentrioxid
zugefügt wird. In der potenzierten Zubereitungsform
wirkt Arsen nicht mehr toxisch, sondern trägt mit zur
Heilwirkung des Kaliums bei.

Diese chemische Verbindung könnte zahlreichen
Menschen helfen, denn sie beeinflußt körperliche
Funktionsstörungen, die durch seelisch-nervöse Fak-

Psychosomatische
Erkrankungen

toren entstehen. Diese psychosomatischen Erkrankungen treten in den westlichen Industrienationen immer
häufiger auf. Ob Kalium arsenicosum allein zur Therapie genügt oder weitere Heilverfahren (wie Psychotherapie, Entspannungstherapie) erforderlich sind,
läßt sich nur im Einzelfall beurteilen.

Weitere Indikationen

Einige praktische Erfahrungen empfehlen den Arzneistoff auch bei Herzschwäche und Hauterkrankungen, insbesondere bei Ekzemen und Schuppenflechte.
Hier zeigt sich einmal mehr, daß die Ähnlichkeitsregel
in der Homöopathie und Biochemie richtig ist. Bei
chronischer Arsenvergiftung kommt es unter anderem
zu Hautveränderungen, der potenzierte Giftstoff dagegen kann Hautleiden heilen.

Kalium bromatum D 6

Kalium + Brom

besteht aus Kalium und dem chemischen Element
Brom in Form von Salzen der Bromsäure. In nicht po-

tenzierter Form wurde Brom lange Zeit als Beruhigungsmittel verabreicht, zum Beispiel als *Mixtura nervina* mit gezielter Wirkung auf das Nervensystem. Heute stehen wirksamere und verträglichere Psychopharmaka zur Verfügung, deshalb gilt Brom als überholt.

In der Biochemie und Homöopathie wird Brom in potenzierter Form nach wie vor verwendet, die Verdünnung schließt Nebenwirkungen weitgehend aus. Indikationen sind allgemeine nervöse Störungen, versuchsweise sogar schwere seelische Krankheiten (Psychosen), ferner Asthma und Bronchitis.

Längere Anwendung des unverdünnten Wirkstoffs kann unter anderem zur Bromakne mit entsprechenden Symptomen der Haut führen, die potenzierte Form bewährt sich bei vermehrter Talgabsonderung (Seborrhö) mit Hautentzündungen und -eiterungen.

Mixtura nervina

Indikationen

Bromakne

Kalium jodatum D 6

enthält das lebenswichtige Spurenelement Jod und kann daher unverdünnt zur Kropfvorsorge verwendet werden. Auch bei Bronchialkatarrhen kommt es als auswurfförderndes Mittel in Frage, bei Arteriosklerose ist die von manchen Autoren genannte Wirkung unsicher.

Auch die biochemische Zubereitung dieses Arzneistoffs wird gegen Erkrankungen der Bronchien angewendet. Als weitere Heilanzeigen sind Blutdruckstörungen und tuberkulöse Hautinfektionen bekannt.

Unverdünnt verursacht der Wirkstoff nicht selten Jodismus mit Schnupfen, Bronchitis, Bindehautentzündung, Jodakne, Magen-Darm-Entzündungen und Kopfschmerzen als Warnzeichen einer Jodvergiftung.

Bei der potenzierten Zubereitung ist diese Gefahr gering, aber vor allem bei längerem Gebrauch doch nicht ganz auszuschließen. Schwere Überempfindlichkeitsreaktionen mit Fieber und Schock sind bei biochemischen Mitteln praktisch nicht zu befürchten.

Kalium + Jod
Kropfvorsorge

Indikationen

Unverdünnt gibt es
Nebenwirkungen

> Da Jod die Funktionen der Schilddrüse beeinflußt, darf Kaliumjodatum nie bei Schilddrüsenüberfunktion angewendet werden. Zwar liegt das Risiko unerwünschter Reaktionen der Schilddrüse bei der potenzierten Form niedrig, aber es kann nicht mit der notwendigen Sicherheit ausgeschlossen werden. Nur in Ausnahmefällen wird der Therapeut den biochemischen Arzneistoff trotz Schilddrüsenüberfunktion verordnen.

Lithiumverbindungen

Schulmedizinische
Verwendung

Dieses weiche, silbrigweiße Leichtmetall wird schulmedizinisch vorwiegend bei erhöhten Harnsäurewerten (Gicht) verabreicht, da es die Ausscheidung von Harnsäure und Harnstoff fördert. Seltener verwendet man es bei Überfunktion der Schilddrüse, wenn es zur akuten Krise kommt, sowie bei bestimmten Formen des Diabetes insipidus mit gestörter Harnausscheidung (nicht zu verwechseln mit Diabetes mellitus, der Zuckerkrankheit). Schließlich kann Lithium als Psychopharmakon zur Langzeittherapie der schweren manisch-depressiven Psychose angezeigt sein, eine zwar wirksame, aber umstrittene Therapie.

Psychopharmakon

Lithium chloratum D 6

Indikationen

gebraucht man in der Biochemie ebenfalls bei erhöhten Harnsäurewerten und Gicht. Aber auch andere rheumatische Krankheiten, die aus der Sicht der Naturmedizin gleichfalls mit Übersäuerung in Beziehung stehen (wie Gelenkrheuma), sprechen gut darauf an.

Rheumatische
Krankheiten

Nierensteine

Ein Versuch lohnt sich ferner bei Nierensteinen. In erster Linie kann Lithium in potenzierter Form dieser Nierenerkrankung vorbeugen. Unter Umständen gelingt es aber auch, die Symptomatik bestehender Nierensteine zu lindern, die weitere Vergrößerung der Steine zu hemmen, zuweilen sogar vorhandene Steine zu verkleinern. Es gibt sogar Berichte, wonach Lithium chloratum Nierensteine auflöst und/oder dafür sorgt, daß sie auf natürlichem Weg mit dem Urin ausgeschieden werden. Diese Angaben sind skeptisch zu beurteilen, völlig ausschließen läßt sich eine so tiefgreifende Wirkung aber nicht.

Manganverbindungen

Dieser Wirkstoff kommt in der Erdkruste als zweithäufigstes Schwermetall vor. Er gehört zu den lebenswichtigen Spurenelementen und muß ständig mit der Nahrung zugeführt werden. Seine Wirkungen im lebenden Organismus sind allerdings erst teilweise bekannt.

Lebenswichtiges Spurenelement

Hauptsächlich wirkt Mangan bei zahlreichen Enzymprozessen mit, die zum Beispiel für Wachstum, Knochen, Fettstoffwechsel, Immun- und Sexualfunktionen zuständig sind. Eine weitere wichtige Aufgabe betrifft die Entgiftungsarbeit der Leber, die durch Mangan angeregt wird. Vor allem Schadstoffe der Umwelt werden mit Hilfe von Mangan vermehrt in der Leber zu ausscheidungsfähigen Substanzen umgebaut. Nicht zuletzt beeinflußt das Spurenelement die Bildung des roten Blutfarbstoffs Hämoglobin.

Wirkungen

Entgiftungsarbeit der Leber

Hämoglobin

Wenn Manganstaub in Bergwerken eingeatmet wird oder Arzneimittel mit diesem Spurenelement zu hoch dosiert verabreicht werden, kann es zur Vergiftung kommen. Symptomatisch sind Störungen der Gehirnfunktionen mit Schüttellähmung (ähnlich wie bei Parkinson-Krankheit), kloßiger Sprache, zwanghaftem Lachen und Weinen ohne äußeren Anlaß. Das potenzierte Mangan, das in der Biochemie und Homöopathie verwendet wird, wirkt in der Regel nicht toxisch.

Vergiftungssymptome

Manganum sulfuricum D 6

Indikationen

verabreicht die Biochemie zur Vorbeugung und Therapie von Erkältungen und grippalen Infekten. Der Arzneistoff regt das Immunsystem an und sorgt so dafür, daß der Organismus die Infektion aus eigener Kraft überwindet.

Auch bei der nicht infektiösen Heiserkeit der Redner kann Mangan gute Dienste leisten.

Entgiftende Wirkung

Die entgiftende Wirkung des Arzneistoffs empfiehlt ihn bei Gicht, probeweise auch bei Leber-Gallenblasen-Erkrankungen. Nach der homöopathischen Ähnlichkeitsregel kann Mangan mit zum Teil recht günstigen Aussichten auch bei der Parkinson-Krankheit verabreicht werden. Diese Erkrankung geht mit Schüttellähmung einher, die in ähnlicher Form bei Manganvergiftung auftritt.

Parkinson-Krankheit

Praktische Anwendung der Biochemie

Anders als die klassische Homöopathie mit ihren zahlreichen Arzneistoffen und Potenzen eignet sich die gut überschaubare Schüßler-Therapie grundsätzlich auch zur Selbsthilfe. Die dazu verwendeten potenzierten Wirkstoffe sind in der Regel gut verträglich. Trotzdem müssen auch bei dieser Behandlungsweise Einschränkungen und Vorsichtsmaßnahmen beachtet werden, damit die Selbsthilfe nicht zum Gesundheitsrisiko wird.

Eignet sich zur Selbsthilfe

Möglichkeiten und Grenzen der Therapie

Die Suche nach einem Allheilmittel, das jede Krankheit besiegt, ist wohl so alt wie die Medizin selbst. Auch Schüßler ging davon aus, daß die von ihm entwickelte Biochemie ein so breites Wirkungsspektrum aufweist, daß sie fast schon als Allheilmittel einzustufen ist.

Suche nach Allheilmittel

Die moderne Medizin weiß, daß es keine Allheilmittel geben kann. Jede Erkrankung, jeder Patient benötigt eine individuelle Therapie. Zwar gibt es Arzneimittel, die vielseitig eingesetzt werden können, aber auch die sind noch weit von einem Allheilmittel entfernt. Das gilt auch für Schüßlers »abgekürzte Homöopathie«.

Es kann kein Allheilmittel geben

Regulationstherapie

Erkrankungen
können vollständig
geheilt werden

Grenzen der
Regulationstherapie

Schulmedizinische
Arzneimittel bei
chronischen
Erkrankungen

Körpereigene
Heilungskräfte müs-
sen auf die
Arzneistoffe reagie-
ren

Wie die klassische Homöopathie kann auch die Schüßler-Therapie als Regulationstherapie verstanden werden. Das bedeutet, die dabei verwendeten Arzneistoffe richten sich nicht unmittelbar gegen Krankheiten und ihre Ursachen, sondern sprechen die körpereigenen Abwehr- und Selbstheilungsregulationen an. Die Biochemie beinhaltet also die Möglichkeit, Erkrankungen vollständig zu heilen, nicht nur Symptome zu unterdrücken, weil die körpereigenen Regulationen die Krankheitsursachen direkt angehen. ·

Theoretisch lassen sich auf diese Weise nahezu alle Krankheiten erfolgreich behandeln. In der Praxis stößt die Regulationstherapie allerdings nicht selten an ihre Grenzen. Wenn zum Beispiel chronische Abwehrschwäche besteht, wäre das Risiko zu groß, sich bei der Therapie nur auf die körpereigenen Heilungsmechanismen zu verlassen. Besonders bei ernsteren oder chronischen Erkrankungen wird es dann notwendig sein, auch schulmedizinische Arzneimittel zu verabreichen. Die Biochemie kann aber unterstützend angewendet werden, um die noch verbliebenen Abwehr- und Selbstheilungskräfte zu nutzen und so gut wie möglich wieder zu stärken.

Eine Regulationstherapie wie Biochemie und Homöopathie setzt voraus, daß die körpereigenen Heilungskräfte auf die Arzneistoffe reagieren. Schon bei der oben genannten chronischen Abwehrschwäche gelingt das nur noch unvollständig. Es gibt aber auch Patienten, deren körpereigene Regulationen derart daniederliegen, daß sie auf die Arzneireize überhaupt nicht mehr reagieren können. In solchen Fällen muß schulmedizinisch behandelt werden, eine biochemische Begleittherapie kann die Behandlung nicht ergänzen.

Erst nach Besserung des Krankheitsbilds kann versucht werden, die Abwehr- und Selbstheilungsregulationen wieder zu aktivieren, damit sie zukünftig wieder aus eigener Kraft mit Krankheitsursachen fertig werden können. Bei der bereits bestehenden akuten

Erkrankung wird das allerdings kaum noch helfen, denn es dauert einige Zeit, bis die körpereigenen Regulationen wieder funktionieren. Das gelingt nicht immer, insbesondere bei mangelernährten, chronisch kranken und hochbetagten Menschen (um nur einige Beispiele zu nennen) lassen sich die körpereigenen Schutzmechanismen nicht mehr aktivieren. Dann können selbst banale Krankheiten lebensbedrohlich verlaufen.

Manchmal lassen sich die körpereigenen Regulationen nicht mehr aktivieren

Diese Einschränkungen bei der Wirksamkeit setzen der Biochemie Grenzen, die nicht überwunden werden können. Es ist ungemein wichtig, solche Beschränkungen bereits im Frühstadium einer Krankheit zu erkennen, damit die notwendige Therapie eingeleitet werden kann, ehe es zum akut lebensbedrohlichen Krankheitsverlauf kommt. Der Patient wird das häufig nicht zuverlässig genug beurteilen können, im Zweifel sollte möglichst bald ein mit Regulationstherapien vertrauter Naturmediziner zugezogen werden. Nur dieser kann den Fortgang der Therapie individuell richtig bestimmen.

Grenzen der Biochemie

Naturmediziner sollte den Fortgang der Therapie bestimmen

> Ein Hinweis auf eine Reaktionsschwäche der Abwehr- und Selbstheilungsregulationen kann es sein, wenn die eingeleitete Regulationstherapie praktisch wirkungslos bleibt, das Krankheitsbild sich unter Umständen sogar noch verschlimmert.

Dosierung und Einnahme der Wirkstoffe

Die Wirksamkeit der Biochemie hängt maßgeblich mit von der richtigen Dosierung und Einnahme ab. Anders als die klassische Homöopathie, die mehrere Zubereitungsformen verwendet, gibt es in der Schüßler-Thera-

In der Schüßler-Therapie gibt es nur Verreibungen

pie nur Verreibungen und die daraus hergestellten Tabletten. Für andere Zubereitungen eignen sich die anorganischen Salze nicht, denn in der biochemischen Standardpotenz D 6 oder D 12 sind sie häufig nicht ausreichend löslich.

Rezeptfrei

Alle Schüßler-Salze sind rezeptfrei in Apotheken erhältlich. Das dortige Fachpersonal kann auch bei Fragen zur individuellen Therapie beraten.

Quantum

Zur Dosierung der pulverartigen Verreibung kennt die Biochemie das Quantum. In der Regel wird bei jeder Einnahme einer Verreibung ein etwa erbsengroßes Quantum verabreicht. Eine genau definierte Dosierung ist so naturgemäß nicht möglich. Aber es genügt auch, annähernd diese Dosis zu verabreichen.

Keine Nebenwirkungen bei Überdosierung

Bei Überdosierung sind keine Nebenwirkungen zu befürchten. In diesem Buch wird zur Vereinfachung für Tabletten und Verreibungen die Bezeichnung 1 Dosis verwendet.

Zur genauen Dosierung unterscheidet man grob akute und subakute Erkrankungen von den chronischen Krankheiten. Folgende grundsätzlihe Empfehlungen zur Dosierung sollten beachtet werden:

Akute und subakute Krankheiten

• Akute und subakute (nicht mehr ganz akute) Krankheiten erfordern im allgemeinen alle 1–2 Stunden 1 Tablette oder 1 erbsengroßes Quantum der biochemischen Arzneistoffe. Nach Besserung des Krankheitsbilds kann auf 3- bis 4mal täglich verringert werden.

Chronische Krankheiten

• Chronische Krankheiten behandelt man von Anfang an mit 3- bis 4mal täglich 1 Tablette oder 1 erbsengroßen Quantum des biochemischen Wirkstoffs. Auch seltenere Einnahme kommt bei chronischen Krankheiten in Frage, manchmal erzielt man damit sogar besonders gute therapeutische Ergebnisse.

Einnahme der Arzneistoffe

Die Einnahme biochemischer Arzneistoffe darf nie kurz vor oder nach einer Mahlzeit oder Getränkeaufnahme erfolgen, sonst verschlechtert sich die Wirkung oft erheblich oder bleibt sogar ganz aus. Als optimal gilt, die einzelnen Dosen etwa $^1/_2$–1 Stunde vor den Mahlzeiten zu verabreichen. Wenn in akuten Fällen eine häufigere Einnahme erforderlich ist, gibt man die einzelnen Dosen auch noch zwischen den Mahlzeiten, wobei wiederum der zeitliche Abstand von $^1/_2$–1 Stunde eingehalten werden muß.

$^1/_2$–1 Stunde vor den Mahlzeiten

Ein einziger biochemischer Wirkstoff genügt nicht immer zur Therapie. Wenn mehrere notwendig sind, dürfen sie nie gemeinsam oder zu kurz hintereinander verabreicht werden, das könnte die Wirkung ebenfalls deutlich beeinträchtigen. Zwischen der Einnahme der einzelnen Arzneistoffe soll gleichfalls ein zeitlicher Abstand von $^1/_2$–1 Stunde liegen.

Mehrere Wirkstoffe dürfen nicht gleichzeitig gegeben werden

Bei den meisten Krankheiten werden in diesem Buch mehrere Schüßler-Salze genannt. Wenn nicht anders angegeben, verwendet man nur eines davon zur Therapie. Bei der Auswahl hilft die Beschreibung der Original-Schüßler-Salze (ab S. 24).

Es kann aber notwendig sein, mehrere Wirkstoffe auszuprobieren, bis der individuell am besten zur Selbsthilfe geeignete gefunden wird.

Mehrere Wirkstoffe ausprobieren

Viele Medikamente werden mit Flüssigkeit eingenommen. Das wäre bei den biochemischen und homöopathischen Wirkstoffen völlig verkehrt und könnte bis zur Wirkungslosigkeit führen. Vielmehr sollen Tabletten und Verreibungen auf oder unter der Zunge zergehen, das gewährleistet eine optimale Wirkung. Überdies erreicht man damit, daß ein Teil der Arzneistoffe rasch bereits über die Mundschleimhaut aufgenommen wird.

Nicht mit Flüssigkeit einnehmen

Auf oder unter der Zunge zergehen lassen

Wann ist Selbsthilfe erlaubt?

Aus gutem Grund stehen viele schulmedizinische Arzneimittel unter Rezeptpflicht. Sie können zu erheblichen Nebenwirkungen führen, deshalb müssen Nutzen und Risiken sorgfältig gegeneinander abgewogen werden. Das ist nur dem Mediziner zuverlässig genug möglich.

Biochemische
Arzneimittel erzeugen keine
Nebenwirkungen

Biochemische Arzneistoffe erzeugen keine unerwünschten Nebenwirkungen und stehen deshalb auch nicht unter Rezeptpflicht. Trotzdem eignen sie sich nicht uneingeschränkt zur Selbsthilfe. Die selbständige Behandlung von Krankheiten beinhaltet nämlich immer ein gewisses Risiko. gleichgültig ob schulmedizinisch oder biochemisch behandelt wird. Das ergibt

Der Patient kann
keine sichere
Diagnose stellen

sich vornehmlich daraus, daß der Patient selbst keine sichere Diagnose stellen kann, sondern immer nur »auf Verdacht« behandeln kann. Sogar ein scheinbar banaler Schnupfen kann zur ernsteren Krankheit werden, wenn man ihn falsch behandelt und dadurch unnötig lang verschleppt.

Die meisten
Patienten können
über Grenze der
Selbstbehandlung
entscheiden

Allerdings belegen praktische Erfahrungen, daß die Mehrzahl der Patienten ein recht gutes Gespür dafür besitzt, wann Selbsthilfe möglich ist und wann der Therapeut zugezogen werden muß. Nur bei etwa 5 bis 10 % aller Fälle kommt es durch unsachgemäße Selbsthilfe zur Gefährdung. Aber auch diese Quote liegt noch zu hoch. Einige Vorsichtsmaßnahmen können die Risiken falscher Selbstbehandlung weiter verringern. Dazu gehört die Beachtung der folgenden

Vorsichts-
maßnahmen

Merkmale des Krankheitsverlaufs:
- unklare Beschwerden, deren Ursachen nicht genau diagnostiziert werden können,
- von Beginn der Krankheit an stärker beeinträchtigtes Befinden.
- allmähliche Verschlimmerung der Symptomatik trotz der Selbsthilfe,
- häufig wiederkehrende oder chronische Symptome.

Diese kurze Auflistung bedeutet aber nicht pauschal, daß eine schwere Krankheit besteht. Im Einzelfall kann das aber zutreffen. Klarheit verschafft immer nur die baldige fachliche Untersuchung, nach deren Befund sich die Behandlung richten muß.

Baldige fachliche Untersuchung

Die seit 1. Januar 2004 geltenden neuen Bestimmungen in den deutschen Krankenversicherungen haben vermutlich zur Folge, daß Selbsthilfe noch häufiger versucht wird. Unser Gesundheitssystem wäre längst nicht mehr finanzierbar und zusammengebrochen, wenn die Selbsthilfe nicht zu erheblichen Einsparungen führte. Die höhere Kostenbelastung nach der neuen Gesetzeslage darf aber keinesfalls dazu verleiten, auch ernstere oder unklare Erkrankungen selbst zu behandeln. Schlimmstenfalls kann dadurch eine Krankheit so lange verschleppt werden, bis überhaupt keine wirksame Hilfe mehr möglich ist.

Selbsthilfe wird künftig häufiger versucht werden

Ernstere oder unklare Erkrankungen nicht selbst behandeln

45

Die wichtigsten Heilanzeigen

Alle Heilanzeigen
können nicht vorge-
stellt werden

Manchmal nur
ergänzende
Behandlung

Im Rahmen eines Buchs ist es unmöglich, alle Heilanzeigen der vielseitigen Schüßler-Therapie vorzustellen.
Die hier getroffene Auswahl orientiert sich vor allem
an der Häufigkeit einer Erkrankung und der Möglichkeit zur Selbsthilfe. Bei manchen Krankheiten kommt
die Behandlung nach Schüßler nur ergänzend in Frage,
um die fachlich verordneten anderen Heilmittel zu
unterstützen.

Die klassische Biochemie, wie sie von Schüßler eingeführt wurde, hat sich im Lauf der Zeit durch neue
Erkenntnisse und praktische Erfahrungen teilweise
verändert. Dem wird im Rahmen dieses Buchs Rech-
nung getragen.

Herz–Gefäß–Erkrankungen

1. Stelle der
Todesursachen

Ungünstige Anlage
spielt wichtige Rolle

Die Krankheiten des Herz-Kreislauf-Systems stehen
trotz aller Vorsorge- und Aufklärungsprogramme
nach wie vor an 1. Stelle der Todesursachen in allen
westlichen Industrienationen. Nach neuesten Erkenntnissen spielt bei vielen dieser Erkrankungen die ungünstige Anlage eine weit wichtigere Rolle, als bisher
angenommen wurde.

Eine Veranlagung kann zwar nicht verändert werden, aber sie allein führt auch nicht zwangsläufig zur

akuten Krankheit. Die Anlagen können ein Leben lang »stumm« bleiben, wenn die Risikofaktoren für Herz-Gefäß-Erkrankungen ausgeschaltet werden: Fehlernährung mit zu viel Fleisch und tierischen Fetten, Übergewicht, Nikotin-, Alkoholmißbrauch, Mangel an Bewegung und hoher Dauerstreß. Es führt also kein Weg daran vorbei, die Fehler der Ernährungs- und Lebensweise konsequent abzustellen, die bequeme Einnahme von Arzneimitteln genügt nie zur Prophylaxe.

Risikofaktoren

Fehler der Lebensweise abstellen

Angina pectoris

Das anfallsweise auftretende Enge- und Schmerzgefühl in der Herzgegend erklärt sich meistens aus einer Durchblutungsstörung des Herzmuskels. Dazu kommt es vor allem bei Arteriosklerose der Herzkranzgefäße, unter Umständen aber auch durch Gefäßverkrampfungen bei seelisch-nervöser Fehlsteuerung der Gefäße.

Enge- und Schmerzgefühl in der Herzgegend

Die Ursachen müssen durch fachliche Untersuchung abgeklärt werden. Wenn Angina-pectoris-Anfälle immer häufiger und schwerer auftreten, besteht akute Infarktgefahr. Dann muß sofort der Arzt/Notarzt gerufen werden, die rasche Behandlung kann über Leben und Tod entscheiden. Bei rechtzeitiger Therapie läßt sich der Infarkt oft noch verhüten.

Fachliche Untersuchung

Infarktgefahr

Zur Vorsorge und Basistherapie müssen alle Risikofaktoren ausgeschlossen werden. Dazu ist die Veränderung falscher Ernährungs- und Lebensgewohnheiten, Verzicht auf Nikotin, ausreichend Bewegung und Abbau von zu hohem Dauerstreß erforderlich. Nur unter diesen Voraussetzungen kann sich das Infarktrisiko nachhaltig verringern.

Risikofaktoren müssen ausgeschlossen werden

Die medikamentöse Behandlung muß fachlich verordnet werden, Biochemie kann nur unterstützend wirken. Beim akuten Anfall werden die fachlich verordneten Medikamente verabreicht, bei schwerem Verlauf ist der Notarzt zu rufen.

Biochemie kann nur unterstützend wirken

Schüßler-Salze

Die Biochemie empfiehlt bei Angina pectoris *Calcium phosphoricum, Kalium phosphoricum* oder *Magnesium phosphoricum,* alle in der Potenz D 6.

Magnesium phosphoricum eignet sich hauptsächlich bei seelisch-nervösen Einflüssen, die anderen beiden Arzneistoffe bevorzugt man bei organischen Ursachen der Angina pectoris. Die sichere Unterscheidung zwischen seelisch-nervös und organisch verursachter Angina pectoris ist erst nach fachlicher Untersuchung möglich, davon hängt dann die Therapie ab.

Dosis

Beim akuten Anfall gibt man zunächst in kurzen Abständen (alle 15–20 Minuten) 2- bis 4mal hintereinander 1 Dosis, nach Besserung alle 1–2 Stunden 1 Dosis. Zur Langzeittherapie genügt täglich 3mal 1 Dosis.

Es können 2 Salze angewendet werden

Es ist möglich, bei Angina pectoris zwei der oben genannten Schüßler-Salze anzuwenden, beispielsweise Calcium phosphoricum oder Kalium phosphoricum mit Magnesium phosphoricum, damit seelisch-nervöse und organische Ursachen gleichzeitig beeinflußt werden.

Homöopathische Einzelmittel

Ergänzend empfiehlt die Naturheilkunde bei Angina pectoris noch homöopathische Einzelmittel nach Verordnung, beim akuten Anfall warme Auflagen auf die Herzgegend.

Arteriosklerose

Häufigste Gefäßkrankheit

Diese häufigste Gefäßkrankheit in allen westlichen Industrienationen galt lange als Alterserkrankung, an der ab dem 60. Lebensjahr fast jeder leidet, ohne daß es zu nennenswerten Beschwerden kommen muß. Inzwischen tritt Arterienverkalkung schon wesentlich früher auf, sogar Kinder und Jugendliche können bereits daran erkranken.

Schon Kinder und Jugendliche können daran erkranken

Diese Zunahme der Krankheitsfälle steht in enger Beziehung mit der üblichen falschen Ernährungs- und Lebensweise. Als wichtigste Risikofaktoren gelten

Fehlernährung, Übergewicht, Bewegungsmangel, Nikotin, zu viel Alkohol (in kleinen Mengen schützt Alkohol die Gefäße), zu hohe Blutfett-/Cholesterinwerte, schlecht eingestellter Blutzucker, unzulänglich behandelter Bluthochdruck und zu hoher Dauerstreß. Die Ursachen entsprechen also weitgehend denen bei Angina pectoris, der ja meist Arteriosklerose zugrunde liegt. Immer müssen mehrere Faktoren zusammenwirken, ehe die Arterienverkalkung beginnt. Wichtigste Risikofaktoren

Zuerst verändern sich die Gefäßinnenwände, dann lagern sich Kalzium und Cholesterin ab. Im weiteren Verlauf verengen und verhärten sich die Gefäße und können nicht mehr genügend Blut und Sauerstoff zu den Geweben und Organen bringen. In diesem fortgeschrittenen Stadium können die Arterienveränderungen nicht mehr zurückgebildet werden. Verlauf der Krankheit

Die Symptome richten sich danach, welche Gefäßregionen besonders betroffen sind. Häufig kommt es zu chronisch kalten, bläulichen oder weißlichen Händen und/oder Füßen, Wadenschmerzen beim Gehen und Angina pectoris. Bei Arteriosklerose im Gehirn treten Gedächtnis- und Konzentrationsschwäche, Unruhe, Stimmungsschwankungen, Gereiztheit, Mißtrauen, Schlafstörungen und rasche Ermüdung auf, in schweren Fällen Veränderungen der gesamten Persönlichkeit. Symptome

Vorsorge und Basistherapie entsprechen jenen bei Angina pectoris. Der Krankheitsverlauf muß immer fachlich überwacht werden, um Herzinfarkt und Schlaganfall als Komplikationen zu verhüten. Die notwendigen Arzneimittel müssen verordnet werden. Therapie wie bei Angina pectoris

Biochemisch behandelt man Arteriosklerose mit den bei Angina pectoris angegebenen Schüßler-Salzen. Bei einem Teil der Patienten eignet sich auch *Calcium fluoratum D 12,* das muß bei Bedarf ausprobiert werden, wenn die anderen Schüßler-Salze nicht ausreichend wirken. Schüßler-Salze

Der chronische Verlauf der Arteriosklerose erfordert auch eine chronische Therapie, oft lebenslang. Die Chronische Therapie

Dosis

Heilpflanzen als
Unterstützung

Wasser-
anwendungen

Tagesmenge bei dieser Langzeitbehandlung beträgt 3mal 1 Dosis der geeigneten Schüßler-Salze.

Unterstützen kann man die Biochemie noch durch bewährte Heilpflanzen, vor allem Knoblauch, Mistel und Weißdorn, die oft als Kombination erhältlich sind. Ferner empfehlen sich Arm-, Fußbäder, Knie- und Schenkelgüsse zur besseren Durchblutung. Da solche Wasseranwendungen das Herz-Kreislauf-System belasten, sollen sie nie ohne Rat des Therapeuten verabreicht werden.

Bluthochdruck

Dauerhaft über
140/90 mmHg

Schleichender
Verlauf

Warnzeichen

Ursachen

Von Hypertonie spricht man heute, wenn der Blutdruck dauerhaft über 140/90 mmHg liegt. Im Grenzbereich zwischen 140/90–160/95 soll schonend behandelt werden, obwohl noch kein hohes Gesundheitsrisiko besteht. Blutdruckwerte darüber erfordern fachliche Therapie und Verlaufskontrolle, damit Komplikationen wie Infarkt und Schlaganfall möglichst verhindert werden können.

Zu hoher Blutdruck verläuft schleichend und wird deshalb oft lange Zeit nicht erkannt. In dieser Phase kann es bereits zu Herz-, Gefäß- und Nierenschäden kommen. Daher ist es notwendig, den Blutdruck in regelmäßigen Abständen zu kontrollieren und bei Abweichungen von der Norm alsbald den Therapeuten aufzusuchen.

Mögliche unklare Warnzeichen der Hypertonie sind Kopfschmerzen, Schwindel, Kurzatmigkeit, später Gedächtnisschwäche, rasche Ermüdung und Ohrgeräusche. Diese Symptomatik kann aber auch durch andere Erkrankungen entstehen, Klarheit schafft immer erst die fachliche Untersuchung.

Die Ursachen der Hypertonie lassen sich oft nicht eindeutig feststellen. Ungünstige Veranlagung, Nikotin- und Alkoholmißbrauch, Übergewicht, Bewegungsmangel und zu hoher Dauerstreß können eine ursächliche Rolle spielen.

Auch Arteriosklerose geht meist mit Bluthochdruck einher, aber ob er durch die Arterienverengung entsteht oder erst zur Gefäßschädigung führt, läßt sich kaum zuverlässig klären.

Als weitere Ursachen kommen zum Beispiel noch Allergien, hormonelle Faktoren, chronische Krankheitsherde (vor allem an Zähnen, Mandeln), Nierenentzündungen und Vergiftungen in Betracht. Weitere Ursachen

Nach Möglichkeit sollen die ursächlichen Faktoren ausgeschlossen werden, um der Hypertonie und ihren Folgekrankheiten vorzubeugen. Allerdings ist das meist nicht vollständig möglich. Nikotinverzicht, weniger Alkohol, Gewichtsabnahme, mehr Bewegung, Entspannungstraining und gesündere Kost lassen sich aber immer durchführen.

Ein erheblicher Bluthochdruck muß zunächst meist schulmedizinisch behandelt werden, um die Risiken für das Herz-Gefäß-System rasch zu senken. Da oft eine lebenslange Therapie erforderlich ist, sollte nach Besserung aber versucht werden, teilweise oder vollständig auf Naturheilverfahren umzustellen, die auch bei langer Anwendung gut verträglich bleiben. Diese Änderung der Behandlung darf nur unter fachlicher Verlaufskontrolle erfolgen, damit ein möglicher starker Anstieg des Blutdrucks sofort beeinflußt werden kann. Zunächst schulmedizinisch behandeln Naturheilverfahren sind gut verträglich

Die Schüßler-Therapie gibt bei Hypertonie *Kalium jodatum D 6*, bei seelisch-nervösen Ursachen auch *Magnesium phosphoricum D 6*. Schüßler-Salze

Die Tagesdosis beträgt 3- bis 4mal 1 Dosis. Dosis

Ergänzend eignen sich oft noch die bei Arteriosklerose genannten pflanzlichen Heilmittel, vor allem Mistelzubereitungen. Nach Zustimmung des Therapeuten können zusätzlich Arm-, Fuß-, Sitzbäder, Lendenwickel, Arm- und Kniegüsse angewendet werden. Heilpflanzen und Wasseranwendungen

Herzjagen – Extrasystolen

150–250 Herz-
schläge pro MInute

Herzjagen bedeutet die anfallsweise oder dauernde Beschleunigung der Herzfrequenz auf 150–250 Schläge pro Minute. Davon unterscheidet man Extrasystolen mit Herzschlägen außer der Reihe, die oft nur zufällig diagnostiziert werden. Wenn diese Probleme überwiegend aus seelisch-nervöser Ursache entstehen, bezeichnet man sie mit dem Oberbegriff *Herzneurose*. Aber auch organische Herzkrankheiten können zum beschleunigten und unregelmäßigen Herzschlag führen. Nur durch fachliche Untersuchung kann diagnostiziert werden, ob es sich um seelisch-nervöse Faktoren oder Herzleiden handelt. Danach richtet sich auch die Therapie.

Herzneurose

Schüßler-Salze

Zur biochemischen Behandlung gibt man bevorzugt *Kalium phosphoricum D 6*. Wenn seelisch-nervöse Ursachen darauf nicht genügend ansprechen, kann *Kalium bromatum D 6* oder *Natrium phosphoricum D 6* verabreicht werden.

Dosis

Bei längerer Therapiedauer beträgt die Tagesdosis 3- bis 4mal 1 Dosis. Bei anfallsweise auftretenden Symptomen gibt man einen der oben genannten Wirkstoffe zunächst in Abständen von 1–2 Stunden, bei Bedarf einleitend auch häufiger (etwa alle 15–20 Minuten), nach Besserung geht man zur obigen Dosierung für längere Therapien über.

Heilpflanzen
und Wasser-
anwendungen

Die Schüßler-Therapie kann noch durch pflanzliche Arzneimittel und Wasseranwendungen unterstützt werden. Klassische Beruhigungsmittel enthalten Baldrian und/oder Hopfen, zum Teil auch noch Johanniskraut oder Melisse. Sie werden nach Verordnung verabreicht, unter Umständen auch über längere Zeit zur Prophylaxe.

Soforthilfe

Zum Erbrechen
reizen

Kühle Herzauflagen, kalte Pulswickel oder eine Kältekompresse um den Hals bewähren sich meist gut zur Soforthilfe. Unter Umständen hilft es schlagartig, wenn man bei beginnnendem Herzjagen sofort zum Erbrechen reizt.

Herzschwäche

Häufig erklärt sich die Schwäche des Herzmuskels aus normaler Alterung und hat dann keinen Krankheitswert. Außerdem können die meisten organischen Erkrankungen des Herzens (wie Infarkt, Entzündung) zur mehr oder minder schweren Herzinsuffizienz führen.

Ursachen

Die Krankheit verläuft schleichend, Schmerzen verursacht sie im allgemeinen nicht. Deshalb wird sie häufig erst im fortgeschrittenen Stadium diagnostiziert und behandelt.

Verlauf

Als unklare Warnzeichen gelten nachlassende Leistungsfähigkeit, Schlafstörungen, Magen-Darm-Beschwerden, Ohrgeräusche, Kopfschmerzen, Knöchelschwellungen vor allem abends und vermehrte Harnausscheidung in der Nacht. Zudem kehrt der beschleunigte Puls nach Anstrengungen zu langsam zur Norm zurück.

Warnzeichen

Bei fortgeschrittener Herzschwäche fallen die bläulichen Lippen und die asthmaartige Atemnot auf, die sich aus Blutstau im Lungenkreislauf erklärt. Auch in anderen inneren Organen kommt es zum Blutstau mit Funktionsstörungen.

Blutstau

Die zuverlässige Diagnose ist nur durch fachliche Untersuchung möglich, die bei den oben genannten Symptomen bald veranlaßt werden muß.

Fachliche Diagnose

Die fortgeschrittene Herzschwäche erfordert einleitend immer stärker wirksame Arzneimittel, angefangen bei der giftigen Heilpflanze Fingerhut bis zu den verschiedenen synthetischen Medikamenten. Diese Therapie kann lebenslang notwendig sein. Naturheilverfahren sind oft nicht wirksam genug und kommen deshalb allenfalls zur unterstützenden Behandlung in Betracht.

Behandlung

Bei leichter Altersherzschwäche kann die Biochemie ausreichen, und zwar *Kalium sulfuricum D 6* in einer Tagesdosis von 3mal 1 Dosis.

Schüßler-Salze

Dosis

Ergänzt wird das bei Bedarf noch durch Weißdorn,

Heilpflanzen

ein mildes, gut verträgliches pflanzliches Medikament, das in fertiger Zubereitung nach Gebrauchsanweisung verabreicht wird.

Wasseranwendungen

Mit Zustimmung des Therapeuten sind Armbäder, Arm- und Schultergüsse oder Wassertreten zum milden Training des Herzmuskels erlaubt.

Ernährung

Zur Basistherapie wird eine salz-, flüssigkeits- und kalorienknappe Kost verzehrt, bei Übergewicht wird zuerst eine Reduktionsdiät notwendig. Entlastet wird das Herz überdies durch regelmäßige Apfel-Reis- oder Saftfastentage.

Krampfadern

Ursachen

Als Grundursache dieser verbreiteten Venenkrankheit liegt oftmals eine anlagebedingte Bindegewebsschwäche vor, die aber noch nicht zu Krampfadern führen muß. Erst durch weitere Faktoren geht die Venenschwäche schließlich in Krampfadern über, insbesondere durch langes Stehen und Sitzen (oft berufsbedingt), Bewegungsmangel, Übergewicht und häufige Stuhlverstopfung, nicht selten auch durch Blutstau im Becken während der Schwangerschaft.

Symptome

Symptomatisch sind zunächst schwere Beine mit Schwellung der Knöchel vor allem abends. Im weiteren Verlauf erweitern sich die Venen und treten deutlicher hervor. Die Mangeldurchblutung führt zur typischen blauvioletten Verfärbung der Krampfadern und zum Hautschwund mit Juckreiz. Im fortgeschrittenen Stadium kann sich ein hartnäckiges Geschwür (offenes Bein) entwickeln. Als Komplikationen drohen schon früh Venenentzündungen, Thrombosen und Embolien.

Schüßler-Salze

Zur Vorsorge und Basistherapie eignet sich *Silicea D 12* sehr gut, weil damit die Bindegewebsschwäche gebessert wird.

Behandlung

Darüber hinaus muß der Stuhlgang reguliert, Übergewicht reduziert und für genügend Bewegung gesorgt werden, um die wichtigsten Grundursachen der Krampfadern zu beseitigen. Regelmäßige Beingymnastik und Hochlagerung der Beine mehrmals am Tag sorgen dafür, daß sich das in den Beinvenen gestaute Blut immer wieder entleert.

Die Schüßler-Biochemie gibt außer Silicea meist noch *Calcium fluoratum D 12*. Eine Kombination dieser beiden Wirkstoffe kann Ursachen und Symptome der Krampfadern gleichermaßen beeinflussen.

Ferner empfehlen sich ergänzend Salben mit Roßkastanie und/oder Heparin, Blutegel, kalte Wickel und Lehmwickel auf die Unterschenkel.

Notfalls müssen Krampfadern chirurgisch behandelt werden, um ernste Komplikationen zu verhüten. Wenn eine Krampfader blutet, legt man einen Druckverband an (das kennen alle Autofahrer noch aus der Erste-Hilfe-Schulung), der die Blutung meist rasch stillt. Die verschiedenen Komplikationen müssen stets unter fachlicher Verlaufskontrolle therapiert werden.

Chirurgische Behandlung

Kreislaufstörungen

Unter diesem Oberbegriff faßt man verschiedene Störungen der Herz-Krcislauf-Funktionen zusammen. Teils treten sie anfallsweise auf, teils bestehen sie chronisch. Organische Ursachen lassen sich oft nicht feststellen, dann muß in der Regel von psychosomatischen Faktoren ausgegangen werden.

Störungen der Herz-Kreislauf-Funktionen

Als körperliche Ursachen kommen angeborene Störungen des Kreislaufs, Schwächezustände, Unterernährung, schwere fieberhafte Erkrankungen, Vergiftungen mit Schädigung des Kreislaufzentrums im Gehirn, chronische Infektionsherde (vor allem an Zähnen und Mandeln), Blutdruckstörungen, Gefäßerkrankungen und hormonelle Einflüsse vor allem während der Pubertät, Schwangerschaft und Wechseljahre in Betracht.

Körperliche Ursachen

Die Symptomatik fällt individuell sehr unterschied-

Symptome

lich aus. Zu den häufigsten Beschwerden gehören Schwindel, Druck- und Beklemmungsgefühl in der Herzgegend, Herzjagen, Kribbeln und ähnliche Mißempfindungen in den Gliedmaßen, Übelkeit, Atembeschwerden und Kollapsneigung. Da diese Anzeichen mehrdeutig sind, kann nur die fachliche Untersuchung feststellen, ob Kreislaufstörungen dahinter stehen.

Therapie

Die Therapie richtet sich grundsätzlich nach den Ursachen und muß individuell verordnet werden. Wenn keine körperlichen Ursachen nachweisbar sind (s. a. psychosomatische Krankheiten) empfiehlt die

Schüßler-Salze

Biochemie als Hauptmittel *Ferrum phosphoricum D 12.* Unterstützend können dazu noch die Schüßler-Salze verabreicht werden, die bei Arteriosklerose und Bluthochdruck genannt wurden, und zwar *Calcium phosphoricum, Kalium jodatum, Kalium phosphoricum* oder *Magnesium phosphoricum,* alle in D 6, davon 3- bis 4mal täglich 1 Dosis.

Heilpflanzen

Wasseranwendungen

Bei Bedarf ergänzt man die Biochemie durch kreislaufstabilisierende Heilpflanzen, beispielsweise Mistel und Weißdorn. Außerdem sind Wasseranwendungen meist nützlich, wie Wassertreten, Arm-, Fußbäder und Wechselduschen. Da die Wassertherapie aber nicht immer gut vertragen wird, muß vorher der Therapeut befragt werden. Nicht zuletzt trägt auch regelmäßige Bewegung dazu bei, die Kreislauffunktionen zu verbessern.

Erkrankungen der Atemwege

An Infektionen der oberen Atemwege leidet wohl jeder ab und zu, oft sogar ein- bis mehrmals jährlich. Meist

Akute Bronchitis geht immer häufiger ins chronische Stadium über

heilen sie bald ohne Komplikationen aus. Allerdings beobachtet man seit einiger Zeit, daß die akute Bronchitis immer häufiger ins chronische Stadium übergeht. Das allergische Asthma verläuft ohnehin von vornherein chronisch. Alle ernsteren und chronischen Erkrankungen der Atmungsorgane dürfen nicht selbständig behandelt werden, notwendige Heilverfahren werden fachlich verordnet.

Keine Selbstbehandlung

Die Biochemie kann die anderen Heilmittel oft wirksam unterstützen. Selbsthilfe mit den Schüßler-Salzen ist bei den meist banalen Erkältungen mit Schnupfen, Husten und Heiserkeit möglich. Dabei kann es aber auch zu Komplikationen kommen, die fachliche Behandlung erfordern. Wenn die geeigneten biochemischen Wirkstoffe bei den ersten Anzeichen einer Erkältung verabreicht werden, gelingt es oft noch, sie rasch auszuheilen, zum Teil sogar ohne nennenswerte Beschwerden.

Unterstützung durch Biochemie

Asthma

Das Bronchialasthma gehört inzwischen zu den häufigsten allergischen Krankheiten. Es entsteht, weil das Immunsystem auf harmlose Stoffe (wie Blütenpollen, Staub), gegen die überhaupt keine Abwehr notwendig ist, überschießend reagiert. Daneben spielen oft noch seelisch-nervöse Einflüsse und Erbanlagen eine Rolle. Viele Asthmatiker litten vorher schon an Heuschnupfen, Ekzemen und Neurodermitis.

Gehört zu den häufigsten allergischen Krankheiten

Die allergische Reaktion führt dazu, daß sich die Bronchien beim Kontakt mit einem allergieauslösenden Stoff verkrampfen und verengen. Dabei wird vor allem die Ausatmung stark behindert, Luft staut sich in den Lungen an und kann kaum noch abgeatmet werden.

Ausatmung wird behindert

Symptomatisch sind starke Atemnot, krampfhaftziehende Einatmung, oft pfeifende Ausatmung, bläuliche Lippen, kalte Hände und Füße als Folge des Sauerstoffmangels, gegen Ende des akuten Anfalls heftiger Husten mit zäh-glasigem Auswurf.

Symptome

Dauert ein Asthmaanfall länger, nimmt die Atemnot drastisch zu, die Zellen und Gewebe erhalten

Lebensgefährlicher
Zustand

kaum noch Sauerstoff. Dieser Zustand kann lebensgefährlich werden, wenn er längere Zeit dauert. Zwischen den Anfällen kann völlige Beschwerdefreiheit bestehen, häufig bleibt aber eine chronische Bronchitis zurück. Nach längerem Krankheitsverlauf drohen

Lungenemphysem

Lungenblähung (-emphysem) und Herzschäden.

Hyposensibilisierung

Wenn die allergieauslösenden Stoffe nachweisbar sind, können sie zum Teil in hoher Verdünnung zur Hyposensibilisierung verabreicht werden. Allmählich wird die Konzentration der Allergene bei den Injektionen höher, bis sich der Organismus so gut an sie gewöhnt hat, daß keine Reaktionen mehr provoziert werden. Das ist allerdings nicht immer möglich oder führt oft nicht zum vollen Erfolg, wenn die Methode nicht gar vollkommen versagt. Dann ist eine andere Therapie erforderlich.

Schüßler-Salze

Die Biochemie gibt bei Bronchialasthma bevorzugt *Kalium bromatum D 6* und *Natrium sulfuricum D 6.* Damit können die Symptome gelindert und die Fehlreaktionen des Immunsystems gebessert werden.

Ernährung

Zusätzlich empfiehlt sich eine rohkostreiche, fett-, fleisch- und salzarme Kost, die eine umstimmende Wirkung auf das Immunsystem ausübt.

Ziel der
Langzeittherapie

Diese Langzeittherapie hat zum Ziel, das Immunsystem dauerhaft zu normalisieren und überschießende Reaktionen zu vermeiden.

Soforthilfe durch
den Therapeuten

Zur Soforthilfe beim akuten Asthmaanfall verordnet der Therapeut die notwendigen Medikamente. Dadurch wird der Anfall rasch gelindert und das Risiko gesenkt, daß er in den lebensbedrohlichen Status asthmaticus übergeht, ein Zustand, in dem fast nicht mehr eingeatmet werden kann.

Atem- und Entspannungsübungen

Überdies sollten die Asthmatiker Atem- und Entspannungsübungen erlernen und regelmäßig trainieren, damit sie sich beim akuten Anfall rasch selbst helfen können.

Bewegung

Ausreichend Bewegung trägt ebenfalls zur Besserung bei, aber es muß berücksichtigt werden, daß körperliche Anstrengungen einen Anfall erst auslösen können. Deshalb muß ein individuell passendes Trainingsprogramm zusammengestellt werden.

Die Pflanzenheilkunde ergänzt die anderen Heilverfahren vor allem mit Eibisch, Lungenkraut, Spitzwegerich und Thymian, die auch dazu beitragen, die Anfallshäufigkeit zu verringern. · Heilpflanzen

Bei ausgeprägter Bronchitis nach dem Anfall kann Huflattich oder Isländisches Moos angezeigt sein. Die pflanzlichen Heilmittel werden in fertiger Zubereitung aus der Apotheke verabreicht, damit sie einen stets gleichbleibenden Wirkstoffgehalt gewährleisten.

Bronchitis

Eine leichtere Entzündung der Bronchien wird auch als *Bronchialkatarrh* bezeichnet, Bronchitis deutet immer auf eine ernstere Verlaufsform hin. · Bronchialkatarrh

Die häufigsten Ursachen sind Infektionen mit Bakterien und Viren (Erkältung, Grippe), zu denken ist aber auch an Reizung der Bronchien durch trockene Luft, Rauch, Staub und chemische Reizstoffe. Wenn die akute Entzündung nicht richtig behandelt wird oder die ursächlichen Reizstoffe dauernd einwirken, kann sie chronisch werden. · Ursachen

Husten mit weißlich-zähem Auswurf, der vor allem morgens nur schwer abgehustet werden kann, Schmerzen hinter dem Brustbein und Rasselgeräusche beim Atmen sind symptomatisch für den akuten Bronchialkatarrh. Bei einer akuten Bronchitis steigt das Fieber meist deutlich, der heftige Husten läßt sich kaum unterdrücken, der Auswurf ist häufig gelblich bis grünlich (Verdacht auf Eiterung), beim Atmen und Husten tritt Brust- und Seitenstechen auf. · Symptome

Beim chronischen Bronchialkatarrh, an dem vorwiegend Raucher leiden, schwächen sich die genannten Symptome ab, lassen sich aber nur noch schwer therapeutisch beeinflussen, ein Übergang in die Bronchitis ist möglich.

Chronische
Bronchitis muß aus-
geheilt werden

Eine chronische Bronchitis verursacht allgemeines Krankheitsgefühl, geringes Fieber und krampfartige Hustenanfälle. Wenn sie nicht konsequent ausgeheilt wird, entsteht meist ein Lungenemphysem mit Aufblähung der feinen Lungenbläschen und schwerer Atemnot.

Einfache Katarrhe dürfen versuchsweise selbst behandelt werden, die ernstere Bronchitis und alle chronischen Verlaufsformen erfordern stets fachliche Hilfe.

Antibiotika

Zum Teil können auch Antibiotika erforderlich sein, insbesondere bei den eitrigen Entzündungen.

Schüßler-Salze

Die Biochemie gibt bei diesen Krankheitsbildern *Ferrum phosphoricum D 12,* am besten abwechselnd mit *Silicea D 12.* Dadurch kann sogar eine eitrige Bronchitis geheilt werden, dabei ist aber fachliche Verlaufskontrolle erforderlich.

Ferner sind im Einzelfall noch *Kalium bromatum D 6* oder *Kalium sulfuricum D 6* indiziert. Nach spätestens 14 Tagen müßte diese Behandlung die Bronchitis deutlich gebessert haben, sonst ist eine andere Therapie erforderlich.

Heilpflanzen

Ergänzend empfehlen sich fertige Arzneimittel mit Eibisch, Huflattich, Isländisch Moos, Spitzwegerich und Thymian sowie Inhalationen mit Kamillen-Thymian-Mischungen. Auch Brustwickel eignen sich gut zur Begleittherapie.

Brustwickel

Knoblauch

Bei hartnäckiger eitriger Bronchitis kann die antibiotische Wirkung des Knoblauchs genutzt werden, wenn die Erreger gegen die gängigen Antibiotika bereits resistent geworden sind.

Erkältung – Grippe

Lästig, aber
ungefährlich

Die Erkältung gilt gemeinhin als lästig, aber ungefährlich. Das stimmt meist, es kann aber auch zu ernsteren Folgekrankheiten (vor allem bakterielle Zusatzinfektionen) kommen. Die echte Grippe (Influenza) hingegen ist stets eine ernste Krankheit, auch wenn sie mild

Influenza ist ernste
Krankheit

verläuft, das Risiko von Komplikationen liegt immer sehr hoch.

Zur Erkältung kommt es durch Virusinfektion, wenn das Immunsystem die Erreger nicht vor dem Ausbruch der akuten Krankheit vernichtet. Es gibt mehr als 200 Erkältungsviren, deshalb kann man dagegen nicht impfen und keine Immunität entwickeln. — Ursachen

Auch Influenza entsteht durch Virusinfektion, allerdings gibt es nur 3 Influenzavirustypen. Theoretisch ist Immunität gegen diese Viren möglich, aber sie verändern häufig einzelne Teile ihrer Hülle und werden dann von den maßgeschneiderten Antikörpern nicht mehr erkannt. Daher wirkt auch die Schutzimpfung nicht dauerhaft, sondern muß jedes Jahr mit den dann gerade aktuellen Virusvarianten wiederholt werden. — Nur 3 Influenzavirustypen — Schutzimpfung wirkt nicht dauerhaft

Typische Symptome banaler Erkältungen sind leichtes Fieber, Abgeschlagenheit, Kopfschmerz, Schnupfen, Husten, Heiserkeit und Halsschmerzen, das Allgemeinbefinden wird nicht stärker beeinträchtigt. — Symptome

Bis zu einem gewissen Grad kann der Erkältung vorgebeugt werden. Dazu werden die Immunfunktionen durch gesunde Kost, Bewegung, Abhärtung durch Wassertreten und Wechselduschen aktiviert. In Zeiten erhöhter Infektionsgefahr stärkt man das Immunsystem zusätzlich durch Immunmodulatoren, z.B. die Heilpflanze Echinacea aus der Apotheke. — Vorbeugung der Erkältung

Influenza verläuft zum Teil ähnlich wie die Erkältung. Ferner gibt es die *Darmgrippe* mit Durchfall, Erbrechen und Übelkeit, die *rheumatische Form* mit Muskel-, Gelenk- und Gliederschmerzen, die *Kopfgrippe* mit Kopfschmerz, Schwindel, Benommenheit und Erbrechen sowie die *toxische Grippe* mit besonders hohem Fieber, starken Kopf- und Gliederschmerzen und allgemeiner Hinfälligkeit. — Darmgrippe — Rheumatische Grippe — Kopfgrippe — Toxische Grippe

Die Symptome der einzelnen Verlaufsformen können kombiniert auftreten. Eine sichere Unterscheidung zwischen Erkältung und Influenza ist nur labordiagnostisch möglich.

Häufig führt Influenza auch zu Komplikationen, — Komplikationen insbesondere an den Nasennebenhöhlen, Ohren, am Gehirn und Herz-Kreislauf-System. In schweren Fällen kann die Infektion tödlich enden.

Auch bei Influenza kann die bei Erkältung bereits beschriebene Prophylaxe versucht werden. Außerdem gibt es die Schutzimpfung gegen den gerade aktuellen Erregertyp, die jährlich wiederholt werden muß. Empfehlenswert ist sie vor allem für Risikogruppen, wie alte und kranke Menschen oder Kleinkinder; wegen möglicher Nebenwirkungen ist sie aber umstritten.

Schüßler-Salze

Zur Basistherapie von Erkältung und Influenza gibt die Biochemie *Ferrum phosphoricum D 12,* am besten ergänzt durch *Manganum sulfuricum D 6* zur Aktivierung des Immunsystems.

Darüber hinaus können bei Bedarf gezielt die einzelnen Symptome biochemisch therapiert werden (s. Bronchitis, Husten, Schnupfen, Heiserkeit, Rachenkatarrh).

Dosis

Bei akuter Infektion gibt man die oben genannten biochemischen Wirkstoffe alle 1–2 Stunden bis zur Besserung, danach 3- bis 4mal täglich bis zur Ausheilung; und zwar nicht zusammen, sondern mit jeweils 30–60 Minuten Abstand dazwischen..

Höheres Fieber

Bei höherem Fieber, das vor allem bei Influenza auftritt, muß bis zur deutlichen Besserung Bettruhe eingehalten werden. Das Fieber kann mit feuchtkühlen (nicht kalten) Wadenwickeln schonend reduziert werden.

Fieber nicht unterdrücken

Massiv darf man es in der Regel aber nicht unterdrücken, denn es trägt mit zur Abwehr der Erreger bei.

Sauna

Wer über die Möglichkeit verfügt, kann bei den ersten Anzeichen einer Infektion die Sauna aufsuchen, um das Immunsystem kräftig anzuregen und Krankheitsstoffe auszuscheiden. Alternativ ist eine Schwitzpackung im Bett mit Holunder- und Lindenblütentee möglich. Besteht bereits Fieber, sind diese Anwendungen aber verboten, sie könnten zusammen mit der erhöhten Körpertemperatur vor allem das Herz-Kreislauf-System ernsthaft gefährden.

Schwitzpackung mit Tee

Nach überstandener Influenza besteht häufig noch

wochenlang ein Gefühl allgemeiner Schwäche, meist verbunden mit niedrigem Blutdruck und depressiven Verstimmungen. Der Verlauf der allmählichen Erholung muß fachlich überwacht werden, bei Bedarf empfiehlt sich ein Stärkungsmittel wie Ginseng.

Wochenlange Schwäche

Heiserkeit

Häufig entsteht Heiserkeit bei infektiös bedingter Kehlkopfentzündung. Weitere mögliche Ursachen sind Überanstrengung der Stimme, Nervenkrankheiten, gut- und bösartige Geschwülste.

Ursachen

Die Stimme wirkt rauh oder belegt und klanglos, manchmal kommt es zur Stimmlosigkeit. Im Hals kann es brennen und kitzeln, beim Sprechen treten oft Schmerzen auf. Wenn leichtere Heiserkeit dauernd mit Räusper- und Hustenzwang besteht, liegt eine chronische Kehlkopfentzündung vor.

Symptome

Dauert Heiserkeit länger als 7–10 Tage, kehrt sie oft wieder oder besteht sie dauernd, kann das auf Kehlkopfkrebs hinweisen, insbesondere bei Rauchern und den Menschen, die regelmäßig Alkohol trinken. Eine Untersuchung muß sofort erfolgen, denn nur im Frühstadium sind die Heilungschancen noch günstig.

Kehlkopfkrebs als Möglichkeit

Zur Selbsthilfe bei Heiserkeit durch Infektion muß auf Alkohol und Nikotin strikt verzichtet und die Stimme einige Tage geschont werden. Die meist zu trockene Luft in beheizten Räumen soll angefeuchtet werden, alle anderen Reizungen sind möglichst auszuschließen.

Selbsthilfe

Die Biochemie gibt *Ferrum phosphoricum D 12* oder *Kalium jodatum D 6,* am besten ergänzt durch *Manganum sulfuricum D 6* zur Abwehrsteigerung.

Schüßler-Salze

Überdies empfehlen sich noch Gurgeln und Inhalationen mit Kamille, Salbei und Thymian sowie kalte Halswickel mehrmals täglich.

Gurgeln und Inhalationen

Heuschnupfen

Asthma als
Komplikation

Neben Asthma ist die 2. weitverbreitete allergische Krankheit. In ihrem Verlauf entwickelt sich nicht selten Asthma als Komplikation.

Ursachen

Als Grundursache besteht wieder eine Fehlfunktion der Abwehrregulationen, die auf harmlose Stoffe, die überhaupt keine Immunreaktion erfordern (vor allem Blütenpollen), mit überschießenden Reaktionen antworten. Das kann sich oftmals aus Erbanlagen ergeben, außerdem scheint nach neuem Kenntnisstand

Übertriebene
Hygiene

übertriebene Hygiene häufig eine wichtige Rolle zu spielen, denn das Immunsystem »langweilt« sich in einer sterilen Umgebung und reagiert sich an unbedenklichen Substanzen ab.

Ernsthaftes
Gesundheitsproblem

Heuschnupfen ist nicht nur subjektiv unangenehm, als möglicher Vorläufer von Bronchialasthma stellt er ein ernsthaftes Gesundheitsproblem dar. Wenn die allergieauslösenden Stoffe (Allergene) genau identifizierbar sind, kann eine gezielte Hyposensibilisierung (s. Asthma) durchgeführt werden. Sie dauert allerdings längere Zeit und führt nicht immer zum Erfolg. Im Idealfall ist Heuschnupfen nach dieser Behandlung aber ausgeheilt.

Schüßler-Salze

Biochemisch behandelt man Heuschnupfen mit *Ferrum phosphoricum D 12,* unter Umständen kombiniert mit *Silicea D 12.*

Dosis

Die Dosis beträgt 3- bis 4mal täglich je einen der beiden Wirkstoffe, wobei zwischen den einzelnen Anwendungen immer 60 Minuten Abstand eingehalten werden sollen.

Diät und
Nasenspülungen

Rohkostreiche, flüssigkeitsarme Diät, Nasenspülungen mit Ackerschachtelhalmtee und 2- bis 4mal täglich Wassertreten oder Schenkelgüsse ergänzen

Antihistaminika in
schweren Fällen

wirksam die Therapie. In schwereren Fällen können einleitend Antihistaminika, notfalls sogar Kortikoide (Kortison) gegen die Symptomatik verabreicht werden. Das erspart dem Patienten unnötige Beschwerden, bis die Biochemie wirksam wird.

Husten

Der Husten entsteht durch Reizung der Bronchial- und/oder Kehlkopfschleimhaut, insbesondere durch Entzündung, Verschleimung, Fremdkörper und Reizstoffe. Nach dem Einatmen wird die Stimmritze verschlossen, die Bauchmuskulatur angespannt und die Stimmritze wieder teilweise geöffnet, so daß die Luft explosionsartig entweicht. Der Vorgang kann willentlich oder unwillkürlich ablaufen. Er ist nützlich, um den Schleim oder Fremdkörper aus den Atemwegen zu befördern, als Reizhusten oder nervöser Husten erfüllt er keinen Zweck.

Ursachen

Nützlicher Vorgang

Die Therapie richtet sich nach den Ursachen (s. Bronchitis, Erkältung, Heiserkeit, Rachenkatarrh). Selbsthilfe ist bei leichterem Husten möglich, dauert er aber länger als 7–10 Tage, besteht höheres Fieber oder wird chronisch gehustet, muß fachlich behandelt werden.

Selbsthilfe ist möglich

Die Biochemie gibt *Ferrum phosphoricum D 12* im Wechsel mit *Silicea D 12*, und zwar jeden der beiden Wirkstoffe 3mal täglich; zwischen den einzelnen Gaben ist ein Abstand von 60 Minuten erforderlich; bei chronischem Husten nur 3mal am Tag.

Schüßler-Salze

Dosis

Ferner werden bei Bedarf die bei Bronchitis und anderen ursächlichen Krankheiten genannten Schüßler-Salze verabreicht.

Bei schweren Infektionen können Antibiotika erforderlich sein, bei Reizhusten und nervösem Husten auch Codein oder ein anderer Hustenblocker, denn der Hustenreiz provoziert immer neue Hustenstöße und soll unterdrückt werden.

Antibiotika

Hustenblocker

Nasennebenhöhlenentzündung

Die Entzündung der der Nase angeschlossenen Stirn- und Kieferhöhlen entsteht meist im Verlauf eines Schnupfens durch bakterielle Zusatzinfektion. Seltener

Ursache

bricht die Entzündung eines vereiterten Zahns im Oberkiefer in die Kieferhöhlen durch. Eine verschleppte Entzündung geht ins chronische Stadium über.

Warnzeichen

Warnzeichen sind Klopfen und Schmerzen über der Nasenwurzel und über den Wangenknochen, die sich beim Bücken verschlimmern, und meist nur mäßiges Fieber.

Chronische Form

Bei der chronischen Form schwächt sich die Symptomatik ab, Heiserkeit und Mundgeruch kommen dazu. Schlimmstenfalls kann eine Nebenhöhlenentzündung in die Augen oder ins Gehirn durchbrechen.

Krankheitsherde mit Fernwirkungen

Chronische Entzündungen bilden Krankheitsherde mit Fernwirkungen auf Herz, Nieren und Gelenke. Wegen dieser möglichen Komplikationen ist Selbsthilfe versuchsweise nur in offensichtlich leichteren Fällen erlaubt, alle anderen Verlaufsformen behandelt der Therapeut.

Schüßler-Salze

Die Biochemie wendet vor allem *Kalium chloratum D 6* und *Silicea D 12* an, die abwechselnd verabreicht

Dosis

werden können, und zwar alle 2 Stunden je 1 Dosis eines der beiden Wirkstoffe, insgesamt von jedem bis zu 4mal täglich, in chronischen Fällen genügen 2–3 Dosen von jedem Wirkstoff am Tag.

Inhalationen

Unterstützt wird diese Therapie durch Inhalation mit Kamillen-Thymian-Tee oder fertige Lösungen aus

Heublumen-kompressen

der Apotheke und warme Heublumenkompressen über den Nebenhöhlen 2- bis 4mal täglich.

Antibiotika können bei Eiterungen angezeigt sein.

Hartnäckiger Verlauf

Bei hartnäckigem Verlauf wird es oft nötig, die Nebenhöhlen zu spülen oder chirurgisch zu behandeln. Wenn kranke Zahnwurzeln die Entzündung verursachen, müssen die betroffenen Zähne saniert oder gezogen werden.

Rachenkatarrh

Ursache

Die akute Entzündung der Rachenschleimhaut entsteht meist durch Infektion (Erkältung, Grippe), im

Einzelfall auch bei Nikotin- und Alkoholmißbrauch oder durch Reizstoffe und Staub. Das führt zu Kratzen und Brennen, Trockenheits- und Wundgefühl im Hals, Schluckschmerzen und Hustenreiz. Bei ungenügender Therapie und/oder Nasenkrankheiten, insbesondere bei Atmung durch den Mund, wird der Rachenkatarrh chronisch.

Symptome

Meist verläuft die Entzündung der Rachenschleimhaut gutartig und darf selbständig behandelt werden.

Meist gutartiger Verlauf

Die Biochemie gibt *Kalium chloratum D 6* oder *Silicea D 12*, zum Teil auch beide Mittel abwechselnd. Wird nur 1 Wirkstoff verabreicht, gibt man davon bis zu 6mal täglich 1 Dosis, wenn beide eingenommen werden, gibt man von jedem 3mal 1 Dosis.

Schüßler-Salze

Dosis

Zur Steigerung der Abwehrkräfte gibt man zusätzlich oft *Manganum sulfuricum D 6,* und zwar mit 3mal 1 Dosis

Im akuten Stadium sind täglich bis zu 6 Dosen notwendig, bei chronischem Katarrh genügen 2–3 Dosen über längere Zeit.

Ergänzend legt man kalte Halswickel an und gurgelt mit fertiger Lösung aus der Apotheke oder mit Ackerschachtelhalm-, Kamillen- und Salbeitee. Chronische Katarrhe müssen immer fachlich behandelt werden.

Halswickel und Gurgeln

Schnupfen

Akuter Schnupfen tritt überwiegend bei Erkältung und Grippe auf. Möglich sind aber auch Reizstoffe, die von außen auf die Nasenschleimhaut gelangen. Der chronische Schnupfen kann aus einem verschleppten akuten hervorgehen, unter Umständen stehen auch chronische Nebenhöhlenentzündungen, Wucherungen der Rachenmandeln, dauernde Reizungen oder nervöse Einflüsse dahinter. Das muß im Einzelfall fachlich abgeklärt werden.

Akuter und chronischer Schnupfen

Symptomatisch sind Brennen und Kitzeln in der

Symptome

Nase, Niesreiz, behinderte Nasenatmung, wäßrige oder schleimig-eitrige Absonderungen aus der Nase, Kopfdruck, zum Teil leichtes Fieber.

Beim chronischen Schnupfen wird die Atmung ständig behindert, die Schleimhaut schwindet und neigt zu Blutungen, Trockenheit der Nase wechselt mit reichlich Absonderungen; Nebenhöhlenentzündungen sowie Nasenpolypen können sich als Komplikation entwickeln.

Dauer

Der banale Erkältungsschnupfen heilt in der Regel binnen 7–10 Tagen aus.

Schüßler-Salze

Selbsthilfe mit Schüßler-Salzen ist möglich, gut bewähren sich *Calcium phosphoricum D 6*, *Kalium chloratum D 6*, *Natrium muriaticum D 6* und *Silicea D 12*.

Dosis

Ein Mittel davon wird ausgewählt; einleitend nimmt man alle 2–3 Stunden 1 Dosis, nach Besserung 4mal täglich.

Inhalationen

Schnupfensprays nur vorübergehend

Unterstützt wird die Behandlung durch Inhalationen mit fertiger Lösung aus der Apotheke oder Kamillen-Thymian-Tee. Bei stark verlegter Nase können vorübergehend Schnupfensprays mit abschwellender Wirkung angewendet werden, längerer Gebrauch ist nicht zu empfehlen, weil dadurch die Schleimhaut bald geschädigt wird. Länger dauernder Schnupfen muß bald fachlich untersucht und gezielt je nach Ursachen behandelt werden.

Erkrankungen des Verdauungssystems

Folge falscher Ernährungsgewohnheiten

Störungen der Verdauungsfunktionen kommen heute vor allem als Folge falscher Ernährungsgewohnheiten häufig vor. Ferner können Infektionen, die verbreiteten allergischen Reaktionen und Vergiftungen zu Beschwerden am Verdauungssystem führen. Da Leber und Gallenblase maßgeblich an der Verdauung beteiligt sind, werden sie oft durch Erkrankungen des Magen-Darm-Kanals in Mitleidenschaft gezogen. Unabhängig davon können Leber-Gallenblasen-Leiden zum Beispiel durch Infektionen oder Gallensteinbildung erkranken.

Selbsthilfe bei Verdauungsstörungen ist bei leichteren Beschwerden begrenzt möglich, etwa bei Appetitmangel, Blähungen, Sodbrennen und Stuhlverstopfung. Alle unklaren, stärkeren und/oder chronischen Symptome erfordern rasche fachliche Abklärung, damit gezielt behandelt werden kann.

Selbsthilfe ist begrenzt möglich

Appetitmangel

Verminderte oder fehlende Eßlust, teils mit Widerwillen gegen bestimmte oder alle Speisen verbunden, kennzeichnen den Appetitmangel. Vielfältige Ursachen können dahinter stehen, zu denken ist vor allem an Erkrankungen des Magens, fieberhafte Infektionen und seelisch-nervöse Einflüsse, die den Appetit »verschlagen« können.

Ursachen

Dauert Appetitmangel längere Zeit, deutet das auf chronische Magenleiden, Blutarmut oder Krebs hin. Die chronische Appetitlosigkeit führt schon bald zu den ersten Mangelzuständen, die das Allgemeinbefinden beeinträchtigen.

Gelegentlicher Appetitmangel kann versuchsweise selbständig behandelt werden. Die Biochemie gibt *Kalium sulfuricum D 6* oder *Natrium phosphoricum D 6*, bei seelisch-nervösen Ursachen besser *Kalium phosphoricum D 6* oder *Magnesium phosphoricum D 6*.

Schüßler-Salze

Die Tagesdosis beträgt 3- bis 4mal 1 Dosis eines der Wirkstoffe.

Dosis

Bei Bedarf ergänzt man durch appetitanregende pflanzliche Heilmittel, wie Enzian, Schafgarbe, Tausendgüldenkraut oder Wermut.

Heilpflanzen

Da chronischer Appetitmangel auf ernstere Krankheiten hinweisen kann, ist baldige Untersuchung notwendig, nach deren Befund sich die Therapie richtet.

Blähungen

Symptome

Die Ansammlung von Gasen im Leib erzeugt oft kolikartige Schmerzen, Kloßgefühl im Hals, unter Umständen sogar Atem- und Herzbeschwerden, wenn das Gas das Zwerchfell nach oben drängt.

Ursachen

Zu den häufigen Ursachen gehört das unwillkürliche nervöse Luftschlucken. Normal sind Blähungen nach dem Verzehr bestimmter Speisen (Hülsenfrüchte). Zu den krankhaften Ursachen zählen Darmträgheit, Verkrampfungen im Bauch, die das Entweichen der Gase behindern, Gärungs- und Fäulnisprozesse als Folge von Verdauungsstörungen, schlimmstenfalls ein akut lebensbedrohlicher Darmverschluß.

Schüßler-Salze

Gelegentliche Blähungen können selbst mit *Natrium sulfuricum D 6* und/oder *Silicea D 12* behandelt werden, bei nervösem Luftschlucken bevorzugt man *Magnesium phosphoricum D 6*.

Dosis

Von einem dieser Wirkstoffe gibt man täglich 3mal 1 Dosis, bei akuten starken Blähungen zunächst alle 1–2 Stunden bis zur Besserung je 1 Dosis.

Wenn Natrium und Silicea verabreicht werden, gibt man abwechselnd von jedem 2mal täglich 1 Dosis; bei akuten starken Beschwerden kann bis zur Besserung jede Stunde einer der beiden Wirkstoffe gegeben werden (jede Stunde wechsekn). Magnesium als Einzelmittel gibt man 3mal täglich mit 1 Dosis, bei starken Blähungen zunächst bis zu 6mal 1 Dosis.

Chronische Blähungen können ebenso behandelt werden, allerdings ist baldige Untersuchung erforderlich.

Heilpflanzen als Unterstützung

Unterstützt werden die Schüßler-Salze bei Bedarf durch blähungswidrige Heilpflanzen, wie Kamille, Pfefferminze, Schafgarbe, Tausendgüldenkraut und Wermut, bei Kindern auch Fenchel.

Warme Auflagen auf dem Leib tragen durch ihre entkrampfende Wirkung zur raschen Besserung akuter Symptome bei.

Warme Leibauflagen

Nicht selten wird eine Sanierung der Darmflora mit Milchzucker oder Arzneimitteln nach Verordnung notwendig.

Sanierung der Darmflora

Die Ernährung soll leicht verdaulich sein, blähende Speisen vermeiden und genügend Ballaststoffe für regelmäßige Stuhlentleerung zuführen.

Ernährung

Durchfall

Die zu häufige Entleerung dünner bis flüssiger Stühle wird oft von Übelkeit, Bauchschmerzen, allgemeiner Mattigkeit, bei Infektionen auch von Fieber begleitet.

Symptome

Bei schwerem Verlauf kann es innerhalb weniger Tage zum lebensbedrohlichen Verlust an Flüssigkeit und Mineralstoffen kommen. Deshalb darf nie länger als 2–3 Tage selbst behandelt werden, danach muß unbedingt der Therapeut zugezogen werden. Bei höherem Fieber oder chronischem Durchfall verzichtet man auf Selbsthilfe.

Nicht länger als 2–3 Tage selbst behandeln!

Häufig entsteht Durchfall bei Entzündung der Darmschleimhaut durch Infektionen oder allergische Reaktionen (meist gegen Lebensmittel). Auch seelisch-nervöse Reize, falsche Ernährung und kalte Getränke können Durchfall provozieren.

Ursachen

Als weitere Ursachen kommen noch Mißbrauch von Abführmitteln, Magensäuremangel, Störungen der Bauchspeicheldrüse, veränderte Darmflora, Gallenblasenleiden, Überfunktion der Schilddrüse oder Krebs in Betracht.

Die Behandlung richtet sich nach den Ursachen. Biochemisch sind *Calcium phosphoricum D 6, Ferrum phosphoricum D 12, Natrium phosphoricum D 6* oder *Natrium sulfuricum D 6* angezeigt.

Schüßler-Salze

Ein Wirkstoff davon wird ausgewählt. Bei akutem Durchfall gibt man zunächst alle 1–2 Stunden bis zur

Besserung je 1 Dosis, später dann 3- bis 4mal täglich, bis alle Beschwerden ausgeheilt sind.

Heilpflanzen

Wenn die Schüßler-Salze nicht zur Therapie genügen, ergänzt man durch gerbstoffreiche Heilpflanzen, wie Eichenrinde und Tormentill.

Fastentage

Besonders zu empfehlen sind auch 2–3 Fastentage, an denen man nur Kräuter- und Schwarztee zu sich

Apfeltage

nimmt, oder 2–3 Apfeltage mit 1 kg rohen Äpfeln am Tag, die portionsweise frisch gerieben werden. Danach muß die gewohnte Kost langsam wieder aufgenommen werden, sonst kann es zu Rückfällen kommen.

Kohletabletten

Nicht zuletzt sind noch die bewährten Kohletabletten zu nennen, die Durchfall bald zum Stehen bringen und Krankheitsstoffe im Darm binden.

Ernstere Infektionen erfordern häufig zunächst An-

Antibiotika

tibiotika. Die Biochemie wird dann zusätzlich angewendet, um den Darm vollends in Ordnung zu bringen.

Erbrechen

Symptome

Die krampfartige Magenentleerung durch die Speiseröhre geht oft mit Übelkeit, Blässe und kalten Schweißausbrüchen einher.

Ursachen

Als typische Ursachen gelten Entzündungen und Infektionen des Magen-Darm-Kanals, Bauchkrämpfe und -koliken, Reisekrankheit, Ekel und ähnliche psychische Einflüsse.

Kotbrechen
Schwangerschafts-
erbrechen

Zum Kotbrechen kommt es beim Darmverschluß. Schwangerschaftserbrechen kann seelisch-nervös, hormonell oder durch eine Schwangerschaftsvergiftung entstehen.

Ursachen müssen
gefunden werden

Da Erbrechen keine eigenständige Krankheit, sondern nur ein Symptom ist, muß immer nach den Ursachen geforscht werden, insbesondere bei häufigem Erbrechen.

Kann lebens-
bedrohlich werden

Längeres akutes Erbrechen kann bald lebensbedrohlich werden, weil zu viel Flüssigkeit und Mineralstoffe verlorengehen. Als erstes mögliches Warnzeichen treten oft Wadenkrämpfe auf, die sofortige ärztliche Behandlung erfordern.

Der Darmverschluß muß in der Regel sofort durch Infusionen in der Klinik behandelt werden.

Selbsthilfe kommt nur beim vorübergehenden leichten Erbrechen ohne stärker beeinträchtigtes Allgemeinbefinden in Frage, alle anderen Formen erfordern fachliche Hilfe.

Die Biochemie gebraucht *Ferrum phosphoricum D 12* oder *Natrium phosphoricum D 6.* Wenn seelisch nervöse Einflüsse eine Rolle spielen, kann zusätzlich *Magnesium phosphoricum D 6* verabreicht werden.

Einleitend nimmt man alle 1–2 Stunden 1 Dosis eines der beiden genannten Mittel ein, bis sich der Zustand deutlich bessert. Zur Nachbehandlung genügt dann 3- bis 4mal am Tag 1 Dosis.

Wird zusätzlich Magnesium angewendet, nimmt man das 3mal täglich ein, wobei jeweils ein Abstand von 1 Stunde zur vorhergegangenen und nachfolgenden Dosis des anderen Mittels beachtet werden muß.

Bei Bedarf unterstützt man die Biochemie durch Fertigarzneimittel mit Kamille, Melisse oder Tausendgüldenkraut. Auf Nahrung wird verzichtet, bis das Erbrechen vorüber ist. Flüssigkeit muß aber reichlich aufgenommen werden, um die Verluste durch Erbrechen auszugleichen.

Grundsätzlich kann auch Schwangerschaftserbrechen durch die oben genannten Schüßler-Salze behandelt werden, eine Gefahr für Mutter und Kind besteht dabei nicht. Trotzdem soll der Arzt dieser Behandlung zustimmen, denn nur er kann beurteilen, ob die biochemischen Arzneistoffe genügen oder durch andere Heilmittel ergänzt werden müssen.

Darmverschluß

Selbsthilfe

Schüßler-Salze

Dosis

Heilpflanzen

Auf Nahrung verzichten

Reichlich Flüssigkeit trinken

Behandlung bei Schwangerschaftserbrechen

Gelbsucht

Symptome

Bei typischem Verlauf verfärbt sich die Haut am ganzen Körper gelblich, der Urin kann dunkelbraun, der Stuhl weißlichgrau werden. Unter Umständen wird die Gelbsucht aber nur an der Verfärbung der Lederhaut der Augen erkennbar. Juckreiz kann die Gelbsucht begleiten.

Ursachen

Verursacht wird die Verfärbung, wenn Gallenfarbstoffe ins Blut gelangen, vor allem bei Leber-Gallenblasen-Leiden (s. d.), Vergiftungen, Durchblutungsstörungen oder durch zu raschen Abbau der roten Blutkörperchen.

Therapie

Die Therapie hängt von der fachlich diagnostizierten Ursache ab, die Selbsthilfe empfiehlt sich nicht, damit keine ernstere Krankheit verschleppt wird.

Schüßler-Salze

Zur biochemischen Basistherapie gibt man *Natrium sulfuricum D 6* bis zu 4mal täglich mit je 1 Dosis. Zusätzlich können weitere Schüßler-Salze verwendet werden, um gezielt die verschiedenen Ursachen zu beeinflussen (s. Leber-Gallenblasen-Leiden S. 76).

Abwaschungen

Gegen Juckreiz helfen Abwaschungen mit kaltem Essigwasser. Wenn Leber-Gallenblasen-Leiden ursächlich sind, kann auch noch 2- bis 4mal täglich eine warme Auflage auf den rechten Oberbauch gelegt werden.

Hämorrhoiden

Ursachen

Als Grundursache der Hämorrhoiden liegt häufig anlagebedingte Bindegewebsschwäche vor, die allein aber noch nicht zur Krankheit führen muß. Weitere Ursachen sind chronische Stuhlverstopfung, Schwangerschaft, häufiges und langes Sitzen, Übergewicht, zum Teil auch Leberleiden und Alkoholmißbrauch.

Symptome

Zur typischen Symptomatik gehören knotige, bis kirschkerngroße Erweiterungen der Mastdarmvenen innerhalb des Afters oder auch außerhalb. Sie werden von Brennen, Juckreiz und Fremdkörpergefühl begleitet.

Wenn als Komplikation eine Entzündung entsteht, treten Schmerzen, Rötungen und Blutungen auf. Bei chronischem Verlauf kann es als Folgekrankheit der Blutverluste zur Blutarmut kommen.

Blutarmut bei chronischem Verlauf

Als Reaktion auf die Schmerzen beim Stuhlgang entwickelt sich oft chronische Verstopfung. Wenn der Stuhl zu stark eingedickt wird, kann bei der Entleerung ein Afterriß entstehen, eine sehr schmerzhafte und langwierige Komplikation.

Chronische Verstopfung

Zunächst werden Hämorrhoiden wohl immer selbständig mit den üblichen Salben und Zäpfchen aus der Apotheke behandelt. Erst wenn die Beschwerden deutlich schlimmer werden, suchen viele Patienten den Therapeuten auf. Die Untersuchung ist immer notwendig, denn hinter scheinbar harmlosen Hämorrhoiden kann sich auch eine Krebskrankheit am After verbergen.

Selbstbehandlung

Notwendige ärztliche Untersuchung

Die Ausheilung der Hämorrhoiden gelingt nicht immer. Am besten bewährt sich meist eine Therapie von innen und außen.

Die Biochemie gibt innerlich 3- bis 4mal täglich 1 Dosis *Calcium fluoratum D 12,* das unter anderem die Bindegewebsschwäche bessert.

Schüßler-Salz

Äußerlich wendet man eine schmerz- und entzündungshemmende Salbe oder ein entsprechendes Zäpfchen an, z. B. mit Hamamelis, Kamille und Roßkastanie. Überdies sind auch noch Sitzbäder mit Eichenrinde oder Kamillen hilfreich.

Salben und Zäpfchen

Sitzbäder

Unverzichtbar ist vollwertige Ernährung mit ausreichend Ballaststoffen (wie Kleie, Leinsamen), um Verstopfung vorzubeugen und den Stuhl weich zu halten.

Vollwertige Ernährung

Sprechen die Hämorrhoiden auf die konservative Therapie nicht gut genug an, darf die chirurgische Behandlung nicht unnötig lang aufgeschoben werden.

Leber–Gallenblasen–Leiden

Erkrankungen des Leber-Gallenblasen-Systems kommen heute infolge falscher Ernährung und des Alkoholmißbrauchs gehäuft vor. Entzündungen und Steine der Gallenblase betreffen Frauen weit häufiger als Männer.

Gallenblasen-
krankheit

Verdacht auf eine Gallenblasenkrankheit besteht bei Druckgefühl unter dem rechten Rippenbogen, zum Teil auch bei leichtem Fieber und Gelbsucht. Bei Gal-

Gallensteine

lensteinen können nur dumpfe Schmerzen in der Gallenblase auftreten, aber auch heftige Koliken. Allgemeine Warnzeichen sind noch Übelkeit, Blähungen und Fettunverträglichkeit.

Leberleiden

Leberleiden führen zu Appetitmangel, Blähungen, Abneigung gegen Fett, Übelkeit und abnormer Ermüdung, teilweise auch Gelbsucht und bei Leberzirrhose Krampfadern auf der Bauchdecke.

Ursachen

Häufigste Ursachen sind Virusentzündungen und Leberschrumpfung (Zirrhose) durch nicht ausgeheilte andere Leberkrankheiten, falsche Ernährung, Vergiftungen, Alkohol- und Arzneimittelmißbrauch.

Gallenblasen- und Leberleiden erfordern stets fachliche Diagnose und Therapie.

Schüßler-Salze

Die Schüßler-Salze eignen sich vor allem zur ergänzenden Behandlung. Empfohlen werden als Hauptmittel *Natrium phosphoricum D 6* und *Natrium sulfuricum D 6*, bei Bedarf ergänzt durch die bei Blähungen, Koliken, Appetitmangel und Erschöpfung (s. d.) genannten Wirkstoffe.

Dosis

Die Tagesbedarf beträgt 3- bis 4mal 1 Dosis eines der oben genannten Mittel. Die ergänzenden Wirkstoffe (nur noch 1–2 zusätzlich) gibt man mit jeweils 2mal 1 Dosis am Tag.

Gallenkolik

Gallenkoliken erfordern zunächst meist starke krampf- und schmerzlindernde Arzneimittel, ferner kann *Magnesium phosphoricum D 6* helfen.

Heiße Auflagen

Auf die Gallengegend legt man heiße Auflagen, die alle 15 Minuten erneuert werden müssen.

Die Pflanzenheilkunde empfiehlt bei Leber-Gallen-blasen-Leiden unterstützend Kamille, Löwenzahn, Pfefferminze und Schöllkraut, speziell für die Leber auch Mariendistel. Die Heilpflanzen werden in fertiger Zubereitung aus der Apotheke verwendet.

Wenn es nicht gelingt, eine Erkrankung der Gallen-blase zu heilen, sollte die chirurgische Behandlung nicht unnötig verzögert werden, um das Risiko von Gallenblasenkrebs auszuschließen.

Heilpflanzen

Operation

Magenschleimhautentzündung

Eine akute Gastritis, auch als »verdorbener Magen« bezeichnet, entsteht oft, wenn zu schnell und ungenü-gend gekaut, zu stark gewürzt, zu kalt oder zu heiß ge-gessen wird. Ferner können Alkohol, Nikotin, Infek-tionen, Streß und andere seelisch-nervöse Einflüsse eine ursächliche Rolle spielen.

Ursachen

Wenn die Krankheit nicht ausgeheilt wird, geht sie bald ins chronische Stadium über. Dann lassen zwar die Beschwerden nach, aber es drohen Mangelkrank-heiten (vor allem Blutarmut), Magengeschwüre und Magenkrebs.

Chronisches Stadium

Symptomatisch für die akute Form sind Magen-druck, Aufstoßen, Sodbrennen, Widerwillen gegen Nahrung, zum Teil auch noch Schluckauf, Magen-krämpfe, Mundgeruch, belegte Zunge und Brechreiz. Bei der chronischen Form stehen unklare Verdauungs-beschwerden im Vordergrund.

Symptome

Bei akuter leichter Gastritis, die in der Regel in 1–3 Tagen heilt, ist Selbsthilfe möglich.

Selbsthilfe

Die Biochemie gibt *Natrium phosphoricum D 6* oder *Natrium sulfuricum D 6,* bei ausgeprägten see-lisch-nervösen Faktoren oder Magenkrämpfen oft zu-sätzlich *Magnesium phosphoricum D 6.*

Schüßler-Salze

Die Tagesdosis beträgt 3- bis 4mal 1 Dosis eines der oben genannten Mittel. Magnesium kann zusätzlich mit 2- bis 3mal 1 Dosis verabreicht werden.

Dosis

Teefasten

In den ersten 1–2 Tagen ist Teefasten mit Kamille, Pfefferminze und Schafgarbe (ungesüßt) angezeigt, nach deutlicher Besserung darf allmählich wieder die Normalkost aufgebaut werden.

Fachliche Behandlung

Wenn am 3. Tag noch keine Besserung oder Heilung erzielt wurde, muß fachlich behandelt werden. Die chronische Gastritis erfordert von Anfang an ärztliche Therapie.

Schluckauf

Ursache

Dazu kommt es, wenn das Zwerchfell sich unwillkürlich schnell zusammenzieht und sich dann die von den beiden Stimmbändern gebildete Stimmritze plötzlich mit dem typischen »Schlucksen« hörbar schließt. In den meisten Fällen lassen sich die Ursachen nicht feststellen.

Vorübergehender Schluckauf ist im allgemeinen nicht krankhaft und endet von selbst wieder.

Soforthilfe

Zur Soforthilfe legt man eine heiße Auflage auf den Leib, hält den Atem kurz an und/oder trinkt 1–2 Tassen warmen Pfefferminztee.

Schüßler-Salz

Wenn der Schluckauf länger dauert, gibt man in Abständen von 1–2 Stunden jeweils 1 Dosis *Magnesium phosphoricum D 6*, bis er endet.

Fachliche Untersuchung

Dauert Schluckauf ungewöhnlich lang und/oder kehrt er häufig zurück, soll die fachliche Untersuchung bald klären, ob eine krankhafte Ursache besteht. Zu denken ist an Baucherkrankungen, wie Zwerchfellbruch, Bauchfellentzündung oder Magenkrebs, zentralnervöse Ursachen, wie Gehirnentzündung oder -verletzung, oder Reizung des Zwerchfells nach einem chirurgischen Eingriff im Bauchraum. Solche organischen Ursachen müssen gezielt nach Verordnung behandelt werden. Nur selten kann eine chirurgische Nervenblockade erforderlich werden.

Sodbrennen

Das Brennen in der Speiseröhre, oft bis hinauf zur Kehle, ist nicht nur unangenehm, dahinter kann eine organische Krankheit stehen. Häufig liegt eine Fehlfunktion am Übergang vom Magen in die Speiseröhre vor, die dazu führt, daß Magensaft und Magensäure zurückfließen.

Nicht immer muß eine vermehrte Produktion von Magensäure vorhanden sein, auch der säurearme enzymreiche Magensaft kann brennen.

Fehler der Ernährung (vor allem zu viele Süßigkeiten), Magenkrankheiten oder seelisch-nervöse Faktoren sind die wichtigsten Ursachen.

Häufiges oder chronisches Sodbrennen darf nie auf die leichte Schulter genommen werden, die ständige Reizung erhöht deutlich das Risiko, an Krebs der Speiseröhre zu erkranken.

Zur Soforthilfe kann schon 1 Glas kaltes Wasser oder kalte Milch, 1 Tasse Tausendgüldenkraut- oder Wermuttee oder in Wasser aufgeschwemmte Heilerde genügen.

Das alte Hausmittel Natron gilt heute als überholt, denn es bindet die Säure unter erheblicher Gasbildung, so daß es zu starken Blähungen kommen kann; außerdem verstärkt sich als Reaktion die Magensäureproduktion bald wieder.

Vorsicht ist aber auch mit den neueren Aluminium- und Magnesiumverbindungen geboten, die erst dann verabreicht werden dürfen, wenn die Untersuchung tatsächlich eine Übersäuerung des Magens ergibt.

Zur längeren Therapie bei hartnäckigem Sodbrennen gibt die Schüßler-Therapie *Magnesium phosphoricum D 6* oder *Natrium phosphoricum D 6* mit 3- bis 4mal täglich 1 Dosis.

Ergänzend muß die falsche Ernährungsweise umgestellt werden.

Seelisch-nervöse Einflüsse können durch eine Entspannungstechnik (wie autogenes Training) ausge-

Randbemerkungen:

Fehlfunktion am Übergang vom Magen in die Speiseröhre

Ursachen

Vorsicht vor Krebs an der Speiseröhre

Soforthilfe

Natron gilt als überholt

Aluminium- und Magnesiumverbindungen

Schüßler-Salze

Entspannung

79

schaltet werden, Magenkrankheiten erfordern eine gezielte Zusatztherapie nach fachlicher Verordnung.

Stuhlverstopfung

Ursachen

Die zu seltene Darmentleerung ist in allen westlichen Industrienationen ein verbreitetes Problem, weil die übliche Kost zu wenig Ballaststoffe enthält, die Menschen sich zu wenig bewegen und Streß den Darm verkrampft.

Symptome

Symptomatisch sind zu harte Stühle, die oft nur mit großer Mühe abgesetzt werden können, außerdem Blähungen, Völlegefühl, Appetitmangel sowie Kopf-

Chronische
Verstopfung

schmerzen. Bei einer chronischen Verstopfung drohen Darmschäden, Hämorrhoiden, Krampfadern, Venenentzündungen und aus noch nicht genau bekannter Ursache auch Nierenleiden.

Ernährung

Unverzichtbar zur regelmäßigen Stuhlentleerung ist eine Ernährung mit reichlich Vollkornprodukten, Obst und Gemüse. Bei Bedarf ergänzt man sie durch ballaststoffreiche Diätmittel, insbesondere Kleie und

Ausreichende
Flüssigkeitszufuhr

Leinsamen. Überdies muß auf ausreichende Flüssigkeitszufuhr geachtet werden, damit der Stuhl im Darm nicht zu stark eindickt.

Bewegung

Nicht zuletzt soll ein regelmäßiges Bewegungsprogramm zur Darmanregung beitragen und Entspannungstraining den Streßfolgen entgegenwirken.

Unter diesen Voraussetzungen entsteht im allgemeinen keine Verstopfung, bereits bestehende Darmträgheit kann allein durch diese Maßnahmen normalisiert werden.

Nicht gleich Abführ-
mittel nehmen

Genügt das nicht, darf nicht gleich ein Abführmittel oder Einlauf verabreicht werden. Über kurz oder lang schädigt jedes den Darm und verschlimmert die Verstopfung noch, das gilt auch für die rein pflanzlichen Präparate. Allenfalls hartnäckige akute Verstopfung darf einmal für kurze Zeit mit Abführmitteln behandelt werden. Chronische Verstopfung erfordert zuerst fachliche Untersuchung, nach deren Befund sich die Therapie richtet.

Die Biochemie als Alternative zu Abführmitteln gibt *Calcium phosphoricum D 6, Natrium muriaticum D 6,* versuchsweise auch *Silicea D 12.*

Schüßler-Salze

Bei akuter Obstipation beträgt die Tagesdosis des einen ausgewählten Wirkstoffs bis zu 4mal 1 Dosis, bei chronischem Verlauf können 2 Dosen täglich genügen.

Dosis

Wenn die Verstopfung aus seelisch-nervöser Ursache entsteht, empfiehlt sich oft *Magnesium phosphoricum D 6,* davon 3mal täglich 1 Dosis.

Da die Schüßler-Salze den Darm nicht reizen, eignen sie sich auch zur Langzeittherapie.

Zur Langzeittherapie geeignet

Übergewicht – Untergewicht

Es gibt mehrere Regeln, nach denen das Körpergewicht beurteilt werden kann. Die einfachste, die für die Selbsteinschätzung vollauf genügt, geht von der Formel aus: *Körpergröße in cm minus 100 = Normalgewicht in kg.* Genauer muß das meist nicht errechnet werden, es kommt nicht auf etwas mehr oder wenige Gewicht an.

Normalgewicht

Übergewicht beginnt, wenn das nach obiger Formel errechnete Normalgewicht um 10 % überschritten wird, ab 20 % mehr spricht man von der Fettsucht, die ein hohes Gesundheitsrisiko darstellt und unbedingt rasch behandelt werden muß. Untergewicht liegt vor, wenn das Normalgewicht um mehr als 10 % unterschritten wird (lange galt das als Idealgewicht, aber das erwies sich als falsch), bei mehr als 20 % besteht bereits eine erhebliche Gefährdung der Gesundheit.

Wann beginnt Übergewicht?

Fettsucht

Untergewicht

Die Ursachen der beiden Gewichtsabweichungen von der Norm sind vielfältig. Zum Teil liegen krankhafte organische Prozesse vor, die erst durch gründliche Untersuchung diagnostiziert werden können.

Vielfältige Ursachen

Nach neuen Erkenntnissen aus der Genforschung

Ungünstige
Veranlagung

Seelische Einflüsse

gibt es tatsächlich auch ungünstige Veranlagung zu Gewichtsstörungen (das galt lange als faule Ausrede der Übergewichtigen). Häufig bestehen aber seelische Einflüsse auf das Eßverhalten, die zu suchtartigen Symptomen führen können, z. B. die Eß-, Brech- oder Magersucht. Von den Ursachen hängt die Therapie ab.

Diättherapie

Grundsätzlich gilt bei Über- und Untergewicht, daß eine schonende, konsequente Diättherapie erforderlich ist. Das erreichte Normalgewicht muß dann aber auch dauerhaft gehalten werden, was nur durch eine Umstellung der gewohnten Fehlernährung gelingt.

Regelmäßige
Bewegung

Ergänzt wird das durch ein regelmäßiges, dem individuellen Leistungsvermögen angepaßtes Bewegungsprogramm. Zwar liegt der Kalorienverbrauch durch Bewegung niedriger, als häufig erhofft wird, wichtig ist jedoch auch die Anregung des Stoffwechsels durch das Training. Bei Untergewicht kann ein Bewegungsprogramm ebenfalls sinnvoll sein, allerdings nicht, um Kalorien zu verbrauchen, sondern durch Aktivierung der Stoffwechselfunktionen dafür zu sorgen, daß die Nahrung besser verwertet wird.

Nur wenn diese Grundbedingungen geschaffen werden, ist eine ergänzende biochemische Therapie sinnvoll.

Schüßler-Salze

Bei Übergewicht eignen sich *Natrium sulfuricum D 6* oder *Silicea D 12,* bei Abmagerung *Natrium muriaticum D 6.* Bei Bedarf können zusätzlich die bei Appetitmangel bereits genannten Schüßler-Salze verabreicht werden.

Dosis

Da in der Regel eine längere Behandlung erforderlich ist, genügt eine Tagesmenge von 3mal 1 Dosis.

Intensivtherapie

Bei starkem Übergewicht oder erheblichem Untergewicht mit akuter Gesundheitsgefährdung kann es dringend erforderlich sein, das Gewicht rasch wieder zu normalisieren. Eine solche Intensivtherapie muß fachlich überwacht werden, am besten in einer Klinik oder im Sanatorium.

> Wenn kein hohes Gesundheitsrisiko besteht, ist es auch bei starkem Über- oder Untergewicht grundsätzlich nicht angezeigt, das Gewicht durch strenge Diät rasch abzubauen oder durch kalorienreiche Kost schnell wieder aufzubauen. Das könnte zu erheblichen Gesundheitsstörungen führen.

Seelisch bedingte Gewichtsprobleme sprechen allein auf eine Diät nicht genügend an. Notwendig ist vor allem eine Psychotherapie gegen die Ursachen. Nur dann kann eine ergänzende Ernährungstherapie optimal wirken.

Psychotherapie

Erkrankungen der Ausscheidungsorgane

Krankheiten des Ausscheidungssystems treten bei Frauen häufiger als bei Männern auf. Das erklärt sich teilweise aus der kürzeren Harnröhre der Frau, durch die Krankheitserreger leichter vordringen. Da das Ausscheidungssystem lebenswichtig ist, dürfen auch vermeintlich banale Erkrankungen nie auf die leichte Schulter genommen werden, schlimmstenfalls könnten die Nieren durch eine verschleppte Krankheit dauerhaft versagen. Fachliche Diagnose und Verlaufskontrolle sind also immer zu empfehlen.

Häufiger bei Frauen

Nicht auf die leichte Schulter nehmen

Immer fachliche Diagnose

Bettnässen

Etwa ab dem 3. Lebensjahr sollte ein Kind die Harnausscheidung willentlich beherrschen können. Wenn das nicht der Fall ist oder zunächst gelingt, dann aber wieder unkontrollierte Harnausscheidung auftritt, erklärte man das lange überwiegend aus Erziehungsfehlern, familiären Problemen und ähnlichen seelischen Belastungen. Nach neueren Erkenntnissen scheint jedoch, daß organische Ursachen, wie angeborene Mißbildungen der Harnorgane oder Blasenentzündungen, häufig zum Einnässen in der Nacht, zum Teil auch noch am Tag führen.

Organische Ursachen

Bei Erwachsenen erklärt sich das Unvermögen, die Harnentleerung willentlich zu kontrollieren, oft aus altersbedingter Schwäche des Schließmuskels, bei Frauen häufig auch noch durch die hormonellen Veränderungen bald nach den Wechseljahren. Ferner ist zu denken an Blasen- und Prostataentzündungen oder Störungen im Nervensystem, psychische Faktoren spielen bei Erwachsenen kaum eine Rolle.

Ursachen bei Erwachsenen

Zur Therapie ist zunächst eine gründliche fachliche Untersuchung notwendig, von deren Befund die Behandlung abhängt. Organische Ursachen werden gezielt medikamentös oder chirurgisch behandelt. Stehen seelisch-nervöse Faktoren im Vordergrund, kann Entspannungs- und Meditationstraining angezeigt sein, in schwereren Fällen auch eine Psychotherapie und/oder Erziehungsberatung.

Therapie

Die Schüßler-Salze bewähren sich oft gut zur Basistherapie. Angezeigt sind *Calcium phosphoricum D 6, Kalium phosphoricum D 6* oder *Silicea D 12.* Daraus wählt man ein Mittel aus und gibt davon 3mal täglich 1 Dosis.

Schüßler-Salze

Dosis

Während sich diese Wirkstoffe vor allem bei organischen Ursachen empfehlen, gibt man bei seelisch-nervösen Einflüssen versuchsweise zusätzlich *Magnesium phosphoricum D 6* in der gleichen Dosierung.

Blasenentzündung

Ursachen

Die Entzündung der Harnblase erklärt sich häufig aus einer bakteriellen oder Pilzinfektion, die von außen über die Harnröhre in die Blase aufsteigt. Zugluft, Durchnässung und zu leichte Bekleidung begünstigen

die Erkrankung, weil dadurch die lokalen Immunreaktionen geschwächt werden.

Symptomatisch ist vermehrter Harndrang, Brennen
in der Harnröhre, Schmerzen beim Wasserlassen, trüber bis blutiger Urin, manchmal auch Bettnässen.

Als unspezifische Beschwerden kommen zum Teil
allgemeines Krankheitsgefühl, Appetitmangel, Übelkeit, belegte Zunge und/oder Fieber hinzu.

Bei chronischer Entzündung bildet sich die Symptomatik deutlich zurück, aber schon ein geringer Reiz
(wie Abkühlung der Blasengegend) überführt die
Krankheit erneut ins akute Stadium mit verstärkten
Beschwerden.

Wenn im Verlauf einer Blasenentzündung noch
Kreuzschmerzen eintreten, hat sich die Entzündung
meist ins Nierenbecken fortgesetzt. Diese ernste Komplikation muß rasch fachlich behandelt werden.

Selbsthilfe ist unbedenklich bei leichten Erkältungs-
katarrhen der Blase, ansonsten muß stets der Therapeut zugezogen werden. Nicht selten ist zunächst ein
Antibiotikum erforderlich, das ausreichend hoch und
lange genug verabreicht werden muß, damit alle Erreger vernichtet werden. In jedem Fall können die
Schüßler-Salze aber andere Therapien ergänzen und
bessere Voraussetzung für die völlige Ausheilung
schaffen. Um Rückfälle oder chronischen Verlauf zu
vermeiden, empfiehlt es sich, die biochemischen Mittel
noch einige Zeit nach dem Absetzen des Antibioti-
kums einzunehmen.

Geeignet sind *Ferrum phosphoricum D 12, Magnesium phosphoricum D 6* oder *Silicea D 12,* bei Bedarf
auch Ferrum phosphoricum kombiniert mit Silicea.

Bei akuter Blasenentzündung gibt man davon 3- bis
4mal am Tag 1 Dosis eines der genannten Mittel, bei
chronischem Verlauf zur Langzeittherapie 2mal täglich eine Dosis.

Zusätzlich sollte eine reiz- und gewürzarme Diät
eingehalten werden, damit die Blasenschleimhaut
nicht gereizt wird.

Symptome

Unspezifische
Beschwerden

Chronische
Entzündung

Komplikation

Selbsthilfe nur in
leichten Fällen

Antibiotikum

Schüßler-Salze
können andere
Therapien ergänzen

Schüßler-Salze

Dosis

Diät

Saftfasten

Einleitend können auch 2–3 Saftfastentage zur allgemeinen Umstimmung mit Aktivierung der Selbstheilungsregulationen angezeigt sein.

Heiße Kompressen
Kalte Auflagen

Heiße Kompressen auf die Blasengegend lindern vor allem Schmerzen und Verkrampfungen, kalte Auflagen wirken ebenfalls schmerzlindernd und dämmen die Entzündung der Blase ein.

Heilpflanzen

Bei Bedarf gibt man neben den Schüßler-Salzen noch fertige pflanzliche Arzneimittel, z. B. mit Bärentraube, Goldrute und Kamille, die oft miteinander kombiniert werden. Vor allem bei chronischen Entzündungen kann die Goldrute unverzichtbar sein, um auch die Nieren zu schützen.

Goldrute

Harnentleerungsstörungen

Symptome

Dazu gehören verschiedene Beschwerden beim Urinieren, vor allem zu früher und häufiger Harndrang ohne entsprechende Blasenfüllung, Harnstottern mit Unvermögen, den Urin kontinuierlich abzugeben, Harnträufeln mit unwillkürlichem, oft unbemerktem tropfenweisem Harnabgang oder die Harnverhaltung mit Unfähigkeit, die gefüllte Harnblase spontan zu entleeren. Begleitet werden die Beschwerden zum Teil von schmerzhaftem Harndrang.

Vielfältige Ursachen

Diese funktionellen Störungen treten durch vielfältige Ursachen auf, die nur durch fachliche Untersuchung genau abgeklärt werden können. Unter anderem kommen Blasenentzündungen, Blasensteine und andere Blasenkrankheiten, Inkontinenz älterer Menschen, Verletzungen, Operationen, schwere Geburten, Bandscheibenvorfall oder multiple Sklerose in Betracht.

Zur Ausheilung müssen diese Ursachen gezielt nach Verordnung behandelt werden, ehe sie ins chronische Stadium übergehen.

Schüßler-Salze

Die Biochemie gibt bei Störungen der Harnentleerung *Ferrum phosphoricum D 12* oder *Magnesium phosphoricum D 6,* vor allem bei Blasensteinen versuchsweise auch *Lithium chloratum D 6.*

Bei akuten Beschwerden gibt man täglich bis zu 6 Dosen eines der genannten Wirkstoffe, nach Besserung und bei chronischem Verlauf genügt 3- bis 4mal am Tag 1 Dosis.

Dosis

Auch die bei Bettnässen und Blasenentzündung genannten Schüßler-Salze können in derselben Dosierung verabreicht werden.

Die individuelle ergänzende Therapie erfordert bei Infektionen oft Antibiotika, ehe die Erreger ins Nierenbecken aufsteigen. Gut bewährt sich zum Teil auch Kürbissamen (Reformhaus), der die Blasenmuskulatur günstig beeinflußt.

Antibiotika

Kürbissamen

Im Einzelfall kann eine Operation erforderlich sein, um beispielsweise Verwachsungen zu entfernen oder den Verschluß der Harnblase wieder zu normalisieren.

Operation

Ferner gibt es im Sanitätsfachhandel spezielle Geräte, die durch schwache elektrische Reize auf die Blase die Harnentleerung wieder normalisieren können.

Nierenleiden

Alle Nierenkrankheiten können akut lebensbedrohlich werden, wenn nicht rechtzeitig und korrekt behandelt wird. Deshalb muß Selbsthilfe auch bei leichten Beschwerden unterlassen werden, das Risiko liegt zu hoch. Entzündungen der Nieren, des Nierenbeckens und Nierensteine kommen am häufigsten vor.

Können lebensbedrohlich werden

Keine Selbsthilfe!

Die *Nierenbeckenentzündung* entsteht oft durch Erreger, die aus der entzündeten Blase aufsteigen, aber auch auf dem Blutweg gelangen sie zum Teil ins Nierenbecken. Erkältungen, chronische Darmträgheit und/oder Schwangerschaft begünstigen diese Krankheit.

Nierenbeckenentzündung

Symptomatisch sind allgemeines Krankheitsgefühl, unterschiedlich hohes Fieber, zum Teil Schüttelfrost, Schmerzen in der Lendengegend und trüber Urin.

Symptome

Nierenentzündung

Symptome

Nierensteine

Nierengrieß
Nierensand

Nierenkolik

Nieren können bei
Selbstbehandlung
schwer geschädigt
werden

Schüßler-Salze

Eine *Nierenentzündung* entwickelt sich nicht selten aus einer nicht frühzeitig genug behandelten Nierenbeckenentzündung. Häufig beginnt sie aber auch 1–3 Wochen nach einer anderen Infektionskrankheit (oft Masern, Scharlach, Mandelentzündung) oder durch chronische Krankheitsherde vor allem an Mandeln und Zahnwurzeln. Sie tritt plötzlich oder schleichend auf und führt zu allgemeiner Abgeschlagenheit, Fieber, Rücken-, Kopfschmerzen, Appetitmangel, Bluthochdruck, Schwellungen im Gesicht vor allem an den Augenlidern, in schweren Fällen auch Anschwellung der Gliedmaßen und Atemnot, der Urin ist trüb-blutig.

Nierensteine bilden sich durch Ausfällung von Harnbestandteilen, oft nach einer Nierenentzündung. Feinste Ablagerungen nennt man *Nierengrieß* und *Nierensand*. Die Steine selbst werden unterschiedlich groß, kantig oder weicher und sind unterschiedlich zusammengesetzt. Nierensteine, die den Harnabgang nicht blockieren, führen lediglich zu erträglichen, dumpfen Rücken- und Unterbauchschmerzen, ab und zu finden sich Nierengrieß oder Nierensand und Blut im Urin. Wird ein kleiner Stein im Harnleiter eingeklemmt, kommt es zur heftigen Kolik. Wenn größere Steine den Harnabfluß behindern, staut sich der Urin und bläht die Nieren so auf, daß das Gewebe zugrunde geht.

Es versteht sich von selbst, daß derart ernste Erkrankungen nicht selbständig behandelt werden dürfen, auch wenn nur geringe Beschwerden bestehen. Als Folge einer unzulänglichen Behandlung könnten die Nieren so schwer geschädigt werden, daß regelmäßige Dialyse (Blutwäsche) oder eine Nierentransplantation erforderlich werden, wenn der Nierenschaden nicht sogar tödlich endet. Aber es spricht nichts dagegen, die fachlich verordnete Therapie durch Naturheilverfahren zu ergänzen.

Die Biochemie empfiehlt bei Nierenleiden *Ferrum phosphoricum D 12, Lithium chloratum D 6* oder *Kalium arsenicosum D 6.*

Akute Erkrankungen können bis zu 6mal täglich 1 Dosis eines der genannten Mittel erfordern, nach Besserung und bei chronischem Verlauf genügt in der Regel 3mal 1 Dosis am Tag.

Dosis

Zusätzlich kann ein pflanzliches Arzneimittel mit Goldrute als Hauptbestandteil verabreicht werden, weil diese Heilpflanze besonders gut auf die Nieren wirkt. Zusammen mit der harndesinfizierenden Bärentraube kann sie sogar eine leichtere Nierenbeckenentzündung ausheilen, fachliche Verlaufskontrolle ist dann aber unerläßlich. Vielfach ist bei Nierenleiden auch noch eine salz- und reizarme Diät notwendig.

Goldrute

Bärentraube

Salzarme Diät

Bei Steinleiden sind harntreibende Heilpflanzen angezeigt, um Nierensand und Nierengrieß auf natürlichem Weg auszuschwemmen. Gut eignen sich dazu Brennessel- und Löwenzahntee (auch gemischt). Selbst kleinere Nierensteinchen können auf diese Weise ausgeschwemmt werden, allerdings muß zuvor der Therapeut zustimmen. Da es dabei zu Koliken kommen kann, wird er ein geeignetes Arzneimittel für den Notfall verordnen.

Brennessel und Löwenzahn

Wenn keine konservative Therapie hilft, werden die Nierensteine heutzutage meist durch Schallwellen zertrümmert und die Reste auf natürlichem Weg mit dem Urin ausgeschieden, die übliche Operation hat dadurch viel an Bedeutung verloren.

Zertrümmerung der Steine

Operation hat an Bedeutung verloren

Zur Vorbeugung von Nierensteinen soll ausreichend getrunken werden, damit der Harn nicht zu stark konzentriert wird. Bewährt hat sich dazu der Hagebuttentee, der auch längere Zeit unbedenklich getrunken werden kann.

Ausreichend trinken als Vorbeugung

Hagebuttentee

Erkrankungen des Bewegungsapparats

An den Bewegungsorganen treten im Verlauf des Lebens fast immer Beschwerden auf. Vielfach entstehen sie aus banaler Ursachen (Überanstrengung, Zugluft) und heilen dann rasch wieder aus. Nicht selten verlaufen sie aber chronisch, schränken die Beweglichkeit immer stärker ein und enden schließlich mit der Frühinvalidität.

Akute Schmerzzustände

Bei akuten Schmerzzuständen am Bewegungsapparat sind häufig die üblichen Schmerzmittel und Antirheumatika indiziert, um rasch eine Linderung zu erzielen.

Schüßler-Salze bei chronischem Verlauf

Schüßler-Salze und andere Naturheilverfahren eignen sich vornehmlich bei chronischem Krankheitsverlauf zur gut verträglichen Langzeittherapie. Ob Selbsthilfe möglich ist oder der Therapeut zugezogen werden muß, sollte im Einzelfall beurteilt werden.

Bandscheibenschäden

Abnutzung der Puffer zwischen den Wirbeln

Die elastischen Puffer zwischen den Wirbeln nutzen sich im Lauf des Lebens ab, werden spröde und können auf Nerven drücken, die aus dem Rückenmark austreten. Diese normale Abnutzung muß kaum Beschwerden verursachen. Auch die vorzeitige Abnutzung durch Fehl-, Überbelastungen oder anlagebedingte Bindegewebsschwäche muß keine nennenswerten Symptome hervorrufen.

Bei manchen Patienten sind die Bandscheiben regelrecht verschlissen, trotzdem treten kaum Beschwerden auf, während bei anderen schon eine geringfügige Abnutzung der Bandscheiben zu starken Symptomen führen kann.

Schmerz als Warnzeichen

Da der Schmerz nach der Diagnose des Bandscheibenschadens seine Funktion als Warnzeichen erfüllt hat, kann er durch schmerz- und krampflindernde Arzneimittel nach Verordnung unterdrückt werden. Das trägt allerdings nichts zur Regeneration der Bandscheiben bei.

Die Biochemie gibt zur Symptomlinderung und teilweise möglichen Regeneration die Kombination von *Calcium phosphoricum D 6* mit *Silicea D 12*.

Schüßler-Salze

Bei akuten Symptomen werden täglich 3–4 Dosen Calcium und 1–2 Dosen Silicea verabreicht, nach Besserung genügen 2–3 Dosen Calcium und 1 Dosis Silicea. Die beiden Wirkstoffe dürfen nicht zusammen eingenommen werden, mindestens 1 Stunde Abstand zur vorhergehenden und nachfolgenden Einnahme ist notwendig. Wenn der akute Zustand ausgeheilt ist, kann Silicea zur Langzeittherapie mit 2 Dosen am Tag verwendet werden.

Dosis

Ergänzend muß unbedingt auf gute Körperhaltung und spezielle Gymnastik für die Rückenmuskulatur geachtet werden. Beginnt man damit bereits in jungen Jahren, lassen sich Bandscheibenschäden verhüten oder verzögern.

Ergänzende Maßnahmen

Massagen, Kälte-, Wärmetherapie, Chirotherapie und Neuraltherapie runden die medikamentöse Behandlung ab.

Wenn dauernd Schmerzmittel eingenommen werden müssen und/oder eine vorgefallene Bandscheibe durch Druck auf Nerven zur Lähmung führt, führt an der chirurgischen Behandlung meist kein Weg vorbei. Heute kann oft ambulant operiert werden.

Operation

Gelenkabnutzung

Ähnlich wie Bandscheibenschäden kommt auch diese Erkrankung häufig vor. Besonders unter älteren Menschen gibt es nur wenige, bei denen nicht an einzelnen oder mehreren Gelenken eine mehr oder minder schwere Arthrose besteht.

Häufiges Vorkommen besonders bei älteren Menschen

Als Grundursachen spielen angeborene Minderwertigkeit des Gelenkknorpels, Bewegungsmangel und/

Ursachen

oder Übergewicht eine wichtige Rolle. Ferner ist zu denken an häufige Fehl- und Überbelastungen, Gelenkentzündungen, Gelenkverletzungen und andere Gelenkschäden.

Verlauf der Arthrose

Die Arthrose beginnt unmerklich mit gelegentlichen leichten, ziehenden Gelenkschmerzen. Im Lauf von Monaten bis Jahren werden sie stärker und bestehen dauernd. Die betroffenen Gelenke schwellen an, und es können wiederholt akute Gelenkentzündungen aufflammen. In fortgeschrittenen Fällen klingen die Schmerzen auch bei unbelasteten Gelenken nicht mehr ab, sie versteifen allmählich bis zur Gebrauchsunfähigkeit.

Heilung ist nicht möglich

Mit den heute zur Verfügung stehenden therapeutischen Maßnahmen kann eine Arthrose noch nicht geheilt werden, lediglich eine Besserung und Erhaltung der Beweglichkeit darf man realistisch erwarten. Deshalb sollte es möglichst überhaupt nicht zur vorzeitigen Gelenkabnutzung kommen. Das setzt voraus, daß die Gelenke regelmäßig durch Gymnastik und Sport trainiert werden, wobei aber keine Fehl- und Überbelastungen auftreten dürfen. Alle anderen möglichen Ursachen der Arthrose, die oben genannt wurden, müssen frühzeitig behandelt und vollständig ausgeheilt werden.

Vorbeugung

Therapie hängt von den Ursachen ab

Wenn eine Arthrose bereits besteht, hängt die Therapie von den Ursachen ab. Erkrankungen der Gelenke werden nach Verordnung behandelt, Fehl- und Überlastungen vermieden. Regelmäßiges Training ist ebenfalls erforderlich, nur dann wird genügend Gleitflüssigkeit im Gelenk produziert und die Beweglichkeit so gut wie möglich erhalten. Anfangs ist oft Krankengymnastik angezeigt, nach Besserung kann selbständig weiter trainiert werden.

Krankengymnastik

Schmerzen unterdrücken

Schmerzen sollen medikamentös so weit wie möglich unterdrückt werden, sonst wird die Bewegungstherapie zur Qual.

Während die üblichen Rheuma- und Schmerzmittel lediglich Symptome lindern, kann die Biochemie bei längerer Anwendung zur Regeneration beitragen. Geeignet sind *Calcium fluoratum D 12*, das sogar die angeborene Minderwertigkeit des Gelenkknorpels günstig beeinflußt, und *Lithium chloratum D 6*. Beide Wirkstoffe können auch abwechselnd verabreicht werden, aber immer im zeitlichen Abstand von 1 Stunde zum jeweils anderen Wirkstoff.

> Schüßler-Salze

Zur Langzeittherapie genügt es, täglich 3mal 1 Dosis Calcium und/oder Lithium einzunehmen, bei akut verschlimmerten Beschwerden ist 4- bis 6mal am Tag je 1 Dosis Calcium und Lithium angezeigt.

> Dosis

Ergänzend kann die afrikanische Heilpflanze Teufelskralle eingesetzt werden, die in fertiger Zubereitung auch bei uns in Apotheken erhältlich ist.

> Teufelskralle

Darüber hinaus empfehlen sich physiotherapeutische Maßnahmen, beispielsweise Massagen, Wärmetherapie, Fango-, Moorpackungen, Gelenkgüsse und Lehmwickel um kranke Gelenke.

> Weitere Maßnahmen

Von außen können die zahlreichen Rheumagels und Rheumasalben angewendet werden, um die innerliche Behandlung zu unterstützen. Erst diese kombinierte Therapie bietet die besten Chancen auf spürbare Besserung.

> Rheumagels und Rheumasalben

Gelenkrheuma

Arthrose gehört zwar auch zu den Erkrankungen des rheumatischen Formenkreises, im engeren Sinn versteht man unter Gelenkrheuma aber entzündliche Erkrankungen. Sie können sich schleichend mit zunehmenden Schmerzen und Bewegungseinschränkungen entwickeln und verlaufen dann häufig chronisch.

> Entzündliche Erkrankung

Die akute Arthritis beginnt plötzlich mit schmerzhafter Rötung und Schwellung der betroffenen Gelenke, Hitzegefühl in den Gelenken, zum Teil auch Fieber.

> Akute Arthritis

Akute Arthritis entsteht oft durch Infektion, dauernde Gelenkreizungen, Verletzungen und Vereiterungen von Gelenke, zum Teil auch durch Fernwirkung

> Ursachen

Komplikationen

chronischer Krankheitsherde vor allem an den Zahnwurzeln und Mandeln. Als Komplikationen drohen Herz- und Nierenschäden.

Chronische Arthritis

Die chronische Form läßt sich meist aus rheumatischen Ursachen erklären, die wiederum durch Autoimmunvorgänge entstehen. Dabei greift das körpereigene Immunsystem das Gewebe der Knochen und Gelenke an, was zu Entzündungen führt.

Symptome lindern

Da Autoimmunreaktionen noch nicht heilbar sind, beschränkt sich die Therapie darauf, die Symptomatik zu lindern. Nur selten gelingt es, auch die überschießenden Reaktionen des Immunsystems befriedigend einzudämmen.

Immer fachliche Hilfe

Da bedenkliche Herz- und Nierenkomplikationen sowie vorzeitige Gelenkabnutzung drohen, erfordert die Krankheit immer fachliche Hilfe. Schmerz- und entzündungshemmende Arzneimittel stehen am Anfang der Therapie.

Schüßler-Salze

Die Biochemie empfiehlt hauptsächlich *Kalium jodatum, Lithium chloratum, Natrium muriaticum* oder *Natrium sulfuricum,* alle in D 6.

Dosis

Die akuten Gelenkbeschwerden behandelt man mit 4- bis 6mal täglich 1 Dosis eines der genannten Wirkstoffe, bei chronischem Verlauf genügt 3mal am Tag 1 Dosis.

Im Einzelfall kann die Kombination von Lithium chloratum mit einem der anderen genannten Schüßler-Salze empfohlen werden, das verbessert die Wirkung oft deutlich. In diesem Fall gibt man von beiden Wirkstoffen täglich 2mal 1 Dosis, beim akuten stärkeren Krankheitsbild 3mal 1 Dosis am Tag.

Weitere Maßnahmen

Alle weiteren Maßnahmen richten sich nach den Ursachen. Chronische Krankheitsherde und Eiterungen müssen notfalls chirurgisch saniert werden, die Autoimmunvorgänge lassen sich durch eine individuell verordnete Reizkörpertherapie beeinflussen.

Heilpflanzen

Unabhängig von den Ursachen sind meist noch pflanzliche Heilmittel zur Ergänzung angezeigt, und zwar Brennessel, Löwenzahn, Teufelskralle, Wachol-

der oder die schmerz- und entzündungshemmende
Weidenrinde, die Salizylsäure enthält. Am besten verwendet man die fertigen pflanzlichen Medikamente
(Tropfen, Dragees oder Tabletten aus der Apotheke),
ein Tee kann nicht so genau dosiert werden.

Äußerlich sind pflanzliche Rheumagels und -salben   Rheumamittel
angezeigt. Die Physiotherapie wird wie bei Gelenkabnutzung durchgeführt.

Bei akutem schwerem Gelenkrheuma sind chemi-   Antibiotika und
sche Rheumamittel, zum Teil auch Antibiotika und   Kortison
Kortison, oft nicht zu vermeiden, um Komplikationen
zu verhindern. So bald wie möglich sollen sie aber
durch die besser verträglichen Naturheilverfahren ersetzt werden.

Knochenfraktur

Eine Knochenfraktur entsteht durch äußere Gewalt-   Ursachen
einwirkung, nicht selten aber auch spontan bei Knochenkrankheiten.

Symptomatisch sind abnorme Lage und Beweglich-   Symptome
keit des gebrochenen Knochens, Schwellungen und
Schmerzen an der Bruchstelle, zum Teil auch eine offe-
ne Wunde.

Die Erstversorgung von Knochenbrüchen erlernt
man im Erste-Hilfe-Kurs, alle weiteren Maßnahmen
werden dann in der Klinik oder ambulant durchgeführt.

Der Bruch eines Knochens kann natürlich nicht allein durch Schüßler-Salze und andere Naturheilverfahren behandelt werden. Zunächst muß die Fraktur wieder eingerichtet und dann mit einem Gipsverband bis
zur Heilung fixiert werden.

Die Vernarbung der Bruchstelle läßt sich aber durch
Calcium phosphoricum D 6 verbessern und beschleu-   Schüßler-Salz
nigen. Dazu gibt man täglich 3- bis 4mal 1 Dosis bis
zur vollständigen Verheilung.

Kreuzschmerzen – Hexenschuß

Ursachen

Bandscheiben-schaden

Der *Hexenschuß* beginnt mit plötzlich einschießenden Schmerzen, oft ausgelöst durch ungeschickte Bewegungen oder Anheben zu schwerer Lasten. Das deutet auf einen Bandscheibenschaden hin.

Kreuzschmerzen können ebenfalls spontan einsetzen, sich aber auch schleichend entwickeln und immer stärker werden. Husten, Niesen und Lachen können die Schmerzen akut verschlimmern. Häufig kommt es in immer kürzer werdenden Abständen zu Rückfällen.

Weitere Ursachen

Auch den Kreuzschmerzen liegt oft ein Bandscheibenschaden zugrunde. Zu denken ist aber auch an rheumatische Ursachen, Übergewicht mit Bauchansatz, der die Lendenwirbelsäule statisch ungünstig belastet, bei Frauen noch Menstruationsbeschwerden oder Erkrankungen im Unterleib. Das muß durch Untersuchung sorgfältig geklärt werden, damit gezielte Therapie und Vorbeugung von Rückfällen möglich wird.

Soforthilfe

Zur Soforthilfe bei akuten Schmerzen können die üblichen Schmerzmittel (wie Acetylsalizylsäure, Ibuprofen) angezeigt sein, ergänzt durch die Schüßler-Salze *Calcium phosphoricum D 6* oder *Natrium muriaticum D 6.*

Schüßler-Salze

Dosis

Bei akuten Beschwerden wird 4- bis 6mal täglich 1 Dosis eines der genannten Mittel verabreicht, bei chronischem Verlauf genügt 3mal täglich 1 Dosis.

Zusätzliche Mittel

Zusätzlich kann von außen durch pflanzliche Rheumasalben oder Arnikatinktur nach Gebrauchsanweisung behandelt werden.

Chirotherapie

Beim akuten Bandscheibenvorfall als Ursache der Schmerzen empfiehlt sich zur Basisbehandlung die Chirotherapie zur »Einrenkung« der betroffenen Wirbel und Bandscheiben. Wenn akute Gefahr einer Lähmung besteht, führt an der Operation in der Regel kein Weg vorbei.

Muskelrheuma

Muskel- oder Weichteilrheumatismus betrifft Muskeln, Sehnen, Schleimbeutel, zum Teil auch Nerven. Meist handelt es sich dabei um keine »echte« rheumatische Erkrankung, sondern um Folgen von Zugluft, Fehl-, Überbelastungen und ähnliche äußere Reize.   Ursachen

Das einfache Weichteilrheuma kann versuchsweise selbständig behandelt werden.

Die Biochemie verwendet dazu *Ferrum phosphoricum D 12* im Wechsel mit *Silicea D 12*, von beiden täglich 2- bis 3mal 1 Dosis, bei chronischem Verlauf 1- bis 2mal täglich 1 Dosis. Zum Teil wirken *Kalium jodatum D 6* oder *Natrium muriaticum D 6* mit 4- bis 6mal täglich 1 Dosis, bei chronischem Rheuma 3mal täglich 1 Dosis, allerdings besser. Das muß ausprobiert oder vom Therapeuten beurteilt werden.   Schüßler-Salze   Dosis

Ergänzend können örtlich Reumagels und -salben, heiße Kompressen, nach Besserung auch kalte Waschungen und Güsse (wenn verträglich) angewendet werden. Bei starken Beschwerden sind einleitend auch die fachlich verordneten Rheuma- und Schmerzmittel indiziert.   Zusatzmaßnahmen

Osteoporose

Die verbreitete Entkalkung von Knochen kommt heutzutage recht häufig vor. Hauptsächlich betroffen sind Frauen nach der Lebensmitte, aber auch bei Männern beobachtet man das Krankheitsbild inzwischen vermehrt.   Knochenentkalkung meist bei Frauen

Die Ursachen sind noch unbekannt, diskutiert wird unter anderem eine Störung des Kalziumhaushalts durch den Ausfall der Sexualhormone ab dem Klimakterium. Ferner gibt es Hinweise darauf, daß bereits die Kalziumversorgung im Kindes- und Jugendalter maßgeblich mit über eine spätere Osteoporose ent-   Ursachen

Einfluß von
Erbanlagen?

scheidet. Unabhängig vom Alter können Kalziummangel, Störungen der Kalziumverwertung und Mangel an Bewegung die Osteoporose begünstigen. Der mögliche Einfluß von Erbanlagen läßt sich noch nicht endgültig beurteilen, im Einzelfall ist die ungünstige Veranlagung sicher nicht auszuschließen.

Warnzeichen

Als mögliche Warnzeichen einer Osteoporose treten zunächst unklare Knochenschmerzen auf, die bald durch fachliche Untersuchung abgeklärt werden müssen. Bei fortgeschrittener Knochenentkalkung kommt

Verkrümmung der
Wirbelsäule

es zur Verkrümmung der Wirbelsäule mit Bildung eines Buckels, deutlich verringerter Körpergröße und Spontanfrakturen der Knochen bereits bei normaler Beanspruchung, die hauptsächlich die Wirbel betreffen.

Hormonbehandlung

Seit geraumer Zeit werden Frauen routinemäßig bereits vorbeugend Sexualhormone verabreicht. Das beginnt schon vor dem Klimakterium und wird oft lebenslang beibehalten. Auch in der Therapie standen die Hormone im Vordergrund. Eine gewisse Wirkung dieser Hormonersatzbehandlung in der Prophylaxe und Therapie ist nicht zu bestreiten, obwohl sie längst nicht so deutlich ausfallen, wie oft angenommen wird.

Schwerwiegende
Folgen

Nach den neuesten Erkenntnissen aus großen internationalen Studien steht mittlerweile jedoch zweifelsfrei fest, daß die Hormontherapie schwerwiegende Folgen beinhaltet, insbesondere Brustkrebs und Herz-Gefäß-Schäden. Deshalb ist diese Behandlung nur noch ausnahmsweise im begründeten Einzelfall indiziert, keinesfalls routinemäßig und lebenslang.

> Leider weisen viele Ärzte ihre Patientinnen immer noch nicht auf die neu erkannten Risiken der Hormonersatztherapie hin, sondern kritisieren zum Teil unsachlich die Studien. Jede Frau kann und muß letztlich selbstverantwortlich entscheiden, welche Risiken sie in Kauf nehmen will. Das setzt voraus, daß sie darüber vom Arzt aufgeklärt wird.

Die Vorbeugung der Osteoporose muß bereits im Kindesalter beginnen. Sie besteht aus vollwertiger Kost mit ausreichend Kalzium, ergänzt durch genügend Bewegung an der frischen Luft, die dafür sorgt, daß Kalzium vermehrt in die Knochen eingebaut wird. Überdies regt der Aufenthalt im Freien auch die Bildung von Vitamin D an, das für die Kalziumverwertung unverzichtbar ist. Auf diese Weise entsteht ein starkes Knochengerüst, das alterstypische Abbauvorgänge am Knochen ohne Gefahr verkraftet.

Auch die Therapie der Osteoporose setzt Vollwertkost und Bewegung voraus. Zusätzlich muß der erhöhte Kalziumbedarf aber durch entsprechende Arzneimittel gedeckt werden. Oft gibt man heute gleich noch Vitamin D hinzu, um zu gewährleisten, daß die erhöhte Kalziumzufuhr auch richtig verwertet wird. Allein durch diese Maßnahmen kann die Osteoporose oft in Schach gehalten werden.

Ergänzend empfehlen sich die Schüßler-Salze *Calcium fluoratum D 12* oder *Calcium phosphoricum D 6*, die mit zur Normalisierung des Kalziumstoffwechsels und zur Kalziumverwertung beitragen.

Schulter-Arm-Syndrom

Diese nicht seltene Erkrankung führt zu Störungen der Empfindungs- und Bewegungsnerven und vegetativen Nervenstörungen im Bereich von Hals, Schultern und Oberarmen.

Als Ursache besteht eine Reizung der örtlichen Nerven oder eine Durchblutungsstörung im betroffenen Gebiet. Auch psychische Einflüsse scheinen oft eine Rolle zu spielen, sind aber noch nicht hinreichend geklärt.

Die Diagnose der Grundkrankheit, die zu Nervenreizungen und Durchblutungsstörungen führt, fällt oft schwer und gelingt nicht immer. Zu denken ist an Erkrankungen des Schultergelenks, Bandscheibenvorfall

---

Marginalia (rechter Rand):

Vorbeugung
Vollwertkost

Vitamin D

Therapie

Schüßler-Salze

Ursache für Nervenstörungen

Ursache

Schwierige Diagnose

mit ausstrahlenden Schmerzen, Nervenschmerzen oder Krankheiten innerer Organe, deren Symptome in den Schulter-Hals-Bereich ausstrahlen, bevorzugt an Herz und Lungen sowie an der Körperhauptschlag-

Gezielte Therapie

ader. Das muß so genau wie möglich festgestellt werden, damit eine gezielte Therapie möglich wird. Lassen sich keine organischen Grundkrankheiten diagnostizieren, liegen vermutlich psychische Faktoren zugrunde.

Die örtliche Therapie entspricht weitgehend der bei Gelenk- und Muskelrheuma (s. d.).

Schüßler-Salz

Unabhängig von den Ursachen gibt die Biochemie *Ferrum phosphoricum D 12* mit 4- bis 6mal 1 Dosis täglich, bei chronischem Verlauf nur 2- bis 3mal 1 Dosis zur Langzeittherapie.

Weitere Heilverfahren

Das kann zur Ausheilung genügen, oft werden aber noch andere Heilverfahren eingesetzt, vor allem schmerz- und entzündungslindernde Medikamente, Neuraltherapie, Chirotherapie und Vitamine der B-Gruppe nach Verordnung. Wenn es gelingt, die Ursachen genauer zu ermitteln, wird der Therapeut eine spezifische Behandlung einleiten.

Entspannung

Psychische Faktoren können durch Entspannungs- und Meditationsübungen beeinflußt werden, bei Be-

Psychotherapie

darf wird auch einmal fachliche Psychotherapie notwendig.

Da die Krankheit leicht chronisch wird, muß frühzeitig und konsequent behandelt werden, sonst kann sie den Patienten das ganze Leben lang begleiten.

Erkrankungen der Haut

Chronischer Verlauf

Hautleiden verlaufen oft chronisch und neigen zu Rückfällen. Inzwischen sind gut 18 % der Bevölkerung in irgendeiner Weise davon betroffen. Die Symptomatik beeinträchtigt nicht nur das äußere Erscheinungsbild (was indirekt zu psychischen Problemen führen kann), sondern kann auch auf innere, verborgene Krankheiten hindeuten, beispielsweise Leberleiden, Verdauungs- und Stoffwechselstörungen. Klarheit kann nur die fachliche Untersuchung schaffen, die auch bei leichteren Hautkrankheiten empfohlen wird.

Fachliche Untersuchung

Es gibt heute gut wirksame chemische Arzneimittel, die Hautkrankheiten meist bald unterdrücken, aber oft nicht heilen. Das kann sich ungünstig auf innere Organe auswirken und viele Körperfunktionen stören. Deshalb darf man sich nicht mit kosmetischen Anwendungen begnügen, nur die fachlich überwachte Therapie gegen Ursachen und Symptome heilt die Hautleiden aus und verhindert Rückfälle so gut wie möglich.

Unterdrückende Arzneimittel

Nicht mit kosmetischen Anwendungen begnügen

Akne

Die typische Akne entsteht durch die hormonellen Veränderungen in der Pubertät, die sich ungünstig auf die Hautfunktionen auswirken. Insbesondere die Talgdrüsen funktionieren stärker, Talg kann sich stauen und Entzündungen und Eiterungen provozieren. Die Krankheit betrifft überwiegend Gesicht, Brust und oberen Rücken.

Entstehung

Sonderformen der Akne außerhalb der Pubertät können zum Beispiel durch Kontakt mit Staub, Teer, Brom und Jod und anderen schädlichen Reizen entstehen. Dann beschränkt sich die Symptomatik nicht auf die bei Pubertätsakne betroffenen Hautgebiete.

Sonderformen

Die Therapie aller Akneformen erweist sich oft als schwierig, zum Teil auch sehr langwierig. Am schnellsten zu heilen sind meist die Sonderformen, denn wenn es gelingt, die Ursache auszuschalten, bilden sich die Hautsymptome meist bald zurück.

Schwierige Therapie

Speziell gegen Jodakne kann das Schüßler-Salz *Kalium jodatum D 6,* gegen Bromakne *Kalium broma-*

Jodakne
Schüßler-Salze

tum D 6 verabreicht werden, davon täglich 3- bis 4mal 1 Dosis bis zur Heilung.

Ganzheitliche Therapie bei Pubertätsakne

Da die Ursachen der Pubertätsakne viel komplexer sind, lassen sie sich nicht so einfach ausschalten. Notwendig ist vielmehr eine ganzheitliche Therapie, die sich nicht auf die Haut beschränkt.

Schüßler-Salze

Die Biochemie gibt dazu *Kalium bromatum D 6, Kalium jodatum D 6* (beide sind nicht nur bei Brom- und Jodakne angezeigt) oder *Natrium muriaticum D 6.*

Dosis

Bei akut auftretender Akne nimmt man 4- bis 6mal täglich 1 Dosis eines der Wirkstoffe, zur Langzeittherapie 3mal am Tag 1 Dosis bis zur Heilung.

Es kann Monate oder gar Jahre dauern, bis die Pubertätsakne ausheilt, selbst bei Erwachsenen können noch Symptome auftreten.

Sorgfältige Hautreinigung

Ergänzt wird die Biochemie durch sorgfältige Hautreinigung mit seifenfreien Produkten (Syndets), die den zur Abwehr wichtigen Säureschutz der Haut nicht zerstören. Ferner verwendet man desinfizierende Gesichtswässer, die auch die übermäßige Talgproduktion einschränken, und führt 3- bis 4mal wöchentlich Gesichtsdampfbäder mit Kamillen durch.

Ernährung

Oft unterstützt auch eine rohkostreiche, fett- und gewürzarme Kost die Heilung.

Antibiotika bei schwereren Fällen

In schweren Fällen mit größeren Eiterungen sind zur Soforthilfe oft Antibiotika erforderlich, zur Langzeittherapie eignen sie sich jedoch nicht. Wenn die Akne Narben hinterläßt, können diese chirurgisch behandelt werden.

Ekzem

Wir kennen verschiedene Ekzemformen, auf deren Unterschiede hier aber nicht näher eingegangen werden muß. Erwähnt sei nur das atopische Ekzem, besser bekannt als *Neurodermitis*, weil es seit geraumer Zeit immer häufiger vorkommt.

Neurodermitis

Ekzeme entstehen aus verschiedenen Ursachen, die nicht immer genau diagnostiziert werden können. Vielfach liegt eine allergische Überempfindlichkeit durch Fehlfunktionen des Immunsystems zugrunde, das auf Reize reagiert, die überhaupt keine Immunantwort erfordern. Typisches Beispiel dafür ist das Kontaktekzem durch Berührung unverträglicher Materialien.

Ursachen

Zum Teil besteht eine angeborene Neigung zu Ekzemen, die unter anderem bei Neurodermitis eine Rolle spielt.

Angeborene Neigung zu Ekzemen

Auch Infektionen mit Hautpilzen sind nicht selten für Ekzeme verantwortlich. In vielen Fällen muß überdies an seelische Einflüsse gedacht werden, die insbesondere bei Neurodermitis von einiger Bedeutung zu sein scheinen.

Seelische Einflüsse

Nur durch fachliche Untersuchung lassen sich die Ursachen ermitteln, die allerdings nicht immer gezielt behandelt werden können.

Fachliche Untersuchung

Allen Ekzemen gemeinsam ist die brennende Hautrötung, verbunden mit Juckreiz, der so quälend sein kann, daß die Betroffenen die Haut blutig aufkratzen. Im weiteren Verlauf kommen Bläschen, Schuppen, Krusten und Flechten dazu, teilweise nässen Ekzeme auch. Bei chronischem Verlauf nimmt die Flechtenbildung und Verhornung der Haut zu und feine Einrisse entstehen. Kompliziert werden kann ein Ekzem durch Infektionen der betroffenen Hautareale.

Symptome

Chronischer Verlauf

Die Therapie eines Ekzems ist schwierig, nimmt meist viel Zeit in Anspruch und ist nicht immer erfolgreich, zum Teil lassen sich nur die Symptome lindern.

Schwierige Therapie

Bei stärkeren hartnäckigen Beschwerden ist es vertretbar, vorübergehend äußerlich chemische Arzneimittel (wie Kortison) anzuwenden. Heilen können sie allerdings nicht, besonders bei längerem Gebrauch treten oft erhebliche Nebenwirkungen auf.

Kortison

Nebenwirkungen

Eine tiefgreifendere ursächliche Behandlung wird innerlich durchgeführt, wobei sich die Schüßler-Salze zum Teil gut bewähren. Geeignet sind *Kalium arseni-*

Ursächliche Behandlung

cosum D 6, Kalium sulfuricum D 6 oder *Natrium muriaticum D 6.* Das letztgenannte kann auch zur Basistherapie verabreicht werden, ergänzt durch einen der anderen beiden Wirkstoffe.

Da auch akute Ekzeme im allgemeinen längere Zeit behandelt werden müssen, genügt eine Dosierung von

Dosis

3- bis 4mal täglich 1 Dosis eines der angegebenen Mittel, beim chronischen Ekzem sogar nur 2mal täglich 1 Dosis.

Weitere Maßnahmen

Allein durch Biochemie heilt das Ekzem oft nicht vollständig aus, individuell sind noch weitere Maßnahmen nach fachlicher Verordnung notwendig. Da die erkrankte Haut seifenempfindlich ist, durfte sie früher häufig wochenlang nicht gewaschen werden. Heute stehen dazu die modernen Syndets zur Verfügung, die der kranken Haut nicht weiter schaden und ihren Säureschutz nicht zerstören.

Pflanzliche Hautwässer

Nach der Reinigung wird die kranke Haut mit pflanzlichen Hautwässern nachbehandelt, die zum Beispiel Extrakte von Ackerschachtelhalm, Eichenrinde und Walnußblättern enthalten.

Diät

Schließlich gehört zur Therapie eine reiz- und gewürzarme, rohkostreiche Diät, die alle unverträglichen Nahrungsmittel strikt meiden muß.

Rückfälle dürfen nicht entmutigen

Rückfälle nach scheinbar völliger Heilung dürfen nicht entmutigen, man nimmt die Therapie einfach wieder auf. Das ist auch deshalb notwendig, weil Ekzeme mit Bronchialasthma und Heuschnupfen in Beziehung stehen. Diese allergischen Krankheiten lassen sich möglicherweise verhüten, wenn das Ekzem konsequent behandelt wird.

Fistel

Als Fistel bezeichnet man eine abnorme, röhrenförmige Verbindung zwischen Körperhöhlen oder Hohlorganen untereinander oder mit der Körperoberfläche.

Ursachen

Das kann angeboren sein oder erst im Lauf des Lebens

entstehen, z. B. durch Verletzungen, Operationen, Entzündungen, Tumoren oder Strahlentherapie. Zu den häufigsten gehören Anal-, Blasen- und Darmfisteln.

Die Therapie hängt davon ab, wo die Fistel lokalisiert ist und ob sie Beschwerden verursacht. In der Regel wird eine chirurgische Behandlung erforderlich sein. Zum Teil gelingt es aber auch, die Rückbildung ohne Operation zu erreichen.

Therapie

Dazu empfiehlt die Biochemie als Hauptmittel *Silicea D 12* mit 3- bis 4mal täglich 1 Dosis über längere Zeit. Alternativ oder ergänzend kann *Calcium fluoratum D 12* in der gleichen Dosierung verabreicht werden. Wenn diese beiden Salze abwechselnd angewendet werden, gibt man von jedem täglich 2- bis 3mal 1 Dosis.

Schüßler-Salze
Dosis

Der Erfolg dieser konservaten Fisteltherapie muß fachlich beurteilt werden. Wenn die Fistel sich nicht vollständig zurückbildet, führt an der Operation in der Regel kein Weg mehr vorbei.

Operation

Furunkel

Durch bakterielle Infektion eines Haarbalgs und seiner Talgdrüse entsteht eine akute eitrige Entzündung.

Symptomatisch ist die bis einige Zentimeter große, harte, schmerzende Rötung und Schwellung, auf deren Gipfel ein Eiterpunkt sitzt. Eine besonders große Schwellung mit mehreren Eiterpunkten nennt man auch *Karbunkel.*

Symptome

Karbunkel

Manchmal tritt ein Furunkel über längere Zeit hinweg immer wieder an der gleichen Stelle auf, oder es kommt gleichzeitig in mehreren Hautregionen zu Furunkeln (Furunkulose).

Furunkulose

Begünstigt werden Furunkel durch geschwächte Immunfunktionen, chronische Infektionskrankheiten und Stoffwechselstörungen wie die Zuckerkrankheit.

Diese Eiterung darf man nicht auf die leichte Schulter nehmen, obwohl sie in der Regel gut heilt. Als

Eiterung muß ernstgenommen werden

Komplikation kann sie nämlich in die Blutbahn einbrechen und dann eine akut lebensbedrohliche Blutvergiftung verursachen.

Bei Nasen- und Oberlippenfurunkeln besteht die Gefahr, daß Erreger auf dem Blutweg zum Gehirn verschleppt werden und eine eitrige Gehirn- oder Hirnhautentzündung hervorrufen.

Fachliche Behandlung

Bei Menschen mit geschwächtem Immunsystem und bei Zuckerkranken sollen Furunkel immer fachlich behandelt werden.

Große Furunkel und Karbunkel erfordern bei allen Patienten fachliche Hilfe, lediglich bei kleineren Eiterungen dürfen Gesunde eine Selbstbehandlung versuchen.

Schüßler-Salze

Die Biochemie empfiehlt dazu *Calcium sulfuricum D 6* abwechselnd mit *Silicea D 12*. Anfangs verabreicht man von jedem der beiden Wirkstoffe 3mal täglich 1 Dosis, wobei zum jeweils anderen Mittel immer ein zeitlicher Abstand von mindestens 1 Stunde eingehalten werden muß, nach Besserung genügt 2mal am Tag 1 Dosis bis zur Heilung.

Dosis

Chronische Furunkel

Bei chronisch wiederkehrenden Furunkeln kann diese Therapie längere Zeit fortgeführt werden, also auch dann, wenn kein Furunkel besteht. Dadurch läßt sich die Neigung zu Rückfällen oft allmählich abbauen.

Kalte Lehmauflagen

Äußerlich ergänzt man die Therapie durch kalte Lehmauflagen, die den Heilungsprozeß gut unterstützen können. Auch warme Auflagen könnten hilfreich sein, sind aber nur nach fachlicher Verordnung erlaubt. Die Wärme könnte nämlich auch die Ausbreitung des Eiters im Gewebe begünstigen.

Antibiotika in schweren Fällen

In schweren Fällen wird man einleitend zum Schutz vor Komplikationen auf Antibiotika oft nicht verzichten können, unter Umständen ist eine chirurgische Sanierung des Entzündungsherds erforderlich. Die Schüßler-Salze können mit Antibiotika kombiniert werden und nach einer Operation die Heilung fördern.

Haarausfall

Abnorm vermehrtes Ausfallen der Haare betrifft vor allem Männer, bei denen nicht selten eine Glatze entsteht. Völliger Haarausfall kommt relativ selten vor, zum Teil gehen die Haare auch kreisförmig aus.

Erbanlagen und hormonelle Einflüsse spielen bei Männern die Hauptrolle, während bei Frauen neben hormonellen Faktoren häufig noch falsche Haarpflege den Haarausfall begünstigt. Bei Frauen und Männern gleichermaßen können Infektionen und Pilzbefall der Kopfhaut oder übermäßige Talgproduktion zum Ausgehen der Haare führen.

Die Ursachen des kreisrunden Haarausfalls sind noch nicht ausreichend geklärt.

Anlagebedingte und hormonell verursachte Glatzenbildung bei Männern läßt sich allenfalls verzögern, aber nicht heilen. Die dagegen angepriesenen Produkte sind oft ihr Geld nicht wert. Im Einzelfall kann der Hautarzt durch individuell verordnete Arzneimittel den durch Krankheiten verursachten Haarausfall günstig beeinflussen.

Die Therapie von außen hilft meist nur dann, wenn lokale Kopfhauterkrankungen zum Haarausfall führen. Dann eignen sich vor allem medizinische Haarwässer, die teils gegen Kopfhauterkrankungen, teils gegen Infektionen und Pilzerkrankungen wirken.

Eine tiefgreifendere Wirkung erzielt man mit dem biochemischen Wirkstoff *Silicea D 12*, das mit einer Tagesgabe von 3- bis 4mal 1 Dosis verabreicht wird. Meist ist eine Langzeittherapie erforderlich, um die Ursachen des Haarverlusts so gut wie möglich zu erfassen.

Der kreisrunde Haarausfall kann nur verzögert werden, eine Heilung ist derzeit noch nicht möglich. Bei starkem Haarausfall muß an eine innere Krankheit oder an Nebenwirkungen einer Strahlentherapie gedacht werden. Zum Teil kann der Haarausfall in diesen Fällen spontan beendet werden.

Meist bei Männern

Ursachen

Glatze

Therapie

Schüßler-Salz
Dosis

Kreisrunder Haarausfall kann nur verzögert werden

Juckreiz

Ein Juckreiz kommt durch das komplexe Zusammenspiel von vegetativem Nervensystem, Schmerzrezeptoren, hormonartigen Substanzen wie Histamin, Hautgefäße, Hirnrinde und Psyche zustande. Er kann so quälend sein, daß die Betroffenen sich zwanghaft blutig kratzen. Dann besteht die Gefahr von Infektionen der Kratzwunden.

Symptome
Bei chronischem und häufig wiederkehrendem Juckreiz treten Hauteiterungen, strichförmige Rötungen, Krusten, übermäßige Pigmentierung und Flechten auf.

Ursachen
Verursacht wird das Hautjucken oft durch eine Erkrankung der Haut, vor allem Ekzeme, Neurodermitis, Nesselsucht und Pilzinfektionen. Unabhängig davon kann der Juckreiz durch Erkrankungen innerer Organe und Funktionen auftreten, häufig bei Zuckerkrankheit, Nierenschwäche, Leberleiden mit/ohne Gelbsucht, Leukämie, Lymphdrüsengeschwülsten und anderen Tumoren. Bei etwa der Hälfte der Patienten läßt sich keine Ursache nachweisen, man muß dann von psychisch-nervösen Faktoren ausgehen.

Psychisch-nervöse
Ursachen

Fachliche Therapie
Sofern die Ursachen zu ermitteln sind, richtet sich die fachlich verordnete Therapie gezielt dagegen (s. a. Ekzeme, Leber-, Nierenleiden). Selbsthilfe ist dann möglich, wenn der Juckreiz vorübergehend besteht und keine Symptome einer Krankheit erkennbar sind.

Schüßler-Salze
Dosis
Die Biochemie empfiehlt dann *Kalium arsenicosum D 6* oder *Manganum sulfuricum D 6* mit täglich 3- bis 4mal 1 Dosis von einem der beiden Mittel bis zur Abheilung. Bei Nesselsucht und anderen ursächlichen Hautkrankheiten kann *Natrium muriaticum D 6* in der gleichen Dosierung oft besser wirken.

Lehmauflagen
und Lehmwickel
Ergänzt wird die Therapie durch Lehmauflagen und Lehmwickel, bei Bedarf zunächst auch Salben und Cremes mit Antihistaminika. Tritt der Juckreiz an größeren Hautarealen oder am gesamten Körper auf, eignen sich lokale Anwendungen naturgemäß nicht mehr.

Wenn die Schüßler-Salze allein nicht genügen, kann ein fachlich verordnetes, rasch linderndes Antihistaminikum eingenommen werden, um die Zeit bis zur Wirkung der Biochemie zu überbrücken.

Antihistaminikum

Schuppenflechte

Diese nicht infektiöse Hautkrankheit kann noch nicht genau erklärt werden. Erbanlagen scheinen zum Teil eine wichtige Rolle zu spielen. Ferner können Hautverletzungen, Infektionen und hormonelle Veränderungen (Pubertät, Wechseljahre) die Krankheit auslösen, aber auch spontan abheilen lassen. Jahrelange Krankheitsphasen wechseln mit jahre- bis jahrzehntelanger Beschwerdefreiheit, bis aus unklaren Gründen ein Rückfall eintritt.

Kann nicht erklärt werden

Als Komplikation kommen bei manchen Patienten rheumatische Gelenkbeschwerden hinzu.

Komplikation

Symptomatisch für Psoriasis sind zunächst einzelne, etwa stecknadelkopfgroße Flecken vor allem an Ellbogen, Knien und Haarboden. Im weiteren Verlauf bilden sich silbrig-weiße Schuppen, die Flecken fließen zu bis münzgroßen, anfangs leicht juckenden Herden zusammen, die girlandenförmig angeordnet sein können. Die Krankheit belastet in erster Linie psychisch erheblich.

Symptome

Psychische Belastung

Die Therapie gilt als schwierig, langwierig und nicht immer erfolgreich. Grundlage der Behandlung bildet die rohkostreiche vegetarische Vollwertkost. Deren Wirkung wird noch verbessert, wenn die Kost reichlich gesäuerte Nahrungsmittel enthält, insbesondere Sauerkraut und gesäuerte Milchprodukte. Die Ernährungstherapie kann der entscheidende Anstoß zur Heilung sein, weil sie die anderen Heilverfahren wirksamer macht.

Schwierige Therapie

Vollwertkost

Die Biochemie behandelt das chronische Krankheitsbild mit *Kalium arsenicosum D 6* mit 3mal täglich 1 Dosis. Früher wurde Arsen unverdünnt zur Therapie

Schüßler-Salz

Arsen führt zu
Vergiftungen

verwendet, was nicht selten zu schweren Vergiftungen führte, die von der homöopathischen Zubereitung nicht mehr zu befürchten sind.

Eigenbluttherapie
zur Unterstützung

Bei Bedarf kann das Schüßler-Salz durch Eigenbluttherapie unterstützt werden. Dabei entnimmt man dem Patienten aus einer Vene Blut und injiziert es sofort oder nach einer Vorbehandlung wieder in die Muskulatur. Das übt einen starken Reiz auf die Selbstheilungsregulationen aus, der auch hartnäckige Psoriasis unter Umständen bald ausheilen kann.

Äußere
Anwendungen

Ergänzt wird die Therapie durch äußere Anwendungen. Die in der Vergangenheit gebräuchlichen ätzenden Mittel sind heute nicht mehr vertretbar. Die besten Wirkungen erzielt man oft durch Milchserumbäder (fertig aus Apotheke, Reformhaus), kombiniert mit UV-Bestrahlung nach fachlicher Verordnung (um das Hautkrebsrisiko zu minimieren, muß die Bestrahlung sorgfältig entsprechend dem persönlichen Hauttyp dosiert werden). In besonders hartnäckigen Fällen empfiehlt sich ein Versuch mit Überwärmungsbädern, die aber kaum ambulant angewendet werden und zur Selbsthilfe überhaupt nicht geeignet sind.

Milchserumbäder

Überwärmungsbäder

Schwitzen, übermäßiges

Symptome

Die übermäßige Schweißabsonderung kann sich auf einzelne Körperregionen beschränken oder den gesamten Körper betreffen. Zum Teil rinnt den Betroffenen der Schweiß regelrecht am Körper entlang und durchfeuchtet sogar die Kleidung, eine im täglichen Leben sehr unangenehme Situation. Wenn Bakterien auf der Haut den Schweiß zersetzen, entwickelt sich der typische Schweißgeruch.

Ursachen

Die Ursachen dieses starken Schwitzens lassen sich oft nicht genau diagnostizieren. Dann muß man wahrscheinlich von seelisch-nervösen Einflüssen ausgehen. Es kann sich aber auch um das Symptom einer körperlichen Störung handeln, z.B. Infektionskrankheiten, chronische Infektionsherde, Blutarmut und Stoffwechselstörungen. Die zur gezielten Therapie notwendige Klarheit verschafft die fachliche Untersuchung.

Selbsthilfe ist beim offensichtlich seelisch-nervös bedingten übermäßigen Schwitzen möglich. Begrenzte Selbsthilfe

Die Biochemie verwendet dann *Silicea D 12* mit 3 mal täglich 1 Dosis zur Langzeittherapie. Schüßler-Salz

Besonders gut kann das wirken, wenn man Silicea im Wechsel mit Salbei verabreicht, denn die Heilpflanze wirkt ebenfalls dem übermäßigen Schwitzen entgegen. Fertige Arzneimittel mit Salbei gibt man nach Gebrauchsanweisung ebenfalls über längere Zeit. Salbei

Zur Begleittherapie sind im Einzelfall noch die bei Nervosität (s. d.) hilfreichen Schüßler-Salze angezeigt. Begleittherapie
Nach Möglichkeit sollte eine Entspannungsmethode (wie autogenes Training) erlernt werden, das trägt dann mit dazu bei, seelisch-nervöse Fehlsteuerungen zu korrigieren. Entspannung

Talgfluß

Vermehrte Talgabsonderung kann anlagebedingt sein und läßt sich dann besonders schwer beeinflussen. Kann anlagebedingt sein
Häufig wird sie auch durch seelisch-nervöse Faktoren verursacht, unter anderem während der Pubertät (s. Akne). Manchmal können Stoffwechselstörungen oder Nervenerkrankungen dahinter stehen. Weitere Ursachen

Ob zu fettreiche Ernährung den Talgfluß begünstigen kann, wird noch kontrovers diskutiert. Bei ansonsten gesunden Menschen wird zu fettreiche Nahrung die Talgabsonderung jedoch nicht steigern.

Symptomatisch ist meist der fettige Glanz der Haut. Symptome
Der übermäßig abgesonderte Talg staut sich oft in den Talgdrüsen und verursacht Mitesser, aus denen Entzündungen und Eiterungen hervorgehen können. Im Einzelfall beobachtet man noch Ausschlag, Schuppen der Haut und stark schuppende Ekzeme (s. a. d.).

Zur Reinigung der Haut soll keine Seife verwendet Reinigung der Haut werden, sondern eine Waschlösung (Syndet), damit der zur lokalen Abwehr wichtige Säureschutzmantel der Haut nicht längere Zeit zerstört wird. Keinesfalls darf die Haut zu stark entfettet werden, sonst reagiert sie mit noch mehr Talgproduktion. Daher sollen die Syndets auch rückfettende Substanzen enthalten.

Therapie

Die Therapie richtet sich gegen die Ursachen, sofern diese genau nachzuweisen sind. In unklaren Fällen kann zunächst Biochemie zur Selbsthilfe angewendet werden.

Schüßler-Salze

Geeignet sind hauptsächlich *Kalium bromatum D 6* oder *Natrium muriaticum D 6* zur Langzeittherapie.

Dosis

Davon gibt man täglich 3 mal 1 Dosis eines der beiden Mittel.

Schwefelsalbe

Unterstützend eignet sich zur lokalen Therapie eine Schwefelsalbe, die besonders gut auf Funktionsstörungen der Talgdrüsen wirken kann.

Vegetarische Vollwertkost

Schließlich empfiehlt sich noch vegetarische Vollwertkost mit reichlich Rohkost, die allgemein umstimmend wirkt, also die Abwehr- und Selbstheilungsregulationen des Körpers anregt.

Seelisch-nervöse Krankheiten

Streß, Hektik und Reizüberflutung

Streß, Hektik und Reizüberflutung des modernen Alltags tragen maßgeblich mit dazu bei, daß seelisch-nervöse Störungen immer häufiger vorkommen. Dazu gehören auch die psychosomatischen Krankheiten, an denen nach Schätzungen bis zu 80 % der Patienten in den Arztpraxen leiden.

80 % der Patienten leiden an psychosomatischen Krankheiten

Beschwerdefreiheit ist keine Heilung

Es ist heute oft möglich, die Symptomatik solcher Störungen rasch mit chemischen Psychopharmaka zu unterdrücken. Aber die Beschwerdefreiheit bedeutet noch nicht Heilung, nach dem Absetzen der Medikamente können alle Symptome zurückkehren. Wenn dann erneut nach dem Tranquilizer gegriffen wird, kann das der erste Schritt in die Abhängigkeit sein.

> Deshalb sind viele Psychopharmaka nur vorübergehend zur Soforthilfe angezeigt, bis die psychischen Selbstheilungsregulationen wirksam werden oder eine gegen die Ursachen gerichtete Psychotherapie möglich ist. Das gilt zwar nicht für alle derartige Medikamente, aber die Entscheidung muß stets der Arzt treffen.

Als Alternative zu den chemischen Psychopharmaka eignen sich die Schüßler-Salze. Sie greifen schonend in die Biochemie des Seelenlebens ein und können sie wieder normalisieren. Bei Bedarf werden sie durch pflanzliche Heilmittel ergänzt. Auch im Rahmen der fachlichen Psychotherapie tragen die Schüßler-Salze oft dazu bei, die Beschwerden bald und vollständig auszuheilen.

Schüßler-Salze als Alternative zu Psychopharmaka

Angstzustände

Ähnlich wie Schmerz ist auch Angst ein Warnzeichen, das auf Gefahren aufmerksam macht. Sobald ein Risiko beseitigt wurde, verschwindet sie wieder. Es gibt aber auch Angszustände ohne erkennbare Ursache, die das gesamte Leben schwer belasten können.

Warnzeichen

Das Angstgefühl läßt sich schwer beschreiben, jeder erlebt Angst individuell verschieden. Man kann sie am ehesten als eine unangenehme, unbestimmte Bedrohung verstehen, die erheblichen Streß ausübt und den Körper in Alarmbereitschaft versetzt.

Unangenehme, unbestimmte Bedrohung

Symptomatisch sind Unsicherheit, Unruhe, Gereiztheit, Erregung bis zur Panik, oft auch körperliche Symptome, wie Steigerung der Puls- und Atemfrequenz, Übelkeit, Zittern oder Verlust der willentlichen Kontrolle über die Harn- und/oder Stuhlentleerung.

Symptome

Grundangst gehört
zur menschlichen
Existenz

Es gibt wohl kaum einen seelisch-geistig gesunden Menschen, der nie Angst empfindet. Mit dieser Grundangst müssen und können wir leben, sie gehört zur menschlichen Existenz. Krankhaft und behandlungsbedürftig wird Angst ohne nachvollziehbare Ursachen, die das ganze Leben mehr oder minder schwer belastet oder beherrscht.

Ursachen

Fachliche Therapie

Die Ursachen solcher Angstzustände sind oft tief im Unbewußten verankert und können bis in die Kindheit zurückreichen. Häufig erfordern sie fachliche Therapie, die allerdings erst nach Monaten oder gar Jahren zufriedenstellend wirkt.

Psychopharmaka

Damit die Angstpatienten während dieser Zeit nicht weiterhin an quälender Angst leiden müssen, sind angstlindernde Psychopharmaka angezeigt. Bei stärkeren Angstzuständen lassen sich auch chemische Psychopharmaka vertreten. Oft empfiehlt sich aber vor deren Gebrauch ein Versuch mit natürlichen Heilmitteln.

Schüßler-Salze

Dosis

Von den Schüßler-Salzen eignen sich *Calcium phosphoricum D 6, Kalium sulfuricum D 6 oder Manganum sulfuricum D 6* zur Angsttherapie. In der Regel gibt man täglich 3- bis 4mal 1 Dosis eines dieser Mittel.

Gerade bei psychischen Erkrankungen zeigt sich aber oftmals, daß eine geringere Dosis wirksamer sein kann. Versuchsweise kann man zunächst nur 2mal 1 Dosis am Tag verabreichen und bei Bedarf steigern. Man kann auch mit der oben genannten höheren Dosierung beginnen und sie nach Besserung auf 2mal täglich 1 Dosis reduzieren. Das richtet sich immer nach den individuellen Reaktionen des Patienten und sollte mit dem Therapeuten abgestimmt werden.

Heilpflanzen
als Ergänzung

Wenn die Biochemie allein nicht genügt, ergänzt man sie durch pflanzliche Heilmittel, vor allem Baldrian- und Baldrian-Hopfen-Zubereitungen, die nach der Gebrauchsanweisung verabreicht werden. Bestehen gleichzeitig Depressionen, kann Johanniskraut wirksamer sein.

Depressionen

Wie die Angst gehört auch die Depression zum menschlichen Leben. Unterdrückt man sie rasch durch Psychopharmaka, kann man an der Depression nicht wachsen und gestärkt aus ihr hervorgehen. Das gilt aber nur für leichtere exogene (= von außen entstehende) depressive Verstimmungen, die als Reaktion auf Streß, Frustrationen, Mißerfolge, Konflikte und ähnliche Belastungen auftreten.

Endogene (= von innen entstehende) Depressionen treten ohne erkennbare Ursache auf und sind der gesunden Mitwelt unverständlich. Als Grundursache besteht oft eine anlagebedingte Störung der Biochemie des Gehirns, die unter anderem zu seelischen Krankheiten (Neurosen, Psychosen) mit begleitender Depression führen können. Unter Umständen sind daran aber auch körperliche Ursachen beteiligt, häufig hormonelle Störungen, Blutarmut oder Mangel an B-Vitaminen.

Das typische Krankheitsbild zeigt Schwermut, Melancholie, Niedergeschlagenheit, Weinerlichkeit, Antriebsschwäche und Pessimismus, oft auch Schlafstörungen. Ausgeprägte Depressionen machen sich überdies noch durch Teilnahmslosigkeit und Selbstmordgedanken bemerkbar.

Es gibt allerdings auch versteckte, nicht auf Anhieb erkennbare Depressionen, die häufig falsch diagnostiziert werden. Der Körper kann ebenfalls betroffen sein, unter anderem kann es zu Appetitmangel, chronischer Darmträgheit, Blutunterdruck, Zittern und Schwitzen kommen.

Bei ernsteren Depressionen, die den Patienten förmlich lähmen, und bei Selbstmordgedanken kann in der Regel auf Psychopharmaka nicht verzichtet werden. Manchmal ist zum Schutz des Patienten vor sich selbst die Einweisung in eine psychiatrische Klinik erforderlich. Ob Psychotherapie notwendig ist, ergibt sich aus den Umständen des Einzelfalls. So kann zum Beispiel

Marginalien:
Gehören zum Leben
Exogene und ...
... endogene Depressionen
Grundursache
Körperliche Ursachen
Symptome
Versteckte Depressionen
Psychopharmaka
Einweisung in Klinik

eine Depression, die auf körperlichen Ursachen beruht, naturgemäß kaum durch Psychotherapie beeinflußt werden.

Medikamentöse Behandlung

Leichtere exogene Depressionen hingegen sollten in der Regel nicht massiv medikamentös unterdrückt werden, allenfalls bei schwerem Verlauf kann das zunächst vertretbar sein.

Schüßler-Salze sind oft ausreichend

Die Schüßler-Salze wirken bei einfachen depressiven Verstimmungen oft ausreichend, ohne sie ganz zu unterdrücken. Vielmehr regen sie die Selbstheilungsregulationen an, damit die Ursachen der Depression überwunden werden können.

Schüßler-Salze

Dosis

Empfohlen werden *Natrium muriaticum D 6* oder *Natrium sulfuricum D 6*, Tagesmenge durchschnittlich 3mal 1 Dosis, wobei die Bandbreite von 2- bis 4mal 1 Dosis reicht.

Johanniskraut

Bei Bedarf ergänzt man die Biochemie durch Johanniskraut, das wirksamste pflanzliche Antidepressivum überhaupt. Eine zusätzliche Psychotherapie ist in solchen Fällen oft sinnvoll.

Erregungszustände – Unruhe

Symptome

Erregung und Unruhe lassen sich praktisch nicht gegeneinander abgrenzen. Symptomatisch sind Gereiztheit, Schlafstörungen, Zittern, nervöses Schwitzen und beschleunigter Herzschlag. Bei schwererem Verlauf besteht starke Erregung, Unruhe und Gereiztheit bis hin zur offenen Aggressivität, zum Teil auch noch abnormer Rededrang, Größenwahnvorstellungen und Verschwendungssucht als Anzeichen einer ernsten psychischen Krankheit.

Ursachen

Leichtere Erregung und Unruhe kann sich aus dem anlagebedingten Temperament (Choleriker) erklären und läßt sich dann schwer beeinflussen. Ferner ist zu denken an zu hohen Streß, dauernde Überarbeitung, Schlafmangel, ständige Schichtarbeit oder anhaltenden Lärm. Ausgeprägte Symptome deuten auf tiefgrei-

fendere psychische Krankheiten oder organische Hirn-
krankheiten hin.

Auch hier gilt wieder, daß bei ernsterem Verlauf
chemische Psychopharmaka vertretbar sind. Selbsthilfe mit Biochemie ist bei gelegentlicher Erregung und
Unruhe möglich.

Psychopharmaka
bei ernstem Verlauf

Dazu eignen sich vor allem die phosphorhaltigen
Verbindungen, und zwar *Calcium phosphoricum D 6*,
Kalium phosphoricum D 6 oder *Natrium phosphori-
cum D 6*. Alternativ kommen auch *Kalium bromatum
D 6* oder *Kalium sulfuricum D 6* in Frage, das hängt
von den individuellen Reaktionen des Patienten ab.

Schüßler-Salze

Der aus den genannten Salzen ausgewählte Wirkstoff wird normalerweise mit 3mal täglich 1 Dosis
verabreicht. Bei akuten Störungen kann zunächst auf
4- bis 6mal 1 Dosis erhöht werden, nach Besserung
normalisiert man diese Dosis wieder.

Dosis

Ein cholerisches Temperament läßt sich dadurch
kaum beeinflussen, aber die Betroffenen können dank
der Therapie oft besser mit ihren Temperamentsaus-
brüchen umgehen.

Choleriker

Ergänzend gibt man bei Bedarf Baldrian, Hopfen,
Johanniskraut oder Melisse in fertiger Zubereitung
nach Gebrauchsanweisung.

Heilpflanzen

Alle unverträglichen körperlichen und psychischen
Belastungen müssen so weit wie möglich reduziert
werden. Häufig trägt auch der Verzicht auf koffeinhal-
tige Produkte zur Beruhigung bei.

Belastungen müssen
reduziert werden

Gedächtnisschwäche

Gedächtnis bedeutet Merkfähigkeit und Erinnerungs-
vermögen. Merken sorgt dafür, daß Wahrnehmungen
und Erfahrungen gespeichert werden, die Erinnerung
kann diese Inhalte später bei Bedarf wieder zur Verfügung stellen.

Das Neugedächtnis behält unmittelbare Erfahrungen und Wahrnehmungen nur für kurze Zeit, dann ge-

Neugedächtnis

langen sie in das Langzeitgedächtnis, das sie langfristig
speichert. Im Altgedächtnis werden schließlich weit
zurückliegende Erfahrungen und Wahrnehmungen be-
wahrt. Gedächtnisstörungen betreffen hauptsächlich
das Neugedächtnis, das Langzeit- und Altgedächtnis
können noch lange intakt bleiben.

Langzeitgedächtnis
Altgedächtnis

Die Gedächtnisschwäche entsteht aus unterschiedlichen Ursachen. Zu denken ist beispielsweise an die
meist altersbedingten Störungen der Hirndurchblu-
tung mit nachlassender geistiger Leistungsfähigkeit,
Unfälle mit Gedächtnisverlust oder Verdrängung von
Gedächtnisinhalten ins Unbewußte aus psychischer
Ursache.

Unterschiedliche
Ursachen

Zur Selbsthilfe mit den Schüßler-Salzen eignen sich
nur die leichteren Gedächtnisstörungen bei Durchblutungsstörungen. Dagegen nimmt man *Kalium bromatum D 6* oder *Kalium phosphoricum D 6*. Meist müssen sie über längere Zeit verabreicht werden, deshalb
genügt täglich 2- bis 3mal 1 Dosis.

Schüßler-Salze

Dosis

Unterstützt wird diese Therapie bei Bedarf durch
Ginseng in fertiger Zubereitung nach Gebrauchsanweisung, der mindestens 1 Monat lang angewendet
werden soll, um die geistige Leistungsfähigkeit wieder
zu verbessern, oder durch die durchblutungsfördernden pflanzlichen Heilmittel mit Ginkgo biloba.

Ginseng

Ginkgo biloba

Wenn nötig, können noch Heilverfahren gegen Arteriosklerose, Bluthochdruck und Herzbeschwerden
(s. d.), bei seelischen Ursachen auch fachliche Psychotherapie durchgeführt werden.

Nicht zuletzt ist es auch durch gezieltes Training
möglich, die Gedächtnisfunktionen allmählich deutlich zu verbessern, dazu gibt es im Buchhandel genügend einschlägige Literatur.

Training der
Gedächtnisfunk-
tionen

Konzentrationsstörungen

Als Konzentration bezeichnet man die bewußte Aus-
richtung der Aufmerksamkeit auf eine bestimmte Er-

fahrung, Tätigkeit oder auf einen bestimmten Gegenstand. Diese Fähigkeit trägt maßgeblich mit zum geistigen Leistungsvermögen bei.

Konzentrationsstörungen führen dazu, daß die Aufmerksamkeit nicht mehr gezielt eingegrenzt werden kann, sondern abgelenkt wird. Dazu kommt es wohl am häufigsten durch Ermüdung, Überanstrengung und Erschöpfung, nach ausreichender Erholung funktioniert die Konzentration dann wieder normal.

Aufmerksamkeit kann nicht mehr gezielt eingegrenzt werden

Weitere Ursachen sind Hirnleistungsschwäche, wie sie vor allem bei Durchblutungsstörungen vorkommt, oder das bei Kindern zunehmend verbreitete Aufmerksamkeitsdefizitsyndrom (auch als Hyperaktivität bekannt). Ein Teil der Konzentrationsstörungen steht mit Hirnverletzungen in ursächlicher Beziehung.

Weitere Ursachen

Hyperaktivität

Zur Therapie muß ermittelt werden, welche Ursachen die Konzentration einschränken.

Therapie

Selbsthilfe kann bei nicht krankhafter Konzentrationsschwäche mit Schüßler-Salzen durchgeführt werden, am besten *Calcium phosphoricum D 6* oder *Manganum sulfuricum D 6,* tägliche Einnahme 2- bis 4mal 1 Dosis bei Bedarf über längere Zeit.

Schüßler-Salze

Weitere Maßnahmen wurden bereits bei Gedächtnisstörungen genannt, bei krankhaften Ursachen muß fachlich behandelt werden.

Dosis

Kopfschmerzen – Migräne

Akute Kopfschmerzen, die z. T. anfallsweise auftreten, erklären sich häufig aus Streß und anderen seelisch-nervösen Belastungen. Aber auch Wetterfühligkeit, Infektionskrankheiten, Alkohol-, Nikotinmißbrauch oder chronische Darmträgheit führen häufig dazu.

Ursachen

Damit sind aber längst noch nicht alle Ursachen erfaßt, zu denken ist zum Beispiel noch an Arteriosklerose der Hirngefäße, Bluthochdruck, Schäden an der Halswirbelsäule, Gehirnerschütterung, Augen-, Nasen- und Zahnerkrankungen.

Chronisch verlaufen die Kopfschmerzen meist, wenn die genannten Ursachen andauern. Außerdem ist möglich, daß die Schmerzen zwar verschwinden, aber in regelmäßigen oder unregelmäßigen Abständen wiederkehren.

Der Kopfschmerz wird individuell unterschiedlich erlebt, zum Teil wird er von Fieber, Erbrechen und/oder Sehstörungen begleitet.

Davon unterscheidet man die Migräne mit ihren meist einseitigen, sehr heftigen Schmerzen in der Schläfen-, Stirn- und Augenhöhlenregion. Sie treten anfallsweise in unterschiedlich langen Abständen immer wieder auf.

Die starken Schmerzen werden begleitet von Lichtscheu, Übelkeit, Brechreiz, blassem oder gerötetem Gesicht, Schwindel, einseitiger Schwerhörigkeit und/oder Nackenschmerzen.

Die Ursachen dieser Erkrankung, die Frauen häufiger betrifft, sind noch nicht hinreichend geklärt. Neben Veranlagung diskutiert man seelisch-nervöse und hormonelle Faktoren, im Einzelfall auch Erkrankungen des Gleichgewichtsorgans im Innenohr oder Schäden an der Halswirbelsäule (Migraine cervicale).

Nicht selten leiden Menschen jahre- bis jahrzehntelang an Kopfschmerzen, deren Ursachen nie diagnostiziert werden. Dann muß sich die Therapie auf die Unterdrückung des Symptoms Kopfschmerz beschränken.

Die Einnahme von Schmerzmitteln über längere Zeit ist aber nicht unproblematisch, es kann zu erheblichen Nebenwirkungen kommen. Oft sind solche Medikamente aber wegen der starken Schmerzen unverzichtbar, denn auch Schmerzzustände schaden (unabhängig von den Ursachen) der Gesundheit. Es sollte aber versucht werden, ob der Kopfschmerz sich auch ohne Arzneimittel oder mit einer geringeren Dosis lindern läßt. Als alternative Therapien eignen sich zum Beispiel Akupunktur oder Neuraltherapie.

Die heftigen Migräneschmerzen sind ohne Schmerz-

Sidenotes (left margin):

Chronische Kopfschmerzen

Migräne mit meist einseitigen heftigen Schmerzen

Symptome

Ursachen

Schmerzmittel sind nicht unproblematisch

Alternative Therapien

mittel kaum erträglich. Zum Teil können die üblichen schmerzlindernden Wirkstoffe (wie Ibuprofen, Acetylsalizylsäure) helfen, oft empfehlen sich aber spezielle Migränemittel. Sie sollten zum Teil nicht erst beim beginnenden Schmerzanfall, sondern schon vorsorglich angewendet werden. Da äußere Reize wie Licht und Geräusche die Migräne oft verstärken, empfiehlt sich während des Anfalls Ruhe in einem abgedunkelten Raum. Unter Umständen kann Migräne ebenfalls durch Akupunktur und/oder Neuraltherapie ergänzend behandelt werden.

Schmerzmittel bei Migräne

Ruhe in abgedunkeltem Raum

Die Schüßler-Salze wirken bei Kopfschmerz und Migräne individuell unterschiedlich gut. Deshalb sollten sie grundsätzlich immer eingesetzt werden, und sei es nur, um die Dosis der Schmerzmittel zu verringern. Unbedenklich können sie auch schon zur Vorbeugung gegeben werden.

Schüßler-Salze sollten immer eingesetzt werden

Am besten bewähren sich meist *Calcium phosphoricum D 6* oder *Natrium muriaticum D 6,* bei überwiegend seelisch-nervösen Ursachen auch *Magnesium phosphoricum D 6.*

Schüßler-Salze

Eines der obigen Mittel wird zur Therapie ausgewählt. Beim akuten Anfall gibt man davon zunächst in kurzen Abständen (etwa 15–30 Minuten) mehrmals hintereinander 1 Dosis, nach Besserung je nach Bedarf 4- bis 6mal am Tag 1 Dosis.

Dosis

Zur Vorbeugung zwischen den akuten Anfällen genügt 2- bis 3mal täglich 1 Dosis.

Vorbeugung

Wenn Migräne in erkennbarem Zusammenhang mit den Wechseljahren steht, kann zusätzlich das bewährte homöopathische Mittel Cimicifuga D 4 oder D 6 nach Gebrauchsanweisung verabreicht werden.

Migräne und Wechseljahre

Ergänzt wird die Therapie durch kühle Auflagen auf Stirn und Nacken, Behandlung von Bandscheibenschäden (s. d.) an der Halswirbelsäule, bei seelisch-nervösen Faktoren auch durch Entspannungstraining oder Meditation.

Begleittherapien

Selbsthilfe ist nur bei leichteren gelegentlichen Schmerzen empfehlenswert, in allen anderen Fällen

Selbsthilfe nur bei

leichteren
Schmerzen

muß der Krankheitsverlauf fachlich überwacht werden.

Krämpfe – Koliken

Zu einem *Krampf* kommt es durch unwillkürliche schmerzhafte Zusammenziehung der Skelettmuskulatur. Wenn die Muskulatur innerer Organe (wie Magen, Darm, Nieren, Gallenblase) betroffen ist, spricht man von einer *Kolik*.

Fachliche Hilfe ist
unverzichtbar

Die meist sehr heftigen Schmerzen machen fachliche Hilfe fast immer unverzichtbar. Insbesondere die schweren Gallen- und Nierenkoliken durch Steinleiden können mit die stärksten Schmerzen verursachen, die ein Mensch erleiden muß.

Ursachen

Bei gelegentlichen Krämpfen und Koliken lassen sich die Ursachen oft nicht genau klären, häufig wird man dann von psychosomatischen Faktoren ausgehen müssen. Als körperliche Ursachen kommen vor allem Überforderung der Muskulatur, Kalzium-, Magnesiummangel, Verlust von Mineralstoffen und Flüssigkeit bei Erbrechen, Durchfall, Mißbrauch von Abführmitteln oder starkes Schwitzen in Betracht.

Auch Fieber, die Vitamin-D-Mangelkrankheit Rachitis, verschiedene Stoffwechsel- und Verdauungsstörungen, im Einzelfall epileptische Anfälle, sind als Verursacher möglich.

Bei Kindern ist noch an Erziehungsfehler zu denken.

Fachliche Diagnose
und Überwachung
der Therapie

Diagnose und Überwachung der Therapie müssen fachlich erfolgen, ausgenommen gelegentliche leichte Krämpfe und Koliken durch seelisch-nervöse Einflüsse, die versuchsweise selbständig behandelt werden können.

Therapie richtet sich
nach den Ursachen

Die Therapie richtet sich nach den Ursachen, sofern sie zu diagnostizieren sind. Verschiedene krampflösende Medikamente lindern die Symptome oft rasch und können bald wieder abgesetzt werden, das Risiko unerwünschter Nebenwirkungen ist deshalb relativ gering. Stehen die seelisch-nervösen Faktoren im Vordergrund, kann eine fachliche Psychotherapie notwendig werden.

Die Biochemie mit den Schüßler-Salzen bewährt sich bei Koliken und Krämpfen oft, die Wirkung tritt individuell unterschiedlich deutlich ein. Standardmittel sind *Magnesium phosphoricum D 6, Manganum sulfuricum D 6* oder *Natrium sulfuricum D 6.*

Schüßler-Salze

Bei akuten Beschwerden gibt man eines der genannten Mittel zunächst in kurzen Abständen (etwa 15–30 Minuten) mit mehrmals 1 Dosis, nach Besserung 3- bis 4mal täglich 1 Dosis, bis alle Symptome verschwunden sind.

Dosis

Wer zu Koliken und Krämpfen neigt, kann die Schüßler-Salze mit 2mal 1 Dosis am Tag auch über längere Zeit vorsorglich einnehmen.

Zur ergänzenden Behandlung bei vorwiegend seelisch-nervösen Beschwerden kommen beruhigend und krampflösende Heilpflanzen in Frage, insbesondere Baldrian, Melisse und Pestwurz. Lavendel oder Melisse als Zusatz für warme Teil- oder Vollbäder helfen ebenfalls gut, sind aber nur dann erlaubt, wenn das Bad keine Herz-Kreislauf-Störungen hervorruft.

Heilpflanzen als Ergänzung

Schließlich ist noch Entspannungs- oder Meditationstraining zu erwähnen, mit dessen Hilfe der gut Geübte die Krämpfe und Koliken unabhängig von den Ursachen günstig beeinflussen kann.

Entspannungstraining

Nervenschmerzen

Die Ursachen dieser Schmerzen lassen sich oft nicht genau klären, eine gezielte Therapie fällt dann schwer.

Zu den häufigsten Verursachern gehören Druck auf einen Nerven, Überanstrengung, Nervenentzündung, Gürtelrose, Blutarmut, hormonelle Veränderungen (vor allem in den Wechseljahren), Zuckerkrankheit, Gicht, Alkoholmißbrauch und Schwermetallvergiftungen.

Ursachen

Die Schmerzen können an- und abschwellend, bohrend, schneidend oder ziehend empfunden werden, anfallsweise akut auftreten oder chronisch bestehen. Oft werden sie von Empfindungsstörungen im Versorgungsgebiet des betroffenen Nervs begleitet, vor allem Kribbeln und Taubheit. Bevorzugt betreffen die Nervenschmerzen den Ischiasnerv und den Trigeminusnerv im Gesicht.

Wenn die Ursachen geklärt werden können, richtet sich die Therapie gezielt dagegen. Andernfalls können oft nur Schmerzmittel verabreicht werden. Alle notwendigen Arzneimittel bleiben fachlicher Verordnung vorbehalten.

Ergänzend ist häufig die Biochemie indiziert, bei leichteren Schmerzen kann sie versuchsweise auch allein angewendet werden. Hauptmittel ist *Magnesium phosphoricum D 6*, zusätzlich kann bei Schulter-Arm-Schmerzen noch *Ferrum D 12* eingenommen werden.

Der Tagesbedarf beträgt bei akuten Schmerzen anfangs 4- bis 6mal 1 Dosis, später kann bis zur Heilung auf 3mal 1 Dosis reduziert werden.

Häufig empfiehlt es sich, reichlich »Nervenvitamin B« nach fachlicher Anweisung zu verabreichen. Ferner können kalte und warme Auflagen, Heublumenkompressen (fertig in Apotheken) und pflanzliche Rheumasalben die übliche Therapie ergänzen.

Symptome *(Randnotiz)*

Schüßler-Salze *(Randnotiz)*

Dosis *(Randnotiz)*

Vitamin B *(Randnotiz)*

Nervosität – Nervenschwäche

Nervosität und Nervenschwäche lassen sich kaum gegeneinander abgrenzen. Beide beruhen auf einer Fehlfunktion des vegetativen Nervensystems, die auch als *vegetative Dystonie* bezeichnet wird.

Typische Symptome sind Aufgeregtheit, Gereiztheit, Unruhe, Aggressivität, Erregungszustände (s. d.), nervöse Erschöpfung, Schlafstörungen (s. d.), vermehrtes Schwitzen, häufig auch noch Funktionsstörungen innerer Organe (wie Herz-Kreislauf- oder Verdauungssystem).

Vegetative Dystonie *(Randnotiz)*
Symptome *(Randnotiz)*

Die Neigung zur Nervosität kann angeboren oder im Lauf des Lebens durch negative Einflüsse erworben sein. Dann fällt es oft sehr schwer, eine Besserung zu erreichen, nach einiger Zeit gehören die Symptome zur Persönlichkeit der Betroffenen.

Häufige Ursachen sind neurotische Fehlhaltungen, Konflikte, Sorgen und negativer Streß. Ferner können hormonelle Veränderungen in der Pubertät oder im Klimakterium und Mißbrauch anregender Genußmittel (Koffein) zur Nervosität führen.

Zum Teil kündigen die unklaren Beschwerden beginnende Erkrankungen an, die noch keine anderen Symptome hervorrufen.

Schließlich ist es möglich, daß eine überstandene Krankheit (oft Influenza) die Nervenschwäche zurückläßt.

Wenn die Ursachen festzustellen sind, werden sie gezielt nach Verordnung des Therapeuten behandelt.

Bei unklarer Nervosität kann man bei keiner Ursache ansetzen, oft wird deshalb ein Beruhigungsmittel (Tranquilizer) verwendet. Wegen der möglichen Nebenwirkungen ist die Anwendung solcher Medikamente aber nur vertretbar, wenn die Nervosität erhebliche Beschwerden und einen hohen Leidensdruck bei den Betroffenen verursacht. Aber selbst dann sollen sie möglichst kurz verabreicht werden, nach Besserung eignen sich dann die gut verträglichen Naturheilverfahren.

Die Biochemie bevorzugt wiederum phosphorhaltige Verbindungen, die das Nervensystem so stärken und stabilisieren können, daß es den Ansprüchen des Alltags wieder besser gewachsen ist. *Calcium phosphoricum, Kalium phosphoricum oder Natrium phosphoricum,* alle D 6, sind als Hauptmittel oft besonders gut geeignet. Als Alternative versucht man *Kalium bromatum* oder *Kalium sulfuricum,* beide D 6. Bei Bedarf können sie mit Calcium, Kalium oder Natrium phosphoricum D 6 kombiniert werden.

Da häufig über längere Zeit behandelt werden muß,

Neigung zur Nervosität kann angeboren sein

Weitere Ursachen

Beruhigungsmittel bei unklarer Nervosität

Schüßler-Salze

gibt man täglich nur 3mal 1 Dosis, bis sich der Zustand so gut wie möglich gebessert hat.

Dosis

Im Einzelfall muß Biochemie durch Baldrian, Hopfen, Johanniskraut und Melisse ergänzt werden, die man nach Gebrauchsanweisung einnimmt.

Heilpflanzen

Zur Abhärtung des überempfindlichen Nervensystems empfiehlt sich regelmäßig Bewegung an der frischen Luft.

Regelmäßige
Bewegung

Unabdingbar ist auch eine vollwertige Kost, in der Hafer in verschiedenen Zubereitungen enthalten sein soll, weil es das vegetative Nervensystem oft besonders gut stabilisiert und harmonisiert. Auf alle anregenden Genußmittel muß natürlich verzichtet werden.

Vollwertkost

Die Patienten sollen so gut wie möglich eine ruhigere, streßärmere Lebensweise anstreben und eine Entspannungs- oder Meditationstechnik erlernen.

Ruhigere Lebensweise anstreben

Steht die Nervosität mit ernsteren psychischen Ursachen in Beziehung, wird oft fachliche Psychotherapie notwendig.

Psychosomatische Krankheiten

Dieser Oberbegriff umfaßt alle körperlichen (somatischen) Beschwerden, an deren Entstehung seelische (psychische) Einflüsse eine mehr oder minder wichtige Rolle spielen.

Die Wechselwirkung von Körper und Psyche, seit Anfang des 19. Jahrhunderts bereits bekannt, wurde lange kaum beachtet und sogar bestritten. Inzwischen ist die psychosomatische Medizin anerkannt, aber in der täglichen Praxis wird sie immer noch nicht ausreichend berücksichtigt. Das wäre heutzutage aber besonders wichtig, denn bis zu 80 % aller Patienten in den Wartezimmern der Ärzte (nicht Psychotherapeuten) leiden an psychosomatischen Beschwerden.

Wechselwirkung von
Körper und Psyche

Psychosomatische
Medizin wird noch
nicht ausreichend
berücksichtigt

Das Zusammenwirken von Körper und Seelenleben kann noch nicht endgültig erklärt werden. Körpereigene Botenstoffe (Neurotransmitter) im Nervensystem sind daran ebenso wie die Hormondrüsen und weitere, noch nicht genauer bekannte Faktoren beteiligt.

Zu den typischen psychosomatischen Erkrankungen gehören Asthma, geschwürige Dickdarmentzündung, Magen- und Zwölffingerdarmgeschwüre, im weiteren Sinn auch Herzinfarkt und einige andere Organkrankheiten oder Funktionsstörungen.

Typische psycho-
somatische
Erkrankungen

Zu den Ursachen psychosomatischer Krankheiten gehört der negative Streß des Alltags ebenso wie weit in die Kindheit zurückreichende ungünstige Erfahrungen.

Ursachen

Die psychischen Probleme lassen sich in der Regel nicht sofort erkennen, sondern verbergen sich hinter der körperlichen Symptomatik. Deshalb wird häufig lange Zeit falsch behandelt, die körperlichen Beschwerden bessern sich dann nur unzulänglich oder vorübergehend, aber nicht auf Dauer.

Häufig wird falsch
behandelt

An eine psychosomatische Krankheit muß gedacht werden, wenn die körperliche Untersuchung keine Ursache der Symptomatik ergibt und ansonsten gut wirksame Medikamente nicht oder nur wenig helfen. Das bedeutet aber keinesfalls, daß die Patienten »eingebildete Kranke« sind, sie leiden tatsächlich, zum Teil sogar schlimmer als bei einer organischen Erkrankung.

Die übliche Therapie besteht häufig nur in Verordnung von Psychopharmaka, die zwar wirken, aber die Ursachen nur unterdrücken, nicht wirklich heilen. In leichteren Fällen können Entspannungs- und Meditationstechniken zur Ausheilung beitragen, bei ernsteren psychischen Störungen muß meist fachliche Psychotherapie durchgeführt werden.

Übliche Therapie

Die Schüßler-Salze allein sind kaum in der Lage, psychosomatische Beschwerden zu heilen, aber sie eignen sich zur unterstützenden Behandlung und wirken indirekt gegen die psychischen Ursachen. Selbst wenn anfangs Psychopharmaka erforderlich sind, kann Biochemie angewendet werden, um deren Wirkungen zu unterstützen, vielleicht auch die notwendige Dosis zu

Schüßler-Salze
zur Unterstützung

Schüßler-Salze

Dosis

vermindern. Im Rahmen einer Psychotherapie eignen sie sich gleichfalls gut als Zusatztherapie.

Als Hauptmittel werden *Kalium arsenicosum D 6* oder *Kalium phosphoricum D 6* empfohlen.

Oft wirkt bei seelisch verursachten Krankheiten eine niedrigere Dosis besser, in der Regel gibt man 3mal täglich 1 Dosis, bis alle Beschwerden ausgeheilt wurden.

Bei Bedarf können noch andere Schüßler-Salze verabreicht werden, die bei den entsprechenden Erkrankungen (s. jeweils dort) bereits vorgestellt wurden.

Schlafstörungen

Etwa ein Drittel der Bevölkerung leidet an Schlafstörungen

Ursachen

Folgen des Schlafmangels

Therapie richtet sich gegen die Ursachen

Etwa ein Drittel der Bevölkerung leidet gelegentlich, häufig oder chronisch an Schlafstörungen. Man unterteilt sie in Einschlaf-, Durchschlaf-, Aufwach- und Traumschlafstörungen.

Während die Einschlafstörungen häufig mit seelisch-nervösen Ursachen (nicht vom Alltag abschalten können) in Beziehung stehen, erklären sich Durchschlafstörungen oft aus organischen Krankheiten und Funktionsstörungen, z. B. Durchblutungsstörungen des Gehirns bei niedrigem Blutdruck oder Arteriosklerose. Traumschlafstörungen können oft auf Alkoholkonsum oder Einnahme bestimmter Schlafmittel (Barbiturate) hinweisen, denn sie behindern den Traumschlaf erheblich.

Als Folge des Schlafmangels kommt es am Tag zu Nervosität, Gereiztheit, Aufmerksamkeits-, Konzentrationsmangel, verminderter geistiger Leistungsfähigkeit und Neigung zu Tagträumen.

Die Therapie richtet sich gegen die Ursachen, sofern diese genau zu diagnostizieren sind. In Betracht kommen unter anderem zu laute Schlafräume und falsch ausgestattete Betten, zu spätes und/oder zu schweres Abendessen, Nikotin-, Alkoholmißbrauch, allgemeine Reizüberflutung, Bewegungsmangel oder Schmerzen.

Ein Teil dieser möglichen Ursachen läßt sich einfach ausschalten. Wenn sich der Schlaf dadurch nicht verbessert, spielen diese Ursachen keine Rolle. Dann muß wie bei Schlafstörungen ohne bekannte Ursachen behandelt werden. Alle länger anhaltenden oder häufig wiederkehrenden Schlafstörungen erfordern fachliche Untersuchung und Therapie.

Chemische Schlafmittel können vorübergehend einmal das geringere Übel sein, auf Dauer sollten sie wegen erheblicher Nebenwirkungen aber nicht verabreicht werden. Längere Zeit dürfen pflanzliche Schlafmittel mit Baldrian, Hopfen und Melisse angewendet werden, weil von ihnen keine ernsten Nebenwirkungen zu befürchten sind.

Chemische Schlafmittel

Pflanzliche Schlafmittel

Die Biochemie kann Schlafmittel unterstützen, zum Teil eignen sich die Schüßler-Salze aber auch zur alleinigen Therapie. Meist hilft *Kalium phosphoricum D 6* am besten, aber auch alle anderen, bei Nervosität (s. d.) genannten Salze können gebraucht werden, das muß man einfach ausprobieren oder den Therapeuten zur Verordnung hinzuziehen.

Schüßler-Salze

Da die Schüßler-Salze keine regelrechten Schlafmittel sind, sondern indirekt wirken, werden sie nicht nur vor dem Schlafengehen, sondern auch im Tagesverlauf eingenommen. Der Tagesbedarf liegt bei 3- bis 4mal 1 Dosis, die letzte 30–60 Minuten vor dem Schlafengehen.

Tagesbedarf

Anstelle von Medikamenten oder zusätzlich kommen noch kalte Wasseranwendungen (Wassertreten, Wadenwickel) vor dem Schlafengehen in Frage. Wer autogenes Training beherrscht, kann damit bei Bedarf ebenfalls rasch auf Ruhe und Schlaf umschalten.

Kalte Wasseranwendungen

Autogenes Training

Andere Gesundheitsstörungen

Zum Abschluß sollen noch einige Erkrankungen und Funktionsstörungen vorgestellt werden, die sich keinem Organsystem zuordnen lassen. Auch hier gilt, daß Selbsthilfe nur dann versucht werden darf, wenn offensichtlich leichte Gesundheitsstörungen bestehen, die bald wieder nachlassen. In allen anderen Fällen muß der Therapeut zur Diagnose und Behandlung zugezogen werden.

Bindegewebsschwäche

Bindegewebe

Als Bindegewebe bezeichnet man Gewebe, das aus Zellen und der von ihnen gebildeten Grundsubstanz mit eingelagerten Fasern besteht. Außerdem befinden sich freie Zellen darin, die unterschiedliche Funktionen ausüben, unter anderem Abwehr- und Fettzellen.

Aufgaben

Das Gewebe dient der Umhüllung und Gliederung der Organe sowie ihrer Einbettung in der Umgebung, überdies umgibt es auch die Nerven und Blutgefäße. Typische Bindegewebsstrukturen sind zum Beispiel Knochen, Sehnen und Bänder.

Da Bindegewebe im gesamten Organismus vorkommt, können Funktionsstörungen zu verschiedenen Symptomen führen, am häufigsten zur Bindegewebsschwäche. In der Regel erklärt sie sich aus Veranlagung. Als Folge dieser Minderwertigkeit des Gewebes

Folgen der Schwäche

drohen vor allem Hämorrhoiden, Krampfadern und Eingeweidebrüche, unter Umständen auch Immunschwäche.

Die anlagebedingten Ursachen können naturgemäß nicht geändert werden. Es ist aber möglich, die Folgen zu verringern. Die Naturheilkunde verwendet dazu

Kieselsäure

seit langem Kieselsäure (Apotheke, Reformhaus), der einzige bekannte Wirkstoff, der Bindegewebsschwäche tatsächlich günstig beeinflussen kann.

Anstelle des Spurenelements kann auch die daraus hergestellte Potenz *Silicea D 12* erfolgreich verabreicht werden. Verbessern läßt sich die Wirkung oft noch, wenn man zusätzlich *Calcium fluoratum D 12* anwendet.

Da es sich um eine Langzeittherapie (bis über 1 Jahr) handelt, gibt man nur 3mal täglich 1 Dosis Silicea. Wird zusätzlich Calcium fluoratum gebraucht, genügt von jedem der beiden Wirkstoffe täglich 2mal 1 Dosis.

Darüber hinaus tragen auch noch vollwertige Kost, ausreichend Bewegung und Abhärtung an der frischen Luft zur Besserung der Bindegewebsschwäche bei. Vollständig ausheilen läßt sie sich allerdings kaum.

Blutarmut

Bei dieser als Anämie bezeichneten Krankheit enthält das Blut zu wenig rote Blutkörperchen und/oder zu wenig Blutfarbstoff in den Blutkörperchen. Weltweit gilt sie als häufigste Mangelkrankheit.

Wegen der Blutverluste durch die Menstruation sind Frauen viel häufiger betroffen. Unabhängig vom Geschlecht können Eisen-, Vitaminmangel in der Nahrung, Blutungen bei Verletzungen und Operationen, Störungen der Blutbildung und des Abbaus roter Blutkörperchen oder ungenügende Verwertung des Nahrungseisens bei Magenleiden eine Anämie hervorrufen.

Die Symptomatik ist unspezifisch, vor allem auffällige Blässe, allgemeine Leistungsschwäche, Schwindel, Kopfschmerzen, kalte Hände und Füße, Appetitmangel mit Abmagerung, spröde Haare und Nägel. Diese Symptome können auch aus anderen Ursachen entstehen, Klarheit schafft nur die Labordiagnose des Bluts.

Auch hier gilt, daß versucht werden muß, die Ursachen zu erkennen und möglichst zu heilen. Das bleibt dem Therapeuten vorbehalten. Zur Behandlung des

Eisen als
Arzneimittel

Symptoms Anämie wird zunächst oft, vor allem bei stärkerer Blutarmut, Eisen als Arzneimittel verabreicht, um die Depots im Körper rasch aufzufüllen. Die Zufuhr des fehlenden Eisens mit der Nahrung dauerte viel zu lang.

Schüßler-Salz

Bei einer leichteren Anämie spricht aber nichts gegen einen Selbsthilfeversuch. Dazu bietet sich natürlich *Ferrum* (= Eisen) *phosphoricum D 12* an, aber das ist nicht immer die beste Wahl. In der Potenz D 12 trägt Ferrum praktisch nichts zur Eisenzufuhr bei, sondern führt dazu, daß die Eisenverwertung und Blutbildung verbessert wird.

Dosis

Der Tagesbedarf liegt bei 3- bis 4mal 1 Dosis, meist ist längere Behandlung notwendig.

Weitere Schüßler-Salze

Als Alternativen zu Ferrum eignen sich noch *Calcium phosphoricum, Manganum sulfuricum* oder *Natrium muriaticum,* alle in D 6. Der tägliche Bedarf entspricht dem bei Ferrum.

Kombination bringt bessere Wirkung

Zum Teil erzielt man eine bessere Wirkung, wenn Ferrum mit einem der oben genannten drei anderen Wirkstoffe kombiniert wird. Dann empfiehlt sich die tägliche Gabe von 2- bis 3mal 1 Dosis Ferrum und 2mal täglich Calcium, Manganum oder Natrium.

Allgemeintherapie

Zur Allgemeintherapie eignen sich vollwertige Kost mit genügend Eisen, Luft- und Sonnenbäder, Wassertreten, kalte Fußbäder und Zubereitungen aus Brennnessel, Löwenzahn und/oder Petersilie (Reformhaus).

Frauen im gebärfähigen Alter können nach fachlicher Verordnung vorsorglich Eisen als Arzneimittel zuführen, wenn der Bedarf anders nicht gedeckt werden kann.

Eiterungen

Symptom einer
Entzündung

Die moderne Medizin betrachtet Eiter als Symptom einer Entzündung (s. d.), das bekämpft werden muß. Früher verstanden die Ärzte ihn eher als nützlich und heilsam.

Richtig ist, daß Eiter als Anzeichen des Kampfes zwischen Immunsystem und Erregern entsteht. Er enthält bestimmte weiße Blutkörperchen und eingeschmolzenes Gewebe. Die Einschmelzung des entzündeten Gewebes bewirken Enzyme, weiße Blutkörperchen (Abwehrzellen) und Mikroorganismen. Mit der Eiterung versucht das Immunsystem also, das kranke Gewebe abzubauen. Unterdrückt man diese Abwehrreaktion zu früh und/oder zu massiv, behindert das die Heilung.

Entstehung

Eiter baut krankes Gewebe ab

> Es gibt aber Eiterungen, bei denen man nicht auf die Selbstheilungsregulationen vertrauen darf, insbesondere dann, wenn der Eiter ins Blut durchzubrechen droht (Blutvergiftung). Dann ist es notwendig, den Eiterherd chirurgisch auszuräumen und/oder Antibiotika zu verabreichen.

Die Schüßler-Salze unterdrücken die Eiterung nicht, sondern sorgen vor allem dafür, daß sie »reif« wird und nach außen durchbricht oder einfacher operativ entfernt werden kann. Bei kleineren Eiterungen ist diese Therapie sinnvoll und führt meist zur Abheilung.

Grundsätzlich bewährt sich die Kombination von *Calcium sulfuricum D 6* mit *Silicea D 12*. Bei akuter Eiterung gibt man von jedem der beiden Wirkstoffe abwechselnd 3mal täglich 1 Dosis, insgesamt also 6 Dosen. Hilft das nicht, kann auf 4- bis 6mal täglich 1 Dosis *Kalium sulfuricum D 6* umgestellt werden.

Schüßler-Salze

Dosis

Anfangs kann man die Salze mit Antibiotika kombinieren, um Komplikationen zu verhüten. Bei hartnäckigen oder wiederkehrenden Eiterungen muß frühzeitig der Therapeut zugezogen werden.

Anfangs Kombination mit Antibiotika

Entzündungsstadien

Auch Entzündungen dürfen nicht als Krankheit, sondern als nützliche Reaktion des Körpers verstanden

Natürliche Reaktion des Körpers

werden, die sich gegen verschiedene schädliche Reize richtet.

Ziel der Entzündung

Das Ziel der Entzündung besteht darin, die Ursachen und Folgen auszuheilen.

Verursacher

Typische Verursacher sind physikalische (Temperatur, Strahlung), mechanische (Reibung, Druck, Fremdkörper) und chemische (Säuren, Basen) Einflüsse, ferner Mikroorganismen (Bakterien, Viren, Pilze) sowie vom Körper selbst ausgehende Reize (wie Harnvergiftung, Tumorzerfall).

Es gibt praktisch kein Organ oder Gewebe, an dem keine Entzündung entstehen könnte. Nicht selten sind daran auch überschießende Immunreaktionen beteiligt, die zu allergischen Reaktionen und Schockzuständen führen können.

Es führte zu weit, an dieser Stelle die komplexen Abläufe bei einer Entzündung genauer darzustellen. Bei den örtlichen Entzündungen unterscheidet man die folgenden 3 Phasen:

3 Phasen der örtlichen Entzündung

- *Phase 1* mit Ausschüttung von Adrenalin (Streßhormon), die örtliche Arterien für Sekunden bis wenige Minuten verengt, so daß es zur Minderdurchblutung kommt. Wenn diese Phase rechtzeitig erkannt wird, kann sofort in kurzen Abständen mehrmals hintereinander je 1 Dosis *Ferrum phosphoricum D 12* verabreicht werden.
- *Phase 2* führt zur Erweiterung örtlicher Blutgefäße, die lokale Blutfülle mit typischer Rötung und Schwellung hervorruft. Dagegen bevorzugt man *Kalium chloratum D 6,* davon 3- bis 4mal täglich 1 Dosis.
- *Phase 3* entsteht durch verschiedene körpereigene Stoffe (wie Histamin, Serotonin, Neurotransmitter), die kleine Venen verengen , so daß es zu Blutstau, Schwellung, abnormer Durchlässigkeit der Gefäßwände, Absonderungen wie Eiter (s. d.) und erhöhtem Thromboserisiko kommt. Dagegen empfiehlt die Biochemie *Kalium sulfuricum D 6* mit 3- bis 4mal täglich 1 Dosis.

Wenn eine Entzündung chronisch verläuft, gibt die Biochemie vorwiegend *Silicea D 12*. Da eine geringere Dosis bei derartigen Krankheiten oft besser als hochdosierte Wirkstoffe hilft, nimmt man im Durchschnitt 2- bis 3mal täglich je 1 Dosis Silicea D 12 ein.

Silicea

Örtliche Symptome einer Entzündung sind also Rötung, Schwellung, Hitzegefühl, Schmerzen und Funktionseinschränkungen.

Daneben gibt es allgemeine Entzündungsreaktionen, die unter anderem zur Stoffwechselanregung mit Fieber und zum subjektiven Krankheitstgefühl führen.

Typische entzündliche Krankheiten sind zum Beispiel Abszesse, rheumatische Entzündungen und die Vielzahl von Organkrankheiten, wie Magen-, Darm-, Leber-, Lungen- oder Gehirnentzündung.

Entzündliche Krankheiten

Die Therapie kann die Entzündung vollständig oder mit Narbenbildung ausheilen.

Therapie

Gelingt die Heilung nicht, besteht die Gefahr einer chronischen Entzündung, die als Krankheitsherd oft zu Fernwirkungen in anderen Organen und Körperregionen führt.

Chronische Entzündung

Selbstbehandlung mit Schüßler-Salzen ist nur bei leichten lokalen Gewebsentzündungen angebracht, alle anderen entzündlichen Reaktionen (vor allem an inneren Organen) verlangen fachliche Therapie.

Selbstbehandlung nur bei leichten Entzündungen

Verursachen Mikroorganismen die Entzündung, können Antibiotika, Virostatika oder Antimykotika (gegen Pilze) erforderlich werden. Im Einzelfall kann eine operative Ausräumung eines Entzündungsherds notwendig sein.

Alle weiteren Maßnahmen richten sich danach, welche Organe und Gewebe betroffen sind, darauf kann an dieser Stelle nicht weiter eingegangen werden.

Ermüdung – Erschöpfung

Die Ermüdung durch Leistung ist natürlich und darf nicht durch Aufputschmittel (wie Koffein) überspielt

Ermüdung durch Leistung ist natürlich

werden. Sie fordert immer zur Erholung auf, damit es nicht zur Erschöpfung kommt. Nach ausreichender Ruhe kehrt die gewohnte Leistungsfähigkeit wieder zurück.

Erschöpfung

Wer trotz Ermüdung keine Pause einlegt, gelangt über kurz oder lang unweigerlich in einen Erschöpfungszustand, bei dem die Leistungsfähigkeit sehr viel stärker und länger eingeschränkt wird. In schweren Fällen kann ein Erschöpfungssyndrom sogar tödlich enden.

Ermüdung und Erschöpfung, die sich nicht aus Leistungen erklären, deuten auf verschiedene Ursachen hin, die oft nicht genau erkannt werden. Recht oft liegt eine Depression zugrunde, nach deren erfolgreicher Behandlung auch die Leistungsfähigkeit zurückkehrt.

Chronisches Erschöpfungssyndrom

Besonders quälend wird das *chronische Erschöpfungssyndrom* (kurz CFS) erlebt. Es tritt bevorzugt im mittleren Lebensalter und häufiger bei Frauen spontan auf. Als Ursachen diskutiert man Infektionen, Immundefekte, hormonelle, psychosomatische und psychosoziale Störungen.

Symptome

Die Leistungseinbuße dauert Monate bis Jahre und wird schon durch geringe Aktivitäten verschlimmert, Erholung durch Ruhe ist nicht möglich. Konzentrations-, Denkstörungen, Fieber, Kopf-, Hals-, Muskel- und Gelenkschmerzen, Lymphknotenschwellungen und depressive Verstimmungen kennzeichnen das Krankheitsbild. Häufig heilt es so spontan aus, wie es begonnen hatte.

Ermüdung und Erschöpfung durch Anstrengungen können nur durch Erholung und Ruhe beseitigt werden. Alle anderen derartigen Zustände sollten bald fachlich untersucht werden, dahinter können verschiedene Krankheiten stehen.

Fachliche Therapie gegen die Ursachen

Die fachlich zu verordnende Therapie richtet sich gegen die Ursachen. Können sie nicht diagnostiziert werden (insbesondere beim CFS), fällt die Behandlung schwer. Keinesfalls darf versucht werden, den Zustand durch Anregungs- und Aufputschmittel zu unterdrükken, das könnte mit dem völligen Zusammenbruch enden.

Diese Gefahr besteht nicht bei den Schüßler-Salzen, die vor allem bei seelisch-nervösen Zuständen gut geeignet sind. Empfohlen werden *Kalium phosphoricum, Manganum sulfuricum, Natrium muriaticum* oder *Natrium sulfuricum,* alle in D 6. Oft hilft Kalium am besten, aber das muß man ausprobieren.

Schüßler-Salze

Einen dieser 4 Wirkstoffe verabreicht man mit 3- bis 4mal täglich 1 Dosis, meist über längere Zeit.

Dosis

Zur Ergänzung eignet sich vor allem Ginseng, der allgemein stärkend und regenerierend wirkt. In der Regel gibt man täglich 500 mg. Kurmäßige Einnahme mindestens 30 Tage lang ist für die optimale Wirkung notwendig.

Ginseng als Ergänzung

Fieber

Erhöhte Körpertemperatur (über 37 °C) entsteht meist bei einer Infektionskrankheit. Dann ist das Fieber als Reaktion des Immunsystems zur Abwehr erwünscht und darf nicht massiv unterdrückt werden.

Fieber kann erwünscht sein

Behandeln sollte man Fieber erst, wenn es zu hoch steigt und/oder zu lange dauert, weil es dann selbst zum Risiko wird. Wann das der Fall ist, muß fachlich beurteilt werden.

Nur bei mäßigem Fieber (bis 38,5 °C) darf Selbsthilfe versucht werden. Dadurch soll man die Körpertemperatur aber nicht stärker senken, da sonst die Abwehrkräfte geschwächt werden.

Mäßiges Fieber

Diese Gefahr besteht nicht, wenn *Ferrum phosphoricum D 12* zur Selbstbehandlung oder ergänzenden Therapie verabreicht wird.

Schüßler-Salz

Einleitend kann in kürzeren Abständen (etwa 15–30 Minuten) mehrmals hintereinander je 1 Dosis eingenommen werden, nach Besserung 3- bis 4mal täglich 1 Dosis.

Dosis

Bei Bedarf können auch noch kalte Wadenwickel

Wadenwickel

angewendet werden, die das Fieber schonend senken. Chemische Arzneimittel gegen Fieber sind nur bei bedenklich erhöhter Körpertemperatur indiziert und zur Selbsthilfe ungeeignet.

Infektionskrankheiten, allgemein

Bei einer Infektion dringen Mikroorganismen in den Körper

Bei einer Infektion gelangen Bakterien, Viren, Pilze und ähnliche Mikroorganismen in den Körper. Die meisten werden vom Immunsystem abgewehrt, ohne daß es zur akuten Erkrankung kommt. Befindet sich das Immunsystem jedoch nicht in Bestform und/oder dringen zu viele Erreger ein, entwickelt sich eine akute Infektionskrankheit.

Symptomatik

Die Symptomatik hängt davon ab, welche Organe und Gewebe betroffen sind. Meist macht sich die Erkrankung mit mehr oder minder schweren Funktionsstörungen und allgemeinem Krankheitsgefühl bemerkbar, hinzu kommen die Symptome der lokalen Entzündung (s. d.), häufig auch Fieber (s. d.) als grundsätzlich erwünschte Abwehrreaktionen.

Therapie

Die Therapie richtet sich danach, welcher Erreger die Infektion verursacht, welche Organe und Gewebe betroffen sind und wie schwer die Krankheit verläuft. Manche Infektionen, wie Wundstarrkrampf und Tollwut, sind akut lebensbedrohlich und enden trotz Intensivtherapie häufig immer noch tödlich. Andere Infektionen, z. B. Erkältungen und Windpocken, bleiben in der Regel harmlos.

Fachliche Therapie bei allen ernsteren Krankheiten

Bei allen ernsteren Krankheiten ist fachliche Therapie immer erforderlich, manchmal auch ein Klinikaufenthalt. Antibiotika, Antimykotika oder Virostatika sind dann trotz möglicher Nebenwirkungen das kleinere Übel. Leichtere Infektionen werden im allgemeinen selbst behandelt oder heilen von allein aus, andernfalls muß doch noch der Therapeut zugezogen werden.

Schüßler-Salz

Das biochemische Hauptmittel ist *Kalium sulfuricum D 6*. Darüber hinaus können Schüßler-Salze speziell gegen die einzelnen Infektionen verabreicht werden.

Bei akuten Infektionskrankheiten gibt man Kalium mit 4- bis 6mal täglich 1 Dosis, bei Bedarf ergänzt durch 3- bis 4mal täglich 1 Dosis eines speziellen Wirkstoffs, insbesondere bei Erkältung, Grippe, Bronchitis, Schnupfen, Husten und Niereninfektionen (s. jeweils dort).

Nach Besserung kann auf 3mal 1 Dosis Kalium und 2mal täglich 1 Dosis eines anderen Mittels reduziert werden.

Wenn nötig, kombiniert man die Biochemie zunächst mit chemischen Arzneimitteln gegen die Erreger, um kein vermeidbares Risiko einzugehen.

Weitere therapeutische Maßnahmen hängen davon ab, welche Organe und Gewebe betroffen sind. Deshalb kann darauf hier nicht mehr eingegangen werden, dafür ist der Therapeut zuständig.

Dosis

Wenn nötig, zunächst Kombination mit chemischen Arzneimitteln

Schmerzen, allgemein

Schmerz wird zwar unangenehm bis quälend empfunden, zunächst ist er aber lebenswichtig als Warnzeichen einer Erkrankung. Deshalb darf er nicht massiv unterdrückt werden, ehe diese Krankheit sicher diagnostiziert wurde.

Danach verliert er seine Warnfunktion und soll/ muß unterdrückt werden, denn anhaltende Schmerzen schwächen nach neuen Erkenntnissen die Abwehr- und Selbstheilungsregulationen des Körpers.

Ebenfalls nutzlos sind chronische Schmerzen, die sich verselbständigt haben, also unabhängig von einer Ursache bestehen. Diese Schmerzsyndrome werden zur eigenständigen Erkrankung, und der Schmerz prägt sich in eine Art »Nervengedächtnis« ein, aus dem er nur schwer (wenn überhaupt) gelöscht werden kann.

Einige Schmerzzustände (s. Kopf-, Nervenschmerzen, Migräne) wurden weiter vorne bereits vorgestellt.

Lebenswichtig als Warnzeichen einer Erkrankung

Chronische Schmerzen

Schüßler-Salze

Wenn die dazu empfohlenen Schüßler-Salze den Schmerz nicht ausreichend lindern, können sie durch *Kalium chloratum, Kalium sulfuricum* oder *Magnesium phosphoricum,* alle in D 6, ersetzt oder unterstützt werden. Diese 3 Wirkstoffe richten sich allgemein gegen Schmerzen und können auch bei chronischen Schmerzsyndromen versucht werden.

Dosis

Wenn einer dieser Wirkstoffe allein verabreicht wird, gibt man anfangs bis zu 6mal täglich 1 Dosis, nach Besserung reduziert man auf 3- bis 4mal 1 Dosis am Tag.

Chronische Schmerzen erfordern Langzeittherapie mit 2-bis 3mal 1 Dosis täglich.

Kombiniert man einen der oben genannten Wirkstoffe mit einem der speziell bei einer bestimmten Krankheit angezeigten Schüßler-Salz, nimmt man vom speziellen Hauptmittel 3- bis 4mal täglich 1 Dosis ein, während einer der anderen 3 Wirkstoffe mit 2mal 1 Dosis täglich unterstützend verabreicht wird.

Chemische Arzneimittel bei stärkeren Schmerzen

Die Biochemie genügt nicht immer zur Schmerzlinderung und Heilung. Stärkere Schmerzen müssen einleitend oft durch chemische Arzneimittel bekämpft werden, deren mögliche Nebenwirkungen vertretbar sind.

Chronische Schmerzen sind problematischer

Problematischer wird es bei chronischen Schmerzen, weil die Langzeittherapie das Risiko von Nebenwirkungen und Komplikationen erhöht. Notfalls muß man aber auch das in Kauf nehmen, sollte dann aber zumindest versuchen, die Schmerzmitteldosis zu verringern. Außer den Schüßler-Salzen eignen sich dazu vor allem noch die Akupunktur und Neuraltherapie. Eine fachliche Verlaufskontrolle ist in jedem Fall erforderlich.

> Keinesfalls dürfen rezeptfreie Schmerzmittel ständig eingenommen werden, das könnte zu schweren Nierenschäden führen, die schließlich regelmäßige Dialyse oder Nierentransplantation notwendig machen.

Übersäuerung des Körpers

In den westlichen Industrienationen gehört die Übersäuerung zu den wichtigsten Grundursachen verschiedener Erkrankungen. Wenn keine krankhafte Stoffwechselstörung zugrunde liegt, erklärt sich der Zustand meist aus falscher Ernährung mit zu viel Eiweiß (Fleischprodukte), denn daraus entsteht bei der Verwertung im Körper Säureüberschuß.

Typische Folgen sind Gicht, rheumatische Krankheiten und bestimmte Nierensteine. Hinzu kommen meist noch andere Gesundheitsstörungen und unklare Beeinträchtigungen des Allgemeinbefindens. Selbst auf die seelisch-nervösen Funktionen kann sich die Übersäuerung ungünstig auswirken.

Es gibt nur einen Weg, um der Übersäuerung vorzubeugen oder sie wieder zu normalisieren: Reform falscher Ernährungsgewohnheiten, insbesondere deutlich verringerter Fleischverzehr.

Auch nach langjähriger Fehlernährung mit erheblicher Übersäuerung kann so noch erreicht werden, daß sich der Säure-Basen-Haushalt des Körpers normalisiert und die Folgen der chronischen Übersäuerung gebessert oder geheilt werden können.

Bei Rheuma, Gicht und Nierensteinen sind überdies noch spezielle Heilverfahren nach fachlicher Anweisung notwendig.

Unterstützt wird die Ernährungsumstellung durch *Kalium phosphoricum D 6, Lithium chloratum D 6* oder *Natrium phosphoricum D 6*. Nicht selten ist Lithium als Hauptmittel angezeigt, bei Bedarf durch einen der beiden anderen Wirkstoffe ergänzt.

Meist wird eine Langzeittherapie durchgeführt, deshalb gibt man nur 3mal täglich 1 Dosis. Wird Lithium als Hauptmittel verabreicht, gibt man davon 3mal 1 Dosis am Tag, dazu eines der anderen Schüßler-Salze mit 2mal täglich 1 Dosis.

Marginalien:

Wichtigste Grundursache verschiedener Krankheiten

Eiweißreiche Ernährung

Folgen

Reform falscher Ernährungs-gewohnheiten

Schüßler-Salze

Dosis

Zahnschmelzdefekte

Fluor

Die Zahngesundheit hängt von regelmäßiger richtiger Zahn-Mund-Hygiene und ausreichender Zufuhr von Fluor mit der Nahrung ab. Außerdem sollen alle Speisen gründlich gekaut werden, damit der Zahnhalteapparat intakt bleibt.

Ursachen

Zahnschmelzdefekte als Grundursache der Karies entstehen, wenn die Zähne zu wenig Fluor und Mineralstoffe erhalten und/oder mangelhafte Zahn-Mund-Hygiene aggressive Stoffe in der Mundhöhle begünstigt, die den Zahnschmelz angreifen.

Symptome

Oberflächliche Zahnschmelzdefekte erkennt man an gelegentlichen Schmerzen durch Temperatur- und Geschmacksreize. Treten Schmerzen spontan immer wieder für kurze Zeit auf, ist bereits das Zahnmark oberflächlich geschädigt. Dauernde Zahnschmerzen weisen auf eine totale Zahnmarkentzündung hin.

Zur »dicken Backe« kommt es, wenn eine Vereiterung der Zahnwurzel durch den Kieferknochen bricht. Das ist zwar meist mit Schmerzlinderung verbunden, aber der Eiter kann sich im Gewebe ausbreiten und zu ernsten Komplikationen führen.

Chronisch vereiterte Zahnwurzeln

Chronisch vereiterte Zahnwurzeln verursachen kaum noch Beschwerden, können aber als Krankheitsherde durch Fernwirkung im gesamten Körper Funktionsstörungen und Krankheiten hervorrufen.

Schutz vor Zahnschmelzdefekten

Schutz vor Zahnschmelzdefekten bietet nur vollwertige Ernährung und Zahn-Mund-Hygiene, die bereits bei den Milchzähnen beginnen soll. Geeignete Zahnpasten enthalten Fluor, um den Zahnschmelz von außen zu mineralisieren. Nützlich ist es ferner, einmal wöchentlich mit einem besonders fluorreichen Zahngel die Zähne intensiv zu härten. Eine jährliche Kontrolluntersuchung beim Zahnarzt sorgt dafür, daß Karies frühzeitig diagnostiziert und behandelt werden kann.

Jährliche Kontrolluntersuchung

Wenn Zahnschmelzdefekte durch gestörte Fluorverwertung und/oder anlagebedingte Minderwertigkeit des Zahnschmelzes begünstigt werden, hilft die Biochemie zum Teil gut.

Als Hauptmittel gibt man *Calcium fluoratum D 12* im Wechsel mit *Silicea D 12*, bei Kindern kann *Magnesium phosphoricum D 6* besser wirksam sein.

Schüßler-Salze

Zur Vorsorge über längere Zeit empfehlen sich täglich 3mal 1 Dosis Calcium fluoratum und 2mal am Tag 1 Dosis Silicea. Magnesium phosphoricum wird mit 3- bis 4mal 1 Dosis am Tag verabreicht.

Dosis

2. Teil

Gesichtsdiagnostik

Vorwort

In unseren Tagen wird, wenngleich nicht immer berechtigt, die »seelenlose Apparatemedizin« beklagt. Man mag darüber streiten, ob tatsächlich das ganze Arsenal der Medizintechnik eingesetzt werden sollte, um ein Leben noch einige Tage oder Wochen zu verlängern. Unstrittig sollte die Nutzung medizinischer Geräte zur Diagnostik sein. Zahllose Kranke verdanken diesen modernen Möglichkeiten Gesundheit und Leben.

Problematisch dabei bleibt freilich, daß oft viele aufwendige Einzeluntersuchungen erforderlich werden, ehe man die richtige Diagnose stellen kann. Schließlich muß man bei unklaren Krankheitsbildern verschiedene mögliche Ursachen abklären, ehe ein sicherer Befund möglich wird. Da erschiene es ideal, wenn man vor den medizintechnischen Untersuchungen bereits Hinweise darauf erhielte, wo gezielt nach den Krankheitsursachen gefahndet werden soll. Das Instrumentarium dazu steht zur Verfügung, auch wenn es sich dabei zum Teil um Außenseiterverfahren handelt, man denke an Irisdiagnose, Kinesiologie oder eben die Antlitzdiagnose, um die es im vorliegenden Buch geht.

Die Diagnose mit Hilfe bestimmter Merkmale im Gesicht blickt auf eine jahrtausendelange Tradition zurück. Selbst in der modernen Schulmedizin spielt sie nach wie vor eine Rolle. Ein erfahrener Mediziner muß manchem Patienten nur ins Gesicht schauen, um sofort zu erkennen, an welcher Krankheit dieser wahrscheinlich leidet.

Im 19. Jahrhundert führte Dr. Wilhelm Heinrich Schüßler (1821–1898) eine Variante der klassischen Gesichtsdiagnose ein. Zusammen mit der gleichfalls von ihm begründeten Therapie mit Mineralsalzen bildet sie ein in sich geschlossenes System. Es ging Schüßler nämlich nicht allein um die Diagnose. Vielmehr ordnete er den Merkmalen und Besonderheiten im Gesicht gleich die zur Therapie geeigneten Schüßler-Salze zu. Mehr noch, er ging sogar davon aus, daß im Gesicht erste Warnzeichen einer Erkrankung sichtbar werden, lange bevor sie eintritt. Damit geht Schüßlers Antlitzdiagnose weit über ähnlichen Methoden hinaus.

Aber wie jede Vereinfachung komplexer Zusammenhänge weist auch diese Diagnose Schwächen auf. Nach heutigem Standard sind ihre Ergebnisse nicht zuverlässig genug. Das spricht nicht gegen diese Art Diagnostik, man muß diese methodischen Schwächen nur berücksichtigen. Eine unmittelbare Gefahr besteht bei der Gesichtsdiagnose auch dann nicht, wenn sie von medizinischen Laien zur Früherkennung von Krankheitsanlagen oder zur Diagnose einfacher Erkrankungen verwendet wird.

Probleme gibt es bei ernsteren Krankheiten mit unspezifischer Symptomatik. Dann kann und darf die Antlitzdiagnose nicht das einzige diagnostische Mittel bleiben. Vielmehr kommt ihr die Funktion eines Wegweisers zu, der auf mögliche Ursachen hinweist, aber auch in die Irre führen kann. Deshalb sind weitere diagnostische Verfahren unverzichtbar. Der Nichtmediziner kann bei schwereren Erkrankungen aus dem Gesicht allenfalls eine Verdachtsdiagnose stellen und zur raschen Selbsthilfe die vermutlich geeigneten Schüßler-Salze auswählen. Anschließend muß der Befund aus dem Antlitz alsbald vom Mediziner überprüft werden.

Geschichte der Antlitzdiagnose

Wenn vor einigen Jahrzehnten jemand vorhergesagt hätte, daß man mit Hilfe modernster Medizintechnik einmal Querschnittsbilder des Körpers erstellen wird, die zusammengesetzt ein sehr plastisches dreidimensionales Abbild des Organismus ergeben, man hätte ihn als Phantasten abgetan. Unvorstellbar war damals, was bildgebende Diagnoseverfahren (wie Computer- oder Kernspintomographie) heute zu leisten vermögen. Daneben nimmt sich das einfache Röntgenbild mit seiner zweidimensionalen Schwarzweiß-Darstellung, Anfang des 20. Jahrhunderts noch revolutionär, fast schon »vorsintflutlich« aus.

Querschnittsbilder des Körpers

Computer-, Kernspintomographie

Solche hochmodernen Techniken, aber auch so einfache Diagnosehilfen wie Stethoskop oder Blutdruckmanschette, standen den Priesterärzten, Schamanen und Heilern vor Jahrtausenden nicht zur Verfügung. Trotzdem wurde bereits damals das Fundament für eine wissenschaftliche Medizin gelegt. Zu ihren bedeutendsten »Vätern« gehörte der bis heute bekannte griechische Arzt *Hippokrates* (etwa 460–370 v. Chr.). In seinem umfangreichen Werk befinden sich unter anderem Schriften zur Diagnose aus dem Gesicht.

Hippokrates

Aber auch die griechische Philosophie jener Zeit, darunter so bekannte Vertreter wie *Sokrates* (470–399 v. Chr.) und *Aristoteles* (384–322 v. Chr.), beschäftigte sich mit den individuellen Merkmalen des Gesichts und deren Bedeutung. Mit ihren Erkenntnissen begann die moderne Ausdruckspsychologie.

Sokrates
Aristoteles

Die Geschichte der Physiognomie reicht aber noch viel weiter zurück. Erste Hinweise auf *Siang Mien,* wie die »Kunst des Lesens im Gesicht« bezeichnet wurde, stammen aus der antiken chinesischen Hochkultur. Da sie als Geheimwissenschaft galt, blieb das Wissen wenigen Eingeweihten vorbehalten, die es mündlich wiederum an wenige andere vermittelten.

Siang Mien in China

Geheimwissenschaft

Von der griechischen Antike bis zur Neuzeit gab es keine nennenswerten Entwicklungen bei der »Gesichtslesekunst«, die erwähnt werden müßten.

Erst der deutsche Arzt und Anatom *Franz Joseph Gall* (1758–1828) sorgte mit seiner »Schädellehre« (Kranioskopie, Phrenologie) wieder für mehr Aufmerksamkeit. Er widmete sich vornehmlich der Gehirnforschung und lokalisierte verschiedene Hirnzentren, zum Beispiel das Sprachzentrum im Schläfenlappen. Mittlerweile gilt die Gallsche Phrenologie zwar als veraltet, dennoch trug sie wichtige Grundkenntnisse von den Gehirnfunktionen und von der Physiognomie zusammen. Später profitierten andere Wissenschaftler von diesem Basiswissen.

F. J. Gall

Gallsche Phrenologie ist veraltet

Für viel Aufsehen sorgten um die gleiche Zeit die Arbeiten des Schweizer Philosophen, Pfarrers und Dichters *Johann Kaspar Lavater* (1741–1801). Seine Studien zur Physiognomie werden allerdings dadurch entwertet, daß er wissenschaftlich nicht haltbare Rückschlüsse von äußeren Merkmalen auf Charakter- und Persönlichkeitseigenschaften zog. Auf diese Weise begründete er Vorurteile und Halbwissen, was die Physiognomie eher in Mißkredit brachte. Seine Lehren gelten heute fast durchweg als überholt. Immerhin schaffte er es aber, die Physiognomie populärer zu machen.

J. K. Lavater

Zu Beginn des 19. Jahrhunderts legte der Londoner Chirurg *Sir Charles Bell* (1774–1842) sein grundlegendes Werk über Anatomie und Physiologie des Gesichtsausdrucks vor. Es galt lange Zeit als die wichtigste Arbeit zu diesem Thema.

Ch. Bell

Weniger wissenschaftlich, sondern vor allem durch

Intuition und praktische Erfahrung geprägt war die Antlitzdiagnose, wie sie der berühmte »Wasserpfarrer« *Sebastian Kneipp* (1821–1897) betrieb. Ob er als Zeitgenosse Schüßlers von diesem beeinflußt wurde oder unabhängig von ihm diese Form der Diagnostik praktizierte, läßt sich heute nicht mehr sicher nachvollziehen.

S. Kneipp

Im weiteren Sinne gehört auch der englische Neurologe *Sir Henry Head* (1861–1940) zu den Wegbereitern einer Diagnose, die sich an äußeren Merkmalen orientiert. Allerdings beschränkte er sich nicht auf das Gesicht, sondern wies am gesamten Körper die nach ihm benannten Headzonen nach. Diese Hautareale reagieren bei Erkrankungen innerer Organe überempfindlich. Nachdem es Head gelang, die verschiedenen Zonen der Haut exakt den einzelnen Organen zuzuordnen, konnten Krankheiten von außen über die Haut diagnostiziert und behandelt werden.

H. Head

Headzonen

> Die Antlitzdiagnose beruht prinzipiell auf vergleichbaren Vorgängen, das heißt, die inneren Erkrankungen prägen sich dem Gesicht ein.

Ein weiterer bedeutender Wissenschaftler soll noch angeführt werden, obwohl auch er sich nicht auf das Gesicht beschränkte, sondern den Ausdruck des gesamten Körpers deutete. Die Rede ist von Professor *Ernst Kretschmer* (1888–1964), ein namhafter Neurologe und Psychiater seiner Zeit. Er erkannte, daß die verschiedenen psychischen Probleme seiner Patienten teilweise im Zusammenhang mit ihrer körperlichen Konstitution standen. Daraus entwickelte er die 3 Konstitutions-(Körperbau-)typen *Athletiker, Leptosomer* und *Pykniker,* jeweils mit ihren charakteristischen Verhaltensweisen. Somit wies er den Zusammenhang zwischen Körper und Seelenleben nach. Die Frage, ob der Körper mehr die Psyche formt oder die Seele den Körper bildet, blieb dabei offen. Aber letztlich ist das

E. Kretschmer

3 Konstitutionstypen

Zusammenhang zwischen Körper und Seele

nur eine akademische Frage. Vermutlich stehen Körper und Psyche in einer ständigen Wechselbeziehung, in der sie sich gegenseitig beeinflussen.

Es gäbe noch eine Reihe anderer, mehr oder minder bedeutender Forscher, die sich um die Diagnose aus dem Gesicht verdient gemacht haben. Im Rahmen dieses Buchs muß darauf nicht mehr eingegangen werden.

Antlitzdiagnose beruht auf Erkenntnissen und Erfahrungen seriöser Wissenschaftler

Dieser kurze Abriß der Geschichte der Antlitzdiagnostik sollte lediglich verdeutlichen, daß diese Methode auf den Erkenntnissen und Erfahrungen seriöser Wissenschaftler beruht. Obwohl sie (noch) als Außenseiterverfahren gilt, gehört sie keinesfalls in eine Ecke mit unseriösen Praktiken und Scharlatanerie. Der erfahrene Mediziner wird mit ihrer Hilfe oft verblüffend schnell zu erstaunlich zuverlässigen Diagnosen gelangen. Natürlich wird sie ab und an auch von einem Therapeuten ohne geeignete Ausbildung fehlerhaft verwendet, aber diesen Mißbrauch darf man nicht der Methode anlasten.

Einführung in die biochemische Therapie

Streng naturwissenschaftlich betrachtet dürfte Schüßlers Heilverfahren nicht als Biochemie bezeichnet werden. Darunter versteht man nämlich die Lehre von den
chemischen Grundlagen des Lebens. Hauptsächlich
erforscht sie, wie lebende Zellen und Gewebe zusammengesetzt sind und welche chemischen Reaktionen bei ihren Funktionen ablaufen. Aufgrund dieser
Aufgabenstellung beeinflußt die Biochemie neben Biologie und Chemie auch die moderne Medizin. Seit einigen Jahren kommt ihr eine wachsende Rolle in der
Gen-(Bio-)technologie zu. Dieses Thema kann hier
nicht weiter vertieft werden.

Was ist Biochemie?

Mit dieser streng wissenschaftlichen Biochemie hat
Schüßlers Therapie nichts gemein. Legt man keine so
engen Maßstäbe an, dann verdient aber auch seine
Behandlungsweise die Bezeichnung als Biochemie.
Schließlich sind die Schüßler-Salze als Mineralstoffe
von entscheidender Bedeutung für zahlreiche biochemische Lebensfunktionen. Zwei grundsätzliche Unterschiede trennen die naturwissenschaftliche Biochemie
und die biochemische Therapie Schüßlers:

Schüßler-Salze sind bedeutend für biochemische Lebensfunktionen

- Die Biochemie im eigentlichen Sinn betreibt viel
  Grundlagenforschung, die sie anderen Disziplinen
  (unter anderem der Medizin) zur Verfügung stellt
  oder gemeinsam mit diesen praktisch auswertet. Im
  Gegensatz dazu ist Schüßlers Biochemie praxisorientiert und wird unmittelbar zur Therapie eingesetzt.

Schüßlers Biochemie ist praxisorientiert

• Die naturwissenschaftliche Biochemie befaßt sich mit allen chemischen Bestandteilen und Reaktionen der lebenden Substanz. Die biochemische Therapie Schüßlers hingegen beschränkt sich auf wenige anorganische Stoffe und Verbindungen, die nur einen kleinen Ausschnitt der »Chemie des Lebens« erfassen. Das mag als Nachteil erscheinen, andererseits wäre es derzeit aber schlichtweg unmöglich, die zahllosen chemischen Bestandteile der lebenden Substanz auch nur annähernd vollständig in der Praxis zu nutzen.

Beschränkung auf wenige anorganische Stoffe

> Auf einen einfachen Nenner gebracht: Beide Methoden befassen sich mit den chemischen Grundlagen des Lebens, aber mit unterschiedlicher Zielsetzung.

Schüßlers Biochemie will nur behandeln und heilen

Während es der naturwissenschaftlichen Biochemie vor allem um die Forschung geht, will Schüßlers Biochemie nur behandeln und heilen. Aus diesem Grund ist es schlechterdings unvertretbar, beide direkt miteinander zu vergleichen. Zwangsläufig schnitte die biochemische Therapie mit ihrer begrenzten Zielsetzung dabei schlechter ab als die naturwissenschaftliche Methode ab. Beide erfüllen ganz spezifische Aufgaben, und Schüßlers Biochemie leistet ihre Arbeit ähnlich gut wie die naturwissenschaftliche Biochemie mit ihren breitgefächerten Zielen.

Beide erfüllen spezifische Aufgaben

Die Naturwissenschaften können Schüßlers Biochemie nicht richtig beurteilen

Diese kurze Einleitung soll veranschaulichen, weshalb die Naturwissenschaften Schüßlers Biochemie unmöglich richtig würdigen können und deshalb überwiegend zu einer abwertenden Beurteilung gelangen. Damit wird indes kein grundlegendes Werturteil abgegeben. Unter anderen Aspekten betrachtet kommt der biochemischen Therapie ähnlich hohes Ansehen wie den Naturwissenschaften zu. Die Leser sollten sich also nicht verunsichern lassen, auch Schüßlers Methode verdient Vertrauen.

Leben und Werk Dr. Schüßlers

Viele medizinische Außenseiterverfahren stammen von Laien. Zu den bekanntesten Beispielen gehört die Hydro-(Wasser-)therapie des Pfarrers Sebastian Kneipp. Im Gegensatz zu vielen anderen alternativen Methoden wird die Kneippkur heute allgemein anerkannt. Der »Wasserpfarrer« war nämlich klug und weitsichtig genug, früh mit Medizinern zu kooperieren, die seine Therapie wissenschaftlich untermauerten und erweiterten. Diesen Weg finden viele andere Außenseiter leider nicht.

Es verwundert nicht weiter, daß Nichtmediziner bei den alternativen Heilverfahren die Nase vorne haben. Sie können viel unbefangener als der Mediziner an Fragen und Probleme herangehen, ihre Kreativität wird nicht durch das starre Korsett des Fachwissens gezügelt, sie können ihr freien Lauf lassen und dürfen auch das Unmögliche denken. Deshalb gelangen sie manchmal zu wegweisenden neuen Erkenntnissen und Methoden.

Allzuoft erklären sich aus dem fehlenden Fachwissen aber auch erhebliche Mängel und Risiken der Außenseiterverfahren. Das muß dem Erfolg keinen Abbruch tun, schafft aber viele Angriffsflächen und verhindert, daß die Fachwelt sich ernsthafter mit einer solchen Methode auseinandersetzt, sie unvoreingenommen bewertet und mögliche Fehler und Risiken beseitigt. Alle Beteiligten könnten und sollten voneinander lernen, verzetteln sich aber häufig in fruchtlosen »Grabenkämpfen«, die letztlich nur den Patienten schaden.

Aber nicht immer fehlt es einem Außenseiter an der erforderlichen medizinischen Qualifikation. Der Begründer der Homöopathie, *Samuel Hahnemann,* war Arzt, ebenso *Edward Bach,* auf den die Bach-Blütentherapie zurückgeht, oder der Augenarzt *H. W. Bates,* der das nach ihm benannte Sehtraining entwickelte.

Marginalien:

Kneippsche Wassertherapie

Nichtmediziner können unbefangener an alternative Heilverfahren herangehen

Fehlendes Fachwissen birgt Mängel und Risiken

Ärzte als Außenseiter

S. Hahnemann

E. Bach

H. W. Bates

Diese Beispiele mögen genügen, um zu verdeutlichen, daß die häufig sehr konservative Schulmedizin auch mit ärztlichen Außenseitern streng ins Gericht geht. So verhalf es auch der biochemischen Therapie von *Dr. Wilhelm Heinrich Schüßler* (1821–1898) nicht zur offiziellen Anerkennung, daß ihr Begründer ein studierter »ordentlicher« Mediziner war. Geboren wurde er in Bad Zwischenahn als Sohn eines Amtmanns im Herzogtum Oldenburg.

Auch Schüßler war Arzt

1852 studierte er in Paris, dann in Berlin und später in Gießen, wo er auch seinen Doktorgrad erwarb. An der Universität Prag vervollständigte er seine Kenntnisse in Homöopathie. 1858 eröffnete er eine Praxis als homöopathischer Arzt in Oldenburg, wo er auch starb.

Studium in Paris, Berlin und Gießen

Homöopathische Praxis in Oldenburg

In der Biographie solcher Außenseiter liest man recht oft, daß sie nach einiger Praxiserfahrung von den Möglichkeiten der Schulmedizin enttäuscht waren, nach Verbesserungen und Erweiterungen suchten. Es waren gewiß nicht die schlechtesten Mediziner, die sich zum Wohl ihrer Patienten nicht mit den Beschränkungen der offiziellen Medizin abfanden, sondern neue Wege beschritten.

Die Außenseiter waren oft von den Möglichkeiten der Schulmedizin enttäuscht

Auch Dr. Schüßler gehörte wohl zu jenen Ärzten, denen die Schulmedizin nicht genügte. Deshalb wandte er sich zunächst der Homöopathie zu, die Hahnemann, gleichfalls enttäuscht von der üblichen Medizin, um 1800 eingeführt hatte.

Schüßler wandte sich zunächst der Homöopathie zu

Aber obwohl die beiden von ähnlichen Motiven geleitet wurden, arbeiteten sie nie gemeinsam an einer besseren Therapie. Für Schüßler stellte die klassische Homöopathie auch nicht genau das dar, wonach er strebte. Und Hahnemann wäre wohl nie bereit gewesen, Änderungen an seiner Behandlung zuzulassen, verlangte er doch sogar von seinen Anhängern: Macht es nach, aber macht es genau nach. Aus diesen Einstellungen konnte naturgemäß keine fruchtbare Kooperation zustande kommen.

Unterschied zwischen Schüßler und Hahnemann

So begründete Schüßler eben auf der Grundlage homöopathischer Erfahrungen und Erkenntnisse, aber

Eigenständige Heilmethode

durchaus eigenständig, seine Heilmethode. Weil sie von der »Chemie des Lebens« ausging, bezeichnete er sie als »Biochemie«, grenzte sich also auch damit deutlich gegen Hahnemanns klassische Homöopathie ab.

»Biochemie«

Die grundlegende Erkenntnis der biochemischen Therapie läßt sich unschwer mit schulmedizinischem Wissen vereinbaren: Die Funktionen der Zellen hängen maßgeblich mit von anorganischen Mengen- und Spurenelementen ab, die bei der Zellarbeit durch die Wand ein- und austreten.

Grundlegende Erkenntnis der biochemischen Therapie

Dem kann man heute, nachdem die Funktionsweise der Zellen viel besser erforscht ist, noch immer uneingeschränkt zustimmen. Inzwischen wissen wir, daß sich in den Zellwänden sogar spezielle Kanälchen befinden, über die anorganische Salze ein- und austreten. Schüßlers Biochemie hätte also eigentlich alle Voraussetzungen für ein anerkanntes Heilverfahren mitgebracht.

Noch heute aktuell

Dennoch gilt sie bis heute als Außenseitermethode und erlangte noch weniger Bedeutung als die ebenfalls nicht offiziell anerkannte Homöopathie. Das erklärt sich wohl vor allem aus einem typischen Fehler, der vielen unterläuft, die neue Erkenntnisse und Heilmittel in die Medizin einbringen, und den auch Schüßler beging. Nach den ersten Erfolgen seiner neuen Therapie verließ ihn die gesunde Selbstkritik, die jeder Wissenschaftler gegenüber seiner Arbeit bewahren sollte: Er propagierte die biochemische Methode als universales Heilverfahren, das nahezu alle Krankheiten günstig beeinflussen und heilen kann. Mehr noch, die meisten Erkrankungen erklärte er hauptsächlich als Folge von Störungen der anorganischen Salze in den Zellen, die durch Biochemie wieder ausgeglichen werden.

Aussenseitermethode

Keine Selbstkritik Schüßlers

Kein universales Heilverfahren

Schüßlers Erklärung der Erkrankungen

Aus gutem Grund akzeptieren weder die Schulmedizin noch die seriöse Alternativmedizin solche »Allheilmittel«. Deshalb provozierte Schüßler mit seinem Überschwang geradezu den Widerstand gegen die Biochemie.

Schulmedizinischer Widerstand

Die meisten Kritiker
lehnen die
Biochemie ohne
Kenntnis ab

Kritiker können die
Nichtwirkung nicht
beweisen

Schüßler-Salze
werden auch von
Medizinern verab-
reicht

Die Biochemie wird
noch lange auf
Vorurteile und
Ablehnung stoßen

Die Mehrzahl seiner Kritiker befaßte sich noch nicht einmal näher mit der Behandlungsweise, sondern lehnte sie von vornherein ab. Deshalb war es auch nie möglich, die biochemische Therapie vorurteilsfrei und objektiv auf den Prüfstand zu stellen. Die Kritiker können demnach nicht belegen, daß sie nichts bewirkt. Andererseits können aber auch Schüßlers Anhänger den Wirksamkeitsbeweis nicht so antreten, wie es für die wissenschaftliche Akzeptanz erforderlich wäre.

Natürlich schließt das nicht aus, daß heutzutage, da sich die Schulmedizin bereits zögernd für die Naturheilverfahren öffnet, auch die Schüßler-Salze von Ärzten verabreicht werden. Den meisten wird aber wohl überhaupt nicht bewußt, daß sie biochemisch behandeln, denn diese Salze sind auch in der klassischen Homöopathie gebräuchlich.

So steht zu befürchten, daß die Biochemie, das Lebenswerk Schüßlers, noch lange Zeit überwiegend auf Ablehnung und Vorurteile stößt, vielleicht überhaupt nie anerkannt wird. Wenigstens läßt sich aber verhindern, daß sie ganz vergessen wird, die moderne Medizin wäre etwas »ärmer« ohne sie.

Grundlagen der Biochemie

Ob Dr. Schüßler die Biochemie auch entwickelt hätte, wenn damals die homöopathischen Grundlagen dafür noch nicht bekannt gewesen wären? Diese Frage muß wohl für immer unbeantwortet bleiben. Sie sollte auch lediglich verdeutlichen, wie eng die Biochemie teilweise mit der klassischen Homöopathie verwandt ist. Deshalb bezeichnet man sie auch als »abgekürzte Homöopathie«, obwohl das so vereinfacht nicht ganz stimmt.

Abgekürzte
Homöopathie

Homöopathie als Ursprung

Am Beginn der Schüßler-Therapie stand zweifellos die Homöopathie, mit der er sich ausführlich beschäftigt hatte. Es scheint nicht überliefert, was ihm an Hahnemanns Lehre so mißfiel, daß er seine eigene Behandlungsweise begründete. Vielleicht war es die Vielzahl von Wirkstoffen, die noch dazu in zahlreichen Potenzen verwendet werden, die Schüßler abschreckte? Das bleibt bis heute ein Problem der Homöopathie und trägt mit dazu bei, daß sie viel zu selten angewendet wird. In einer »normalen« Arztpraxis fehlt auch beim besten Willen einfach die Zeit, um sich so gründlich und lang mit einem einzigen Patienten zu befassen, wie es für die klassische Homöopathie erforderlich wäre.

Der Begründer der Homöopathie, *Dr. Christian Friedrich Samuel Hahnemann* (1755–1843), war bereits nach kurzer praktischer Erfahrung von der Medizin seiner Zeit enttäuscht. Bald zog er sich aus dem Praxisalltag zurück, verdiente seinen Lebensunterhalt mit der Übersetzung medizinischer Werke und betrieb daneben verschiedene Forschungsprojekte. Die dabei gewonnenen neuen Erkenntnisse überprüfte er in zahlreichen Versuchen, größtenteils zuerst an sich selbst. Schließlich war er sich sicher, ein neues Therapieprinzip gefunden zu haben: Ähnliches mit Ähnlichem heilen.

Dies war in der Tat ein grundlegend neuer Denkansatz. Die Schulmedizin behandelt Krankheiten nämlich normalerweise mit Wirkstoffen, die sich gegen die Gesundheitsstörungen richten. Daher nannte Hahnemann sie *Allopathie* (griech. *allo* = anders, verschieden). Im Gegensatz dazu setzt sein Heilverfahren Arzneistoffe ein, die in hohen Dosen bei Gesunden Symptome erzeugen, die den Beschwerden einer Krankheit ähneln. Dieses neue Wirkungsprinzip bezeichnete er als *Homöopathie* (griech. *homo* = gleich, gleichartig, gemeinsam).

Auf den ersten Blick erscheint das widersinnig. Die

Marginalien:

Was gefiel Schüßler nicht an der Homöopathie?

Homöopathie wird noch zu selten angewandt

Samuel Hahnemann

Ähnliches mit Ähnlichem heilen

Neuer Denkanstoß

Allopathie

Homöopathie

Andere Theorien müssen zur Erklärung herangezogen werden

Wirkungsweise versteht man nur, wenn andere Theorien zur Erklärung herangezogen werden. Erst dann wird einsichtig, daß die hochverdünnten homöopathischen Wirkstoffe einen schwachen Heilreiz auf die körpereigenen Abwehr- und Selbstheilungsregulationen ausüben, der tatsächlich zur Heilung führen kann. Auf diesem Prinzip beruht im Grunde auch Schüßlers Biochemie, wie später noch ausführlicher erklärt wird.

Die Allopathie erkennt die Homöopathie nicht an

Die Allopathie geht von einem anderen theoretischen Ansatz aus. Daher tut sie sich bis heute schwer, eine Wirkung der Homöopathie auch nur in Betracht zu ziehen, geschweige denn die Methode anzuerkennen. Allerdings hat sich in jüngerer Zeit daran manches verändert. Das erfolgte nicht zuletzt unter dem Druck der kritischeren, selbstbewußteren und besser informierten Patienten, die eine Therapie ohne ernstere Nebenwirkungen erwarten. Gerade die jüngeren Ärzte verordnen oft schon ganz unbefangen auch homöopathische Medikamente. Es läßt sich eben nicht unbegrenzt ignorieren, daß diese Therapie tatsächlich hilft – und wer heilt, hat bekanntlich recht.

Jüngere Ärzte sind unbefangener

Stark verdünnte Wirkstoffe können noch therapeutische Effekte erzielen

Mittlerweile liegen auch wissenschaftliche Untersuchungen vor, die zu erklären versuchen, wie selbst die stark verdünnten Wirkstoffe noch therapeutische Effekte erzielen, zum Teil sogar besser wirken als nicht so hoch verdünnte Homöopathika. Diese Erkenntnisse verdanken wir allerdings weniger der Medizin, die sich mit derartigen Fragen nicht ausreichend beschäftigt, sondern häufiger der modernen Physik. So wies sie etwa nach, daß eine Substanz (z.B. Arznei) stärker wirkt, wenn man ihre Oberfläche vergrößert und/oder sie aus einer unlöslichen in eine lösliche Form überführt. Solche Veränderungen der Wirkstoffe treten bei der Herstellung homöopathischer Arzneimittel ein.

Veränderungen der Wirkstoffe

Schärfstes Argument gegen die Homöopathie

Selbst das schärfste Argument gegen die Homöopathie läßt sich mittlerweile bereits entkräften, wenn auch noch nicht endgültig widerlegen. Bei zu hoher Verdünnung des Wirkstoffs befindet sich nicht einmal mehr 1 Molekül davon im fertigen Medikament. Rein rechnerisch trifft das zu, mißachtet jedoch neue Erkenntnisse. Danach ist es möglich, daß die Informationen aus dem Wirkstoff bei der stufenweisen Verdünnung nicht untergehen, sondern in das Verdünnungsmittel (Alkohol, Wasser, Milchzucker) übertreten. Allein von diesen Informationen hängt es ab, ob das homöopathische Mittel wirksam ist. Man spricht hier auch von einem Vorgang auf der »feinstofflichen Ebene«, weil es dabei nicht mehr auf die Moleküle des ursprünglichen Wirkstoffs als Informationsträger ankommt.

Informationen aus dem Wirkstoff gehen in das Verdünnungsmittel über

Feinstoffliche Ebene

Die Homöopathie wirft komplexe Fragen auf. Oft scheint es, daß mit einer Lösung neue Fragestellungen entstehen. Deshalb wird es noch geraume Zeit dauern, bis es einmal gelingt, die Homöopathie umfassend und wissenschaftlich exakt zu erklären. In der Zwischenzeit kann sie natürlich – ebenso wie die verwandte Biochemie – unbesorgt angewendet werden. Die Wirkungen hängen nicht davon ab, daß wir sie vollständig verstehen, das belegt die praktische Erfahrung Tag für Tag neu.

Die Homöopathie kann noch nicht wissenschaftlich erklärt werden

Inzwischen kennt die Homöopathie rund 500 Wirkstoffe genau, weitere 1500–2000 noch nicht ganz so gut. In der Praxis kommt man gewöhnlich mit etwa 300 Wirkstoffen aus. Auch diese Zahl liegt noch sehr hoch und kompliziert die Homöopathie.

300 homöopathische Wirkstoffe in der Praxis

Hinzu kommen die zahlreichen Verdünnungsstufen für jeden Wirkstoff, angefangen bei der Urtinktur bis hin zu Höchstpotenzen wie D 1000, die überhaupt nicht mehr vorstellbar sind. Die richtige Potenz entscheidet maßgeblich mit über Wirksamkeit oder Versagen eines homöopathischen Wirkstoffs, muß also für jeden einzelnen Patienten individuell ausgewählt werden.

Zahlreiche Verdünnungsstufen

Individuelle Potenz für jeden Patienten

Angesichts dieser Vielzahl von Abwägungen und Überlegungen, die bei jedem Patienten vor der Therapie angestellt werden müssen, wundert es nicht weiter, daß nur noch relativ wenige Mediziner nach den Regeln der klassischen Homöopathie arbeiten. Eher er-

Nur wenige Mediziner arbeiten nach der klassischen Homöopathie

scheint es bemerkenswert, daß sie überhaupt in der Lage sind, die zahlreichen individuellen Aspekte zu berücksichtigen.

Mindestens 1 Stunde für die 1. Diagnose

Eine Vorstellung davon, wie komplex die homöopathische Therapie abläuft, vermittelt die Dauer der 1. Diagnose; mit mindestens 1 Stunde muß man immer rechnen, mehrere Stunden sind keine Seltenheit, damit alle wesentlichen Besonderheiten erfaßt werden können.

Erstaunliche therapeutische Ergebnisse

Das alles spricht nicht gegen die klassische Homöopathie. Wenn sie von einem erfahrenen, qualifizierten Könner angewendet wird, erzielt man damit zum Teil erstaunliche therapeutische Ergebnisse, die wohl mit keinem anderen Heilverfahren möglich wären. Aber diese aufwendige Behandlung muß aus den genannten Gründen einer Minderheit vorbehalten bleiben.

Standardwirkstoffe

Komplexmittel

Die Mehrzahl der homöopathisch orientierten Mediziner gebraucht Standardwirkstoffe, die nicht individuell auf den einzelnen Patienten abgestimmt sind, oder ein Komplexmittel, das mehrere dieser Standardmittel kombiniert. Dadurch wird die Therapie wesentlich vereinfacht und praxistauglicher. Zwar kann sie nicht immer zu den gleichen guten Resultaten der klassischen Homöopathie führen, aber eine zufriedenstellende Wirkung erzielt man auch auf diese Weise.

Die Anzahl der biochemischen Wirkstoffe, die nur in 2 Potenzen verabreicht werden, wirkt daneben sehr wenig. Man könnte leicht zu der Ansicht gelangen, daß mit einer so kleinen Auswahl keine individuelle Therapie möglich ist. Dieser Einwand wäre jedoch nur stichhaltig, wenn man von der Homöopathie ausginge. Aus der Sicht der Biochemie hingegen sind nur diese wenigen anorganischen Wirkstoffe erforderlich, um die meisten Krankheiten zu heilen, die überhaupt heilbar sind.

Die Biochemie benötigt nur wenige anorganische Wirkstoffe

Darüber mag man streiten, tatsächlich erzielt man aber auch mit den wenigen biochemischen Wirkstoffen gute therapeutische Ergebnisse. Am besten wird man den beiden Heilverfahren Biochemie und Homöopathie gerecht, wenn man sie als zwar verwandte, letztlich aber doch eigenständige Methoden versteht.

Theoretische Basis der »abgekürzten« Homöopathie

Während seines Medizinstudiums hatte Schüßler an der Universität Prag ein Semester Homöopathie belegt, um das Rüstzeug für diese Therapie zu erwerben. Aber schon dem jungen Studenten kamen Zweifel an diesem Heilverfahren und mehr noch an der Schulmedizin. Zu viele Unklarheiten und Widersprüchlichkeiten fand er darin, zu häufig richteten die damals gebräuchlichen Therapien mehr Schaden an, als sie den Patienten nützten.

Zweifel Schüßlers an Homöopathie und Schulmedizin

Diese kritische Grundeinstellung gab wohl den Ausschlag für seine eigenen Forschungen, an deren Ende die »abgekürzte« Homöopathie stand.

Lebenswichtiger Mineralhaushalt

Bei der Entwicklung der biochemischen Therapie standen mehrere Wissenschaftler Pate, als wichtigste der Pathologe *Rudolf Virchow* (1821–1902) und der Chemiker *Justus von Liebig* (1803–1873), die beide noch heute in hohem Ansehen stehen.

Rudolf Virchow
Justus von Liebig

Von Virchow übernahm Schüßler die Lehre von der »Zellularpathologie«, die alle Krankheiten letztlich aus Störungen der normalen Zellfunktionen erklärt. Das ließ sich unschwer mit seiner Vorstellung verbinden, daß fehlende Mineralsalze den Zellstoffwechsel hemmen und somit am Beginn jeder Krankheit stehen.

Zellularpathologie

Einen wichtigen Hinweis auf die Bedeutung der anorganischen Stoffe für die Lebensfunktionen verdankte Schüßler übrigens dem holländischen Physiologen *Jacob Moleschott* (1822–1893), der erstmals nachwies, daß der Mineralstoff Phosphor unverzichtbar für die Gehirn- und Nervenfunktionen ist. Er faßte seine

Jacob Moleschott

»Ohne Phosphor
keine Gedanken«

Forschungsergebnisse einmal vereinfacht in dem Satz zusammen: »Ohne Phosphor keine Gedanken.« Seine Theorie von der elementaren Bedeutung der anorganischen Salze leitete Schüßler unter anderem davon ab.

Während die Beziehungen zwischen biochemischer Therapie und den obigen medizinischen Erkenntnissen leicht nachzuvollziehen sind, fällt es schwer, einen Zusammenhang mit Justus von Liebig zu verstehen. Dieser bedeutende Chemiker machte sich vor allem um die Ackerbauchemie verdient, die indirekt zahllose Menschen vor dem Hungertod bewahrte. Aber was

Was hat Liebigs
Kunstdünger mit der
Biochemie zu tun?

hat Liebigs Kunstdünger mit Medizin und speziell mit der biochemischen Therapie zu tun? Nun, der Kunstdünger enthält ebenfalls anorganische Salze, die bei den Pflanzen die gleichen Aufgaben wie beim Menschen und anderen Säugetieren erfüllen. Daraus leitete

»Kunstdünger«
für den kranken
menschlichen
Organismus

Schüßler ab, daß seine Biochemie ein »Analogon der Agriculturchemie« sei, eine Art »Kunstdünger« für den kranken menschlichen Organismus. Das mag seltsam anmuten, trifft im Prinzip aber zu.

»So, wie man ... kränkelnde Pflanzen durch Begießen mit einer Lösung des ihnen entsprechenden Salzes zum Gedeihen bringen kann, so kuriere ich erkrankte animalische Gewebe mittels ... Molekülen eines anorganischen Salzes, welches demjenigen homogen ist, durch dessen Funktionsstörung die betreffende Krankheit bedingt ist.«

Damit erklärt Schüßler im Grunde schon alles, was zum Verständnis seiner biochemischen Therapie notwendig ist.

Es war eine erstaunliche Leistung Schüßlers, diese Zusammenhänge erkannt zu haben. Zu seinen Zeiten war von den Mineralstoffen und Spurenelementen noch kaum etwas bekannt. Erst heute verstehen wir die Zusammenhänge und Funktionen besser. Die mo-

Die moderne
Forschung bestätigt
Schüßlers
Erkenntnisse

derne Forschung bestätigt prinzipiell, was Schüßler damals eher intuitiv erkannte:

> Nur wenn der Körper alle anorganischen Salze in der richtigen Menge und im richtigen Verhältnis zueinander besitzt, kann er gesund bleiben.

Allerdings wissen wir heute, daß dazu weit mehr Mineralstoffe und Spurenelemente notwendig sind, als zur biochemischen Therapie verwendet werden. Ob das nachteilig für die Behandlung wirkt, läßt sich nicht beantworten. Es sind bisher keine Forschungen bekannt, die genauer untersuchten, ob Schüßlers Therapie besser helfen kann, wenn sie mehr Wirkstoffe verabreicht. Auch diese Studien scheitern letztlich wieder daran, daß die Biochemie zu wenig beachtet und ernsthaft praktiziert wird.

Hilft Schüßlers Therapie besser mit mehr Wirkstoffen?

Zu Beginn des 20. Jahrhunderts gab es einmal den Versuch eines Schüßler-Anhängers, die klassischen Salze durch einige Ergänzungsstoffe zu vervollständigen. Richtig durchgesetzt hat sich das aber nicht. Die Mehrzahl der biochemisch orientierten Therapeuten blieb der Originalbehandlung mit nur 12 anorganischen »Funktionsmitteln« treu. Deshalb läßt sich nicht beurteilen, ob diese Ergänzungsstoffe die therapeutischen Möglichkeiten der Biochemie verbesserten.

Ergänzungsstoffe

Ähnliches mit Ähnlichem heilen

Die *Ähnlichkeitsregel* Hahnemanns bildet das Kernstück jeder homöopathischen und von der Homöopathie abgeleiteten Therapie. *»Similia similibus curantur«*, also »Ähnliches möge mit Ähnlichem geheilt werden«, verlangt die klassische Homöopathie. Diese Erkenntnis gewann Hahnemann bei Selbstversuchen mit Chinin, das so zum ersten homöopathischen Wirkstoff überhaupt wurde.

Ähnlichkeitsregel Hahnemanns

Chinin war der 1. homöopathische Wirkstoff

Nach Hahnemann besagt die Ähnlichkeitsregel, daß man »gegen die zu heilende Krankheit dasjenige Arzneimittel anwendet, welches eine andere, möglichst ähnliche künstliche Krankheit zu erregen imstande ist.« Anders ausgedrückt: Der homöopathische Wirkstoff, der unverdünnt bei Gesunden bestimmte Symptome provoziert, heilt in hoher Verdünnung die Erkrankungen, deren Beschwerden den bei Gesunden künstlich erzeugten Reaktionen so weit wie möglich gleichen. Das klingt schwer verständlich und soll deshalb an einem praktischen Beispiel kurz verdeutlicht werden:

Beispiel

Gibt man einem Gesunden das Abführmittel Natriumsulfat (Glaubersalz) unverdünnt in zu hoher Dosis, führt das zu wäßrigen, fast beschwerdefreien Durchfällen. Solche Erkenntnisse gewinnt man in Arzneimittelprüfungen mit gesunden Menschen. Daraus entstehen die Arzneimittelbilder, die alle beobachteten Reaktionen Gesunder auf den unverdünnten Wirkstoff zusammenfassen.

Für Natriumsulfat ergibt sich daraus, daß es krankhaften Durchfall mit wäßrigen, fast beschwerdefreien Entleerungen heilen kann, wenn man es in der individuell richtigen Verdünnung verabreicht. Wird der

Arzneimittelbild ist
wichtig für die indi-
viduelle Therapie

Durchfall hingegen von Schmerzen, Blutungen und anderen Symptomen begleitet, entspricht das Krankheitsbild nicht mehr dem Arzneimittelbild von Glaubersalz, es eignet sich dann also nicht zur Therapie. Vielmehr muß ein anderes homöopathisches Mittel gefunden werden, dessen Arzneimittelbild der Symptomatik des Patienten weitgehend ähnelt. Die Suche nach dem individuell angezeigten Wirkstoff kann sehr zeitaufwendig und kompliziert sein.

In der Homöopathie
gibt es keinen
Wirkstoff, der bei
einer Krankheit
immer verabreicht
wird

Anders als in der Schulmedizin gibt es in der Homöopathie nicht nur den »einen« Wirkstoff, der bei einer bestimmten Erkrankung immer verabreicht werden kann. Es muß unter den verschiedenen möglichen Arzneistoffen immer derjenige ausgesucht werden, der individuell am besten zu einem Patienten paßt. Die Suche danach kann sehr zeitaufwendig und kompliziert sein und erfordert fundierte Spezialkenntnisse.

Hippokrates

Entdeckt hat Hahnemann das Ähnlichkeitsprinzip allerdings nicht. Bereits *Hippokrates* (ca. 460–370 v.

Chr.), der berühmteste Arzt der Antike, der die moderne wissenschaftliche Medizin begründete, erklärte in seinen Schriften, daß »die Krankheit durch Ähnliches hervorgebracht wird« und durch »Anwendung des Ähnlichen geheilt werden kann«. Aber Hahnemann gebührt das Verdienst, diese überlieferten Erfahrungen und Beobachtungen wieder bekannt gemacht und in seiner Homöopathie konsequent genutzt zu haben.

Nicht nur die Homöopathie und Biochemie arbeiten nach der Ähnlichkeitsregel. Auch in der offiziellen Medizin gibt es Verfahren, die sich grundsätzlich ebenfalls aus dieser Regel ergeben. So injiziert man bei Impfungen zum Teil Krankheitserreger, die für den Menschen zwar unschädlich sind, aber denen ähneln, die zur akuten Infektionskrankheit führen können. Auf diese Weise werden die Abwehr- und Selbstheilungsregulationen gleichfalls aktiviert. Und zur Hyposensibilisierung bei Allergien verabreicht man genau die Substanzen, die zur Überreaktion führen, in hoher Verdünnung. Dadurch gewöhnt sich der Körper allmählich daran, und schließlich treten keine allergischen Symptome mehr auf.

Auch die Schulmedizin kennt die Ähnlichkeitsregel

Impfungen

Allergien

Gewiß, das läßt sich nicht eins zu eins mit Homöopathie und Biochemie vergleichen. Es demonstriert aber, daß auch die offizielle Medizin Heilverfahren anwendet, deren Wirkungsweise der von Naturheilverfahren ähnelt, die sie oft so scharf kritisiert.

Erklären läßt sich die Ähnlichkeitsregel aus der Beobachtung, daß die schwachen Reize eines hochverdünnten Arzneistoffs im Körper in die gleiche Richtung wirken wie der starke Reiz der Krankheitsursache. Während der starke Reiz aber die Abwehr- und Selbstheilungsregulationen abschwächt oder lähmt, aktiviert der schwache Reiz des Arzneistoffs sie gezielt gegen die Ursachen einer Erkrankung.

Erklärung der Ähnlichkeitsregel

So betrachtet erscheint es nicht mehr widersinnig, wenn Ähnliches mit Ähnlichem behandelt wird. Man muß lediglich das Krankheitsgeschehen aus einem anderen Blickwinkel als die offizielle Medizin betrachten, schon wird das Ähnlichkeitsprinzip zu einer logisch begründeten Heilmethode.

Logisch begründete Heilmethode

Einige Vertreter der Biochemie sprechen davon, daß Schüßlers Therapie »Fehlendes mit Fehlendem« heilt. Das mag zur deutlicheren Abgrenzung gegen die Homöopathie noch vertretbar sein, ganz korrekt ist es aber nicht. Die Wirkstoffe der Biochemie gleichen keinen Mangel an anorganischen Salzen aus, sondern sorgen in erster Linie dafür, daß die von den Mineralstoffen abhängigen Zellfunktionen wieder normalisiert werden (Wirkungsweise der Schüßler-Salze, S. 172 ff.).

Verdünnung potenziert die Wirkung

Die praktische Alltagserfahrung lehrt uns, daß die Verdünnung eines Wirkstoffs (und das gilt nicht allein für Arzneistoffe) dessen Wirkung schwächt, während eine höhere Konzentration den erwünschten Effekt verstärkt. Das darf nicht auf Homöopathie und Biochemie übertragen werden. Im Gegenteil, hier verbessert die Verdünnung sogar die Wirksamkeit.

In der Biochemie verbessert die Verdünnung die Wirksamkeit

Diese Aussage läßt sich mit der »Schulweisheit« wieder nicht erklären. Die Grundlage bildet vielmehr das *Arndt-Schulz-Gesetz* (auch als »biologisches Grundgesetz« bezeichnet), das wir dem Psychologen *Rudolf Arndt* (1835–1900) und dem Pharmakologen *Hugo Schulz* (1853–1932) verdanken. Vereinfacht ausgedrückt besagt diese Regel:

Arndt-Schulz-Gesetz

Rudolf Arndt

Hugo Schulz

> Schwache Reize regen die Körperfunktionen an, mittelstarke hemmen sie, starke können sie derart schädigen, daß es zur Erkrankung kommt.

Obwohl diese Theorie nachvollziehbar ist, wird sie von der offiziellen Medizin noch nicht anerkannt.

Von der Schulmedizin nicht anerkannt

Legt man die Arndt-Schulz-Regel zugrunde, wird besser verständlich, weshalb die Verdünnung homöo-

Die Regel in der Biochemie

pathischer und biochemischer Wirkstoffe den therapeutischen Effekt nicht abschwächt, sondern verstärken kann. Unverdünnt üben sie zum Teil bereits einen mittleren Reiz aus, der Körperfunktionen stören und schwächen kann. Erst in der Verdünnung wirken sie als schwacher Reiz, der die gestörten Lebensfunktionen wieder anregt und stärkt. Dann können sie aus eigener Kraft die Krankheitsursachen überwinden.

Verdünnung regt die Lebensfunktionen an

Nur bei oberflächlicher Betrachtung und mangelnder Fachkenntnis erscheint es paradox, daß hohe und höchste Verdünnungen zum Teil besonders gut wirksam sein können. Anstatt von Verdünnung spricht man besser von *Potenzierung* (Verstärkung), das bringt genau zum Ausdruck, was mit der speziellen Zubereitung der Arzneistoffe erreicht wird.

Potenzierung

Auf Schüßlers Biochemie übertragen bedeutet dies, daß unverdünnte anorganische Salze keinen Heilreiz ausüben. Vielmehr werden sie in dieser Form mit der Nahrung zugeführt und für die Zellfunktionen, teilweise auch als Baustoffe für körpereigene Substanz verwendet. Zum Arzneimittel werden die Mineralsalze erst, wenn sie durch Verdünnung potenziert wurden. Nur in dieser Form können sie gezielt die gestörten Zellfunktionen normalisieren.

Unverdünnte anorganische Salze üben keinen Heilreiz aus

Durch Potenzierung werden sie zu Arzneimitteln

Homöopathie und Biochemie versetzen den Körper also in die Lage, mit Hilfe seiner Abwehr- und Selbstheilungsregulationen die Gesundheit wieder herzustellen. Das erklärt die gute, tiefgreifende Wirkung dieser Heilverfahren, die sich nicht auf Unterdrückung der Symptomatik beschränken. Zugleich werden damit aber auch die Grenzen dieser Behandlungsweise gezogen. Damit die schwachen Heilreize der anorganischen Wirkstoffe helfen können, muß der Körper darauf reagieren. Wenn das zum Beispiel bei schweren Krankheiten, ausgeprägten Schwächezuständen, stark reduzierten Immunfunktionen oder anderen ernsten Gesundheitsstörungen nicht mehr gelingt, kann der potenzierte Wirkstoff nichts ausrichten.

Keine Unterdrückung der Symptomatik

Grenzen der Biochemie

In solchen Fällen muß zunächst versucht werden,

Zunächst Besserung
durch übliche
Therapien

Homöopathisches
Arzneibuch

Ursubstanz
Dezimal- und Cente-
simalpotenzen

Medium sind
Alkohol, Wasser
und Milchzucker

Potenzstufe des
Arzneimittels

durch die üblichen Therapien eine Besserung herbeizuführen. Wenn das möglich ist, können auch die Abwehr- und Selbstheilungsregulationen wieder auf die schwachen Arzneireize reagieren und dazu beitragen, eine Krankheit vollständig auszuheilen. Mißlingt dieser Versuch, geht die Erkrankung ins chronische Stadium über oder endet tödlich.

In der Homöopathie verwendet man verschiedene Potenzstufen (Verdünnungen). Die biochemische Therapie hingegen begnügt sich mit D 6 und D 12. Die Zubereitung dieser Potenzen ist im *Homöopathischen Arzneibuch* (kurz *HAB*) genau vorgegeben. Das gewährleistet, daß alle homöopathischen Arzneimittel den Standardanforderungen genügen. Unter anderem wird im HAB präzis vorgeschrieben, wie das Verschütteln und Verreiben der Wirkstoffe zu erfolgen hat, damit die mechanische Einwirkung das optimal wirksame Arzneimittel hervorbringt. Darauf muß in diesem Buch nicht mehr weiter eingegangen werden.

Als Basis eines homöopathischen oder biochemischen Heilmittels dient die unverdünnte Ursubstanz. Sie wird stufenweise in der *Dezimal-*(Zehner-) oder *Centesimal-*(Hunderter-)*potenz* verdünnt. Als Medium dafür sind Alkohol, Wasser und Milchzucker gebräuchlich. Wenn in der Zehnerpotenz verdünnt wurde, erkennt man das an dem Buchstaben D hinter der Wirkstoffbezeichnung, bei der Verarbeitung in der Hunderterpotenz wird dem Wirkstoffnamen ein C zugefügt. In Deutschland verwendet man vornehmlich die D-Potenzen, im Ausland werden zum Teil die C-Potenzen häufiger gebraucht. Es gibt noch andere Potenzstufen, die in der Praxis allerdings kaum noch eine Rolle spielen. Die Biochemie verabreicht ausschließlich Dezimalpotenzen.

Hinter der Bezeichnung D oder C steht immer noch eine Zahl. Sie gibt die Potenzstufe des Arzneimittels an. So bedeutet zum Beispiel D 1, daß 1 Teil Ursubstanz mit 9 Teilen Verdünnungsmedium potenziert wurde. Wenn man D 1 wiederum mit 9 Teilen Medium

verdünnt, entsteht D 2 (und so fort). Bei den Hunder-
terpotenzen steht C 1 für die Zubereitung aus 1 Teil
Ursubstanz mit 99 Teilen Verdünnungsmittel. Wird
C 1 erneut mit 99 Teilen des Mediums verdünnt, ergibt
das C 2 (und so weiter).

Die Potenzen D 1–D 6 gelten als niedrige, D 7–D 12
als mittlere, D 13–D 20 als hohe und D 21–D 1000 als
höchste. Die hohen und höchsten Potenzen, bei denen
sich rein rechnerisch kein Molekül der Ursubstanz
mehr im Verdünnungsmittel befinden kann, wirken
zum Teil besonders gut, hauptsächlich bei chronischen
und psychischen Erkrankungen.

Niedrige bis höchste Potenzen

In der klassischen Homöopathie entscheidet die Potenz eines Wirkstoffs oft maßgeblich mit, ob eine Therapie anspricht oder versagt. Unter Umständen wirkt
ein Arzneistoff in einer bestimmten Potenz bei einem
Patienten hervorragend, bleibt in allen anderen Potenzen und/oder bei allen anderen Patienten aber nahezu
wirkungslos.

Potenz entscheidet über Wirksamkeit der Therapie

Da in der Homöopathie so viele Verdünnungsstufen
gebräuchlich sind, kompliziert das die Behandlung erheblich. Es erfordert eine qualifizierte Ausbildung, Erfahrung und oft auch viel Zeit, bis die im Einzelfall am
besten geeignete Potenz eines Wirkstoffs gefunden
wird. Dieser Arzneistoff kann aber nicht unbedingt bis
zur Heilung verabreicht werden. Nicht selten verändert sich das Krankheitsbild durch die Therapie, so
daß ein anderes Mittel in der richtigen Potenz verordnet werden muß.

Komplizierte Behandlung mit qua-lifizierter Ausbildung

Bei Schüßlers »abgekürzter« Homöopathie dagegen muß nicht lang nach der individuell passenden Potenz gesucht werden, sie verwendet nämlich nur D 6
und D 12. Überdies gab Schüßler zu jedem der Salze
an, in welcher Potenz es verabreicht werden muß. Da
bleibt kein Spielraum mehr für eine individuelle Auswahl, was die Biochemie erheblich vereinfacht. Deshalb kann sie bei leichteren Erkrankungen auch zur
Selbsthilfe oder zur Begleittherapie bei fachlich behandelten Krankheiten angewendet werden.

Schüßler schreibt die Potenz vor

Selbsthilfe bei leich-ten Erkrankungen

Wirkungsweise der Schüßler-Salze

Im Verlauf seiner umfangreichen Forschungsarbeit gelangte Schüßler zu dem Ergebnis, daß von den zahlreichen Mineralstoffen und Spurenelementen lediglich Ferrum (Eisen), Kalium, Kalzium und Magnesium in ihren jeweiligen chemischen Verbindungen mit Chlor, Phosphor- und Schwefelsäure sowie Silicea notwendig sind, um »sämtliche Krankheiten, welche überhaupt heilbar sind«, wirksam zu behandeln. Diese Beschränkung auf wenige anorganische Salze kann vor dem Hintergrund der heute weit besseren Kenntnisse vom Mineralstoffhaushalt durchaus kritisch hinterfragt werden. Grundsätzlich wird sie aber durch die praktische Erfahrung bestätigt.

Beschränkung auf wenige anorganische Salze

Allerdings muß hier angemerkt werden, daß bislang kaum Untersuchungen durchgeführt wurden, um mögliche therapeutische Wirkungen anderer anorganischer Salze nachzuweisen. Ausreichende Kenntnisse liegen praktisch nur zu den Originalsalzen nach Schüßler vor. Demnach kann es überhaupt keine praktischen Erfahrungen mit anderen Arzneistoffen geben.

Versuche mit Leichenteilen

Bei der Auswahl der nach seiner Theorie notwendigen Salze stützte sich Schüßler unter anderem auf Versuche mit Leichenteilen, die er verbrennen ließ. In der verbleibenden Asche ermittelte er den Gehalt an anorganischen (nicht brennbaren) Stoffen. So konnte er oft nachweisen, daß zwischen der Krankheit eines Verstorbenen und Störungen des Mineralstoffhaushalts in den Zellen eine Beziehung bestand. Solche Ergebnisse trugen mit dazu bei, die biochemische Therapie zu verbessern und zu bestätigen.

Die Schüßler-Salze gehören zu den wichtigsten anorganischen Bestandteilen des Körpers

Die 12 Schüßler-Salze gehören nach der biochemischen Theorie zu den wichtigsten anorganischen Bestandteilen des lebenden Körpers. Nach Schüßlers Lehrmeinung kann man sie wie folgt den verschiedenen Gewebetypen zuordnen:

Blut

Blut, das »flüssige Gewebe«, transportiert alle Nähr-, Vitalstoffe und Sauerstoff durch den Körper, deshalb sind darin alle notwendigen anorganischen Salze enthalten. Besonders wichtig ist Ferrum (Eisen), das den Sauerstofftransport und die Ausscheidung von Kohlensäure ermöglicht.

Bindegewebe enthält Zellen und die Zwischenzell-substanz, die aus einer Art »Kitt« mit eingelagerten Fasern besteht. Es kommt überall im Körper vor und sorgt unter anderem für die Umhüllung und Einbettung von Organen, überdies wirkt es bei den Immunfunktionen mit. Der wichtigste anorganische Stoff im Bindegewebe ist Silicea, ferner kommt noch Fluor in Bindung an Kalzium vermehrt vor.

Bindegewebe

Muskelgewebe besitzt kleine Fasern, die sich bei Bedarf zusammenziehen und so Bewegungen ermöglichen. Man unterscheidet die unwillkürlich arbeitende glatte Muskulatur (etwa zur Gefäßregulierung, an inneren Hohlorganen) und die willkürlich zu beeinflussende quergestreifte Muskulatur, die für die Bewegungen des Skeletts zuständig ist, sowie als Sonderform den Herzmuskel, der aus beiden Muskelarten besteht. Die Muskulatur benötigt für ihre Funktionen besonders reichlich Ferrum, Kalium und Magnesium in ihren Bindungen an Chlor, Phosphor- und Schwefelsäure.

Muskelgewebe

Nerven-/Gehirngewebe benötigt vornehmlich Kalzium, Magnesium und Natrium, aber auch die anderen Schüßler-Salze. Erst diese anorganischen Wirkstoffe ermöglichen zum Beispiel die Reizleitung in den Nerven, die geistigen Leistungen des Gehirns und nicht zuletzt auch die psychischen Funktionen. Wie weiter vorne bereits erwähnt, muß das Gehirn für seine geistigen Leistungen vor allem genügend Phosphor erhalten, das ihm in chemischer Verbindung mit Kalzium, Magnesium und Natrium zugeführt wird.

Nerven-/ Gehirngewebe

Knochen-/Knorpelgewebe verwendet hauptsächlich Kalzium und Magnesium als Baustoffe, die den Knochen Festigkeit verleihen. Außerdem spielen hier noch phosphorhaltige Verbindungen sowie das an Kalzium gebundene Spurenelement Fluor wichtige Rollen.

Knochen-/ Knorpelgewebe

Biochemische Definition der Gesundheit

Aus der Sicht der Biochemie kann Gesundheit als ein Zustand definiert werden, in dem die Zellen alle anorganischen Wirkstoffe in ausreichender Menge und im richtigen Verhältnis zueinander erhalten. Nur unter dieser Voraussetzung können sie ihre zahlreichen Lebensfunktionen problemlos wahrnehmen. Zur Krankheit kommt es, wenn die anorganischen Stoffe nicht ausreichend und/oder nicht im richtigen Verhältnis zueinander in den Zellen vorhanden sind. Als Folge werden die zellulären Lebensfunktionen unterschiedlich stark gestört. Das beginnt mit noch nicht krankhaften Zuständen, wie allgemeine Leistungsschwäche, chronische Müdigkeit, Erschöpfung, Immunschwäche und vorzeitiges Altern. Später treten dann die ersten Gesundheitsstörungen mit Krankheitswert auf, schließlich können schwere Erkrankungen entstehen.

Wie kommt es zur Krankheit?

Störung zellulärer Lebensfunktionen

Die moderne Medizin versteht die biochemischen Lebensvorgänge heute viel besser als zu Schüßlers Zeiten und kennt auch die Ursachen vieler Krankheiten genauer. Deshalb kann man aus heutiger Sicht der obigen Definition von Gesundheit und Krankheit nicht mehr uneingeschränkt zustimmen, neben den anorganischen Wirkstoffen spielen auch viele andere Faktoren noch eine Rolle. Aber es steht nach wie vor außer Frage, daß ein Mangel an anorganischen Stoffen und/oder ein unausgewogenes Verhältnis der verschiedenen Wirkstoffe zueinander von erheblicher Bedeutung bei der Entwicklung von Erkrankungen sein kann, zum Teil auch andere Krankheitsfaktoren begünstigt und verstärkt.

Heute keine uneingeschränkte Zustimmung

Die biochemische Therapie darf nicht mißverstanden werden: Ihre Aufgabe besteht nicht darin, Mangelzustände auszugleichen. Bei Bedarf muß die Ernährung durch Ergänzungsmittel mit Mineralstoffen und Spurenelementen angereichert werden, um die ausreichende Versorgung zu sichern.

Ergänzungsmittel mit Mineralstoffen und Spurenelementen

Die biochemischen Arzneistoffe wirken ähnlich wie Homöopathie in erster Linie auf der feinstofflichen Ebene. Das heißt, die in ihnen enthaltenen Informationen sorgen dafür, daß alle biochemischen Lebensfunktionen normalisiert und stabilisiert werden.

Welche der anorganischen Stoffe zu einer Therapie indiziert sind, richtet sich nach den individuellen Umständen. Es ist durchaus möglich und gebräuchlich, mehr als ein biochemisches Medikament zu verabreichen, um alle Krankheitsursachen erfassen zu können. Dabei muß lediglich beachtet werden, daß man sie nicht gleichzeitig einnimmt, sondern mit ausreichendem zeitlichem Abstand. Andernfalls könnte die Wirkung verfälscht oder gar aufgehoben werden. Im Zweifel sollten derartige Fragen mit dem Mediziner abgeklärt werden.

Nicht gleichzeitig einnehmen

Individuelle Auswahlkriterien

Jede Therapie hängt von der Art der Krankheit, den Symptomen und dem Verlauf sowie vom Zustand des einzelnen Patienten ab. Im Grunde wird also jede Behandlung individuell durchgeführt. Der Schulmedizin stehen bei den meisten Erkrankungen einige Arzneistoffe zur Verfügung. Die individuelle Therapie beschränkt sich in der Regel darauf, aus diesen Standardmitteln eines zu verordnen, das dem Patienten vermutlich am besten hilft und gut vertragen wird. Zum Teil kommt noch die dem Einzelfall angemessene Dosierung hinzu, aber damit erschöpft sich die individuelle Therapie bereits.

Jede Behandlung wird individuell durchgeführt

In der Schulmedizin wird ein Standardmittel ausgewählt

Ganz anders verhält es sich mit vielen Naturheilverfahren, speziell Homöopathie und Biochemie. Hier wird nicht mit wenigen »Gegenmitteln« allopathisch behandelt, sondern sehr gründlich abgewogen, welcher Wirkstoff der Ganzheit von Körper, Geist und Psyche des einzelnen Patienten am besten gerecht wird. Das Ganzheitsprinzip steht in der Naturmedizin nämlich in hohem Ansehen.

Hohes Ansehen des Ganzheitsprinzips

Daraus erklärt sich mit, weshalb man mit Naturheilmitteln oft bessere Wirkungen als mit der Allopathie erzielen kann, sogar dann noch, wenn die Schulmedizin bereits aufgegeben hat. Wer den Menschen als Ganzheit versteht, erkennt genauer die eigentlichen Krankheitsursachen und kann sie gezielt behandeln. Die Schulmedizin mit ihrem eingeschränkten Verständnis des Patienten bleibt häufig zu oberflächlich und vermag deshalb nur die Symptomatik zu unterdrücken. Das wird leicht mit Heilung verwechselt. Naturheilverfahren dagegen regen die körpereigenen Abwehr- und Selbstheilungsregulationen so an, daß sie die wahren Krankheitsursachen überwinden, also tatsächlich heilen.

Besonders ausgeprägt ist die individuelle Ganzheitstherapie in der Homöopathie. Die zahlreichen Arzneistoffe ermöglichen eine für jeden Patienten »maßgeschneiderte« Therapie mit optimalen Erfolgschancen. Nicht selten gibt es für die gleiche Krankheit in der Homöopathie 10, 20 oder mehr Arzneistoffe, damit jeder Einzelfall individuell behandelt werden kann. Wenn also zum Beispiel 20 Patienten mit der glei-chen Erkrankung homöopathisch behandelt werden, kommt es durchaus vor, daß jeder von ihnen einen anderen homöopathischen Arzneistoff erhält, der genau zu ihm paßt. Nicht vergessen darf man dabei, daß alle diese Wirkstoffe auch in verschiedenen individuellen Potenzen verordnet werden können. Dadurch läßt sich die Therapie noch genauer dem einzelnen Patienten anpassen.

Schließlich muß berücksichtigt werden, wie sich das Krankheitsbild durch die schwachen Reize der Homöopathie im Verlauf der Behandlung verändert. Nicht selten paßt das ursprünglich ausgewählte homöopathische Mittel irgendwann nicht mehr gut genug zur Krankheit. Dann muß es gegen einen Arzneistoff ausgetauscht werden, der wieder »maßgeschneidert« paßt. Unter Umständen wird das im Verlauf einer Erkrankung mehrmals notwendig.

Aus diesen Besonderheiten resultiert, daß die homöopathische Therapie oft kompliziert und zeitauf-

Naturheilverfahren regen die Abwehr- und Selbstheilungs kräfte an

Homöopathie ermöglicht eine maßgeschneiderte Therapie

Veränderung des Krankheitsbildes muß berücksichtigt werden

wendig ist. Zur Auswahl eines individuell angezeigten Homöopathikums können bei der ersten Untersuchung bis zu 3 Stunden umfassender Diagnose erforderlich werden.

Homöopathische Therapie ist oft kompliziert

Die biochemische Therapie besteht lediglich aus wenigen anorganischen Salzen in den Potenzen D 6 und D 12. Deshalb nennt man sie ja auch die »abgekürzte« Homöopathie. Diese Beschränkung erleichtert die Behandlung im Vergleich zur klassischen Homöopathie ungemein. Allerdings läßt sich die Behandlung mit den biochemischen Salzen nicht so fein wie bei der Homöopathie auf jeden einzelnen Patienten einstellen. Wenn nur 12 anstatt über 2000 Wirkstoffe zur Verfügung stehen, schränkt das die »maßgeschneiderte« Therapie naturgemäß erheblich ein.

Behandlung mit Schüßler-Salzen ist einfacher

Aus der Sicht der Biochemie bildet das jedoch kein Problem. Nach Schüßler entstehen Krankheiten hauptsächlich, weil der Mineralstoffhaushalt in den Zellen gestört ist. Daher genügen die wenigen anorganischen Salze der biochemischen Therapie, um praktisch alle Erkrankungen zu behandeln.

Entstehung der Krankheiten nach Schüßler

Geht man etwas kritischer an diese Lehrmeinung heran, kann sie nicht zufriedenstellen. Nur 12, mit den umstrittenen Ergänzungsstoffen maximal 17 anorganische Stoffe sollen über Gesundheit oder Krankheit entscheiden? Wer sich mit dieser Vereinfachung nicht anfreunden kann, sollte immer individuell entscheiden, ob die biochemische Therapie genügt oder besser die vielfältigeren Möglichkeiten der klassischen Homöopathie genutzt werden sollten. Beide Heilverfahren besitzen ihre Berechtigung, weisen Stärken und Schwächen auf. Wenn das im Einzelfall stets berücksichtigt wird, erhält man immer für jeden Patienten die optimale Therapie.

Schüßlers Mineralsalze im Überblick

Vitalstoffe

Mineralstoffe und Spurenelemente gehören zusammen mit den Vitaminen zu den Vitalstoffen. Sie müssen dem Körper regelmäßig ausreichend zugeführt werden, damit die Zellen alle Lebensfunktionen störungsfrei leisten können. Dazu ist eine vollwertige Ernährung notwendig, die unter Umständen durch Diätmittel mit Vitalstoffen ergänzt werden kann.

Anorganische Wirkstoffe sind noch nicht vollständig erforscht

Welche Mineralsalze sind lebenswichtig?

Während die Vitamine heutzutage recht genau bekannt sind, weil sie schon länger erforscht werden, bleiben bei den anorganischen Vitalstoffen (insbesondere bei den Spurenelementen) noch manche Fragen offen. So ist zum Beispiel noch nicht einmal genau bekannt, welche Mineralsalze und Spurenelemente überhaupt lebenswichtig sind. Manche Forscher gehen davon aus, daß nahezu alle Elemente der Erdkruste (die radioaktiven vermutlich ausgenommen) lebensnotwendig sind. Andere vertreten die Auffassung, daß wir ungefähr 30–40 anorganische Vitalstoffe benötigen. Zuverlässig läßt sich das derzeit noch nicht beantworten.

Die 12 Schüßler-Salze allein genügen nicht zur umfassenden Versorgung

Weitgehend unstrittig ist indes, daß die 12 Schüßler-Salze nicht genügen. Zwar gehören sie zu den wichtigsten anorganischen Vitalstoffen, aber sie können unmöglich für alle Lebensfunktionen in den Zellen ausreichen. Das gilt auch dann, wenn man die später eingeführten Ergänzungsstoffe noch dazu rechnet.

Das bedeutet jedoch nicht, daß Schüßler sich gewaltig geirrt hat, zu seinen Lebzeiten war von Mineralstoffen und Spurenelementen erst sehr wenig bekannt. Deshalb erscheint es schon als anerkennenswerte Leistung, daß er die lebenswichtige Bedeutung der 12 Salze erkannte. Mit dem heutigen Wissen würde er wahrscheinlich auch mehr anorganische Wirkstoffe in die Biochemie aufnehmen.

Heute würde Schüßler mehr anorganische Wirkstoffe aufnehmen

Leider fanden sich bisher noch keine Mediziner, die in Studien erprobten, ob auch andere Mineralstoffe und Spurenelemente nach Schüßlers Regeln zur biochemischen Therapie geeignet sind. Wenn diese Aufgabe einmal systematisch in Angriff genommen wird, bestätigt sich vermutlich, daß eine Reihe weiterer anorganischer Salze ebenfalls für die Biochemie angezeigt ist. Das verbessert dann die Möglichkeiten einer individuellen Behandlung deutlich.

Aber schon jetzt muß die Therapie nicht auf diese anderen Wirkstoffe verzichten. Da sie in der Homöopathie gebräuchlich sind, kann die klassische Biochemie bei Bedarf durch homöopathisch zubereitete anorganische Arzneistoffe ergänzt werden.

Ferrum – Silicea

Diese beiden Spurenelemente gehören auch aus schulmedizinischer Auffassung zu den lebenswichtigen anorganischen Vitalstoffen.

Ferrum (Eisen) ist wohl allgemein bekannt als Bestandteil des roten Blutfarbstoffs Hämoglobin. Seine wichtigste Aufgabe besteht darin, den Sauerstoff im Blut zu allen Zellen und Geweben zu transportieren, wo er für zahlreiche Lebensfunktionen benötigt wird. Bei Eisenmangel kommt es zur Anämie (Blutarmut) mit gestörter Sauerstoffversorgung des Körpers.

Die Anämie gehört nicht zu den Indikationen von Ferrum in der Biochemie, dazu werden die Eisenverbindungen unverdünnt verabreicht. Vielmehr geht die Schüßler-Therapie davon aus, daß Eisenmangel noch zu einigen anderen Gesundheitsstörungen führt, die mit *Ferrum phosphoricum D 12* behandelt werden können.

Besonders wichtig sind Entzündungen im 1. Stadium, wenn eine Schwellung ohne Absonderung besteht. Ferner kann Ferrum die Darmwand und Darmmuskulatur so stören, daß Durchfall, zum Teil auch Darmträgheit eintritt. Allgemein kann das potenzierte Spurenelement noch zur Aktivierung der Abwehr- und

Gehören zu den lebenswichtigen Vitalstoffen

Wichtigste Aufgabe von Ferrum

Anämie

Heilanzeigen

Selbstheilungsregulationen, bei Blutungen und Schwächezuständen indiziert sein.

Die besten therapeutischen Ergebnisse erzielt man oft bei zierlichen oder mageren, nicht sonderlich kräftigen Menschen.

Silizium ist das zweithäufigste Element

Silicea (Kieselsäure)

Das chemische Element *Silizium* kommt nach Sauerstoff am häufigsten auf unserem Planeten vor. Aus seiner Verbindung mit Sauerstoff entstehen verschiedene Formen, darunter *Silicea* (Kieselsäure). Dieses Spurenelement gehört zu den »Urstoffen des Lebens«, denn es war schon vor Jahrmillionen an der Entstehung der ersten einfachen Lebensformen auf der Erde beteiligt.

Aufgaben von Silicea

Ob Mensch, Tier oder Pflanze, alle benötigen Silicea für ihre Lebensfunktionen. Im menschlichen Organismus trägt es vor allem zur Elastizität und Festigkeit der Blutgefäße, des Bindegewebes und anderer Gewebe bei, aktiviert die Abwehrfunktionen des Bindegewebes, beeinflußt Hautfunktionen, Haar- und Nagelwachstum günstig, fördert die Vernarbung von Wunden und Knochenbrüchen und sorgt schließlich mit für die Aufnahme von Kalzium aus der Nahrung.

Heilanzeigen

In der Therapie wird Kieselsäure zum Teil unverdünnt gebraucht, zum Beispiel bei ausgeprägter Bindegewebsschwäche, Verletzungen, Hautproblemen oder zum Schutz der Gefäße vor Arteriosklerose.

Bindegewebsschwäche

Die vor allem bei Frauen verbreitete Bindegewebsschwäche steht auch im Vordergrund der biochemischen Zubereitung *Silicea D 12*. Somit beugt es indirekt auch Krampfadern, Hämorrhoiden, Haut- und Haarproblemen, gestörter Wundheilung und anderen Folgen der Bindegewebsschwäche vor. Als weitere Heilanzeigen kennt die Biochemie noch chronische Entzündungen und Eiterungen (dann mit Kalzium sulfuricum D 6 kombiniert), Immunschwäche, vorzeitiges Altern, Arteriosklerose, Erschöpfungszustände und die Folgen chronischer Unterernährung.

Da Silicea sich sowohl unverdünnt als auch potenziert gut bewährt, muß je nach Einzelfall beurteilt werden, in welcher Zubereitungsform es verabreicht werden soll. Teils empfiehlt es sich, einleitend unverdünnte Kieselsäure anzuwenden und nach Besserung auf Silicea D 12 umzustellen. Besonders bei Bindegewebsschwäche kann die Therapie Monate bis Jahre dauern, ehe eine befriedigende und andauernde Wirkung eintritt. Diese lange Behandlungszeit kann toleriert werden, weil es praktisch keine anderen Heilmittel bei Bindegewebsschwäche gibt.

Lange Behandlungszeit

Kaliumverbindungen

Auch der Mineralstoff *Kalium* erfüllt lebenswichtige Aufgaben im Körper. In erster Linie ermöglicht er die bioelektrischen Vorgänge im Nerven- und Muskelgewebe (wie Reizleitung). Innerhalb der Zellen trägt er dazu bei, daß aus der Nahrung Energie gewonnen wird. Weitere Funktionen hat Kalium noch bei der Eiweißsynthese im lebenden Organismus sowie im Kohlenhydratstoffwechsel. Aber auch bei zahlreichen anderen biochemischen Prozessen wirkt das Mineralsalz mit. Es gibt spezielle Kaliumkanälchen, durch die es in die Zellen gelangt oder diese verläßt.

Lebenswichtige Aufgaben

Kaliummangel kommt nicht so häufig vor, normalerweise enthält die übliche Kost genug davon. Bei längerem Durchfall und/oder Erbrechen sowie beim Mißbrauch von Abführmitteln drohen allerdings ernste Mangelzustände, die schlimmstenfalls tödlich enden. In solchen Fällen ist die Anwendung von unverdünntem Kalium erforderlich. Die Biochemie verabreicht seine chemischen Verbindungen mit Chlor, Phosphor- und Schwefelsäure bei verschiedenen Indikationen.

Kaliummangel

Kalium chloratum D 6 gilt als wichtigstes Mittel bei Entzündungen im mittleren (2.) Stadium, bei denen zähe, weißliche oder weißlich-graue Absonderungen aus den entzündeten Gebieten austreten. Da Entzündungen überall im Körper vorkommen können, ergibt sich daraus eine lange Liste der Indikationen. Unter

Wichtigstes Mittel bei Entzündungen im 2. Stadium

Heilanzeigen

anderem bewährt sich Kaliumchlorid bei Bronchitis, Mandel-, Lungen-, Rippenfellentzündung, chronischen Blasen-Nieren-Entzündungen, entzündlichen Hautausschlägen, Sehnenscheiden- und Gelenkentzündungen. Ein Versuch kommt ferner bei Muskel- und/oder Gelenkrheumatismus, Prellungen, Blutergüssen und ähnlichen Verletzungen, Schwellungen, Blutgerinnungsstörungen und abnormen Heißhungeranfällen in Betracht. Bei den obigen Krankheiten, die mit Schmerzen einhergehen, wirkt Kaliumchlorid oft als gut verträgliches Schmerzmittel.

Wirkt besonders gut auf Nervensystem und Psyche

Heilanzeigen

Kalium phosphoricum D 6 wirkt wegen seiner chemischen Verbindung mit Phosphor besonders gut auf Nervensystem und Psyche. Die wichtigsten Indikationen sind nervöse und seelisch-geistige Störungen, wie Nervosität und Unruhe, Ermüdung bis hin zur Erschöpfung ohne erkennbare körperliche Ursachen, verminderte geistige Leistungsfähigkeit mit Gedächtnis- und Konzentrationsschwäche, Schlafstörungen und psychosomatische Krankheiten. Die Erschöpfung kann im Einzelfall zur allgemeinen Muskelschwäche mit Lähmungserscheinungen und/oder zur Herzmuskelschwäche führen.

Wirkt auch bei Blutreinigungskur

Neben diesen Hauptindikationen wird leicht vergessen, daß dieser Arzneistoff auch noch zur Entgiftung und Entsäuerung des Körpers im Rahmen einer »Blutreinigungskur« verabreicht werden kann. Ein Versuch ist ferner bei schlecht heilenden Wunden und Haarausfall indiziert. Fraglich scheint die Wirkung bei Diphtherie und Kinderlähmung, obwohl Schüßler selbst bei einer Diphtherie-Epidemie mit Kaliumphosphat Kindern das Leben gerettet haben soll. Heutzutage darf man sich bei so ernsten Krankheiten natürlich nicht allein auf Biochemie verlassen, sie kann allenfalls ergänzend neben der intensivmedizinischen Therapie angewendet werden.

Fragliche Wirkung bei Diphtherie und Kinderlähmung

Hilft im 3. Entzündungsstadium

Kalium sulfuricum D 6 wird hauptsächlich im fortgeschrittenen 3. Stadium von Entzündungen verabreicht, wenn schleimig-eitrige Absonderungen austreten. Daraus ergeben sich zahlreiche Indikationen, weil derartige Entzündungen überall im Körper auftreten können. Unter anderem gehören Hals-Nasen-Ohren-, Nebenhöhlen-, Bronchial-, Lungen-, Rippenfell-, Leber-, Nieren- und Magen-Darm-Entzündungen zu den möglichen Anwendungsgebieten von Kaliumsulfat. Auch einige Infektionskrankheiten (wie Masern, Scharlach) sollen gut darauf ansprechen, aber das macht die vorsorgliche Gabe von Antibiotika oft nicht überflüssig. Die schmerzlindernde Wirkung nutzt man bei rheumatischen Beschwerden.

Heilanzeigen

Besonders interessant ist, daß dieser Arzneistoff chronische Oberhaut- und Schleimhautentzündungen behandeln kann, die nach innen »umzuschlagen« drohen, also Komplikationen und Folgekrankheiten innerer Organe hervorrufen könnten. Dieses Risiko besteht auch dann, wenn Hautleiden massiv durch Antibiotika oder Kortison unterdrückt wurden. Vorsorglich sollte man solche Therapien durch Kaliumsulfat ergänzen, das nach Abheilung der Symptome noch einige Zeit verabreicht werden muß.

Wirkt auch bei Hautentzündungen

Kalziumverbindungen

Dieser Mineralstoff, in der Biochemie auch *Calcium* geschrieben, gehört zu den wichtigsten anorganischen Vitalstoffen. Mengenmäßig steht er an 1. Stelle aller Mineralsalze, ungefähr 1,5 % des Körpergewichts macht der Kalziumgehalt aus. Auch beim Tagesbedarf liegt Kalzium ganz vorne. Von allen anorganischen Stoffen ist es wohl am besten erforscht.

Gehört zu den wichtigsten anorganischen Vitalstoffen

Die bekannteste Aufgabe des Mineralstoffs besteht darin, den Knochen und Zähnen Festigkeit und Härte zu verleihen. Dazu wird es als Baustoff in die Skeletteile und Zähne eingebaut. Obwohl Knochen und Zähne so hart sind, finden auch darin ständig Auf-, Ab- und Umbauvorgänge statt, für die immer wieder Kalzium aus der Nahrung benötigt wird. Bekannteste

Hauptaufgabe

Folge von Kalziummangel ist die Osteoporose, bei der Knochensubstanz verlorengeht und die Knochenbrüchigkeit zunimmt.

Neben seiner Funktion als Baustoff für das Skelett wirkt Kalzium noch bei zahlreichen biochemischen Lebensfunktionen mit. Unter anderem wird es bei der Blutgerinnung, Nerven-Muskel-Erregbarkeit sowie bei vielen Stoffwechsel- und Enzymprozessen wirksam. Auch für Kalzium gibt es spezielle Kanälchen, durch die es in die Zelle eintreten oder sie verlassen kann.

Die Anwendungsgebiete von Kalzium in der Biochemie entsprechen nicht immer den Indikationen des unverdünnten Wirkstoffs. Die in der potenzierten Zubereitung enthaltenen Informationen entfalten noch weitere Heilwirkungen.

Zum Teil kann es (insbesondere bei Knochenkrankheiten) sinnvoll sein, zuerst Kalzium in der üblichen Form zu verabreichen, um möglichen Mangel rasch auszugleichen, und anschließend mit der biochemischen Zubereitung weiter zu therapieren, bis eine Krankheit vollständig ausgeheilt ist. Das muß je nach Einzelfall entschieden werden.

Calcium fluoratum D 12 wird zu Heilzwecken aus dem fein pulverisierten Flußspat hergestellt. Der anorganische Stoff wirkt vor allem auf Knochen, Zahnschmelz (Fluor) und die elastischen Bindegewebsfasern. Besonders interessant ist bei Fluorkalzium noch, daß diese härteste Substanz im Körper in potenzierter Form Verhärtungen erweichen und abbauen kann; das nutzt man versuchsweise bei Arteriosklerose und harten Tumoren.

Im Mittelpunkt der Heilanzeigen stehen Bindegewebsschwäche, Zahn- und Knochenschäden mit all ihren Folgen. Unter anderem gehören dazu Zahnschmelzdefekte (Karies – versuchsweise auch vorbeugend), Knochen- und Knochenhautentzündungen, Entkalkung der Knochen bei Osteoporose, Knochen- und Gelenkschmerzen, Bandscheibenschäden, Arteriosklerose, Krampfadern, Hämorrhoiden, Eingeweide-(Leisten-)brüche und die vor allem bei Frauen häufiger vorkommende Senkung innerer Organe. Die erweichende Wirkung kann bei Lymphknoten- und Brustdrüsenverhärtungen genutzt werden, allerdings erst, wenn durch rasche fachliche Untersuchung Krebs als Ursache ausgeschlossen wurde.

Calcium phosphoricum D 6 kann ähnlich wie Fluorkalzium bei Zahndefekten, Knochenkrankheiten und Bindegewebsschwäche verabreicht werden. Die wichtigste Indikation ist die gestörte Knochenbildung bei Kalziummangel. Das potenzierte Kalziumphosphat kann natürlich den Mangel nicht beseitigen, sorgt aber dafür, daß Kalzium besser aufgenommen und verwertet wird. Das setzt die ausreichende Zufuhr mit der Nahrung und Diätmitteln voraus.

Eine weitere wichtige Heilanzeige kann Blutarmut mit abnormer Ermüdung und ähnlichen unspezifischen Symptomen sein. Auch hier gilt, daß die Wirkung nur möglich ist, wenn genügend Eisen zugeführt wird. Unsicher sind einige andere Anwendungsgebiete, wie Allergien, Kopfschmerzen, Immunschwäche mit erhöhter Infektionsanfälligkeit, Unterstützung während der Schwangerschaft und in der Rekonvaleszenz. In diesen Fällen kann der Wirkstoff zwar versucht werden, oft eignen sich aber andere Arzneimittel besser.

Bei hartnäckiger Nervosität und nervöser Erschöpfung, die auf andere Therapien nicht zufriedenstellend ansprechen, kann durch den Phosphatanteil im Einzelfall noch eine Besserung erreicht werden.

Calcium sulfuricum D 6 nimmt eine Sonderstellung ein. Anfangs schätzte Schüßler es zur Entgiftung des Bindegewebes über die Leber. Damit erzielte er wohl keine befriedigenden Ergebnisse, deshalb strich er Kalziumsulfat später wieder aus der Liste seiner biochemischen Arzneistoffe. Es kann durchaus zutreffen, daß es entbehrlich ist, aber es wird auch über gute Wirkungen bei Eiterungen berichtet, z.B. Abszeß, Furunkel, Nasennebenhöhlen-, Mandelvereiterung, eitri-

Marginalien:

Wichtigste Indikation

Blutarmut

Unsichere Anwendungsgebiete

Hartnäckige Nervosität

Sonderstellung

Schüßler strich es aus seiner Liste

Hilft bei Eiterungen

ge Bronchitis und ähnliche eitrige Entzündungen. Dabei ist wichtig, daß der Eiter abfließen oder abgehustet werden kann. Wenn das nicht möglich ist, muß nach vorbereitender biochemischer Therapie chirurgisch behandelt werden.

Kombination mit Silicea D 12

Optimale Wirkungen erzielt man, wenn Kalziumsulfat mit Silicea D 12 kombiniert wird. Man darf die beiden aber nicht gleichzeitig einnehmen, mindestens 1 Stunde Abstand ist notwendig.

Magnesiumverbindungen

Ähnlich wichtige Rolle wie Kalzium

Im lebenden Organismus spielt dieses chemische Element eine ähnlich wichtige Rolle wie Kalzium. Gemeinsam bestimmen Magnesium und Kalzium die Festigkeit und Härte von Knochen und Zähnen. Darüber hinaus erfüllt der Mineralstoff viele andere Aufgaben. So hängen zum Beispiel viele Enzymprozesse, die Energiegewinnung in den Zellen, die Nerven-Muskel-Erregbarkeit und die Regulation der Blutgerinnung und Blutfette maßgeblich mit von Magnesium ab. Die Wirkung auf das Herz-Gefäß-System kann (zusammen mit der Normalisierung der Blutgerinnung und Blutfettwerte) Arteriosklerose, Thrombosen, Embolien und Herzinfarkt vorbeugen, aber auch zur Infarktnachsorge empfiehlt sich das Mineral.

Weitere Aufgaben

Antistreßmineral

Hervorzuheben ist schließlich noch die Wirkung als »Antistreßmineral«. Der Einfluß von Magnesium auf das Nervensystem und die an Streßreaktionen beteiligten Hormone der Nebennierenrinde schützen bis zu einem gewissen Grad vor den Folgen der Überlastung. Da Herz-Gefäß-Krankheiten (vor allem Infarkt) durch übermäßigen Streß begünstigt werden, wirkt Magnesium auch noch auf diesem Weg vorbeugend. Ein Beweis dafür ist die Beobachtung in wissenschaftlichen Studien, daß Infarktpatienten überwiegend an Magnesiummangel leiden.

Verabreichungsform

Ob Magnesium unverdünnt oder potenziert verwendet werden soll, läßt sich immer nur im Einzelfall beurteilen. Bei ausgeprägtem Magnesiummangel sowie zur Herz-Gefäß-Prophylaxe ist es zunächst oft angebracht, Magnesium in der üblichen Zubereitungsform zu verabreichen, um bald eine Wirkung zu erzielen. Danach kann bei Bedarf mit potenziertem Magnesium weiterbehandelt werden.

Magnesium phosphoricum D 6 wird in der Biochemie verwendet, andere Verbindungen sind nicht gebräuchlich. Es wirkt besonders deutlich auf das Nervensystem und die Muskulatur. Daraus ergeben sich als wichtigste Indikationen unterschiedliche Schmerz- und Krampfzustände, beispielsweise Magen-, Bauchschmerzen, Gallen-, Nierenkoliken, Schmerzen in der Herzgegend, Migräne, Kopf- und Nervenschmerzen. Versuchsweise kommt der Wirkstoff auch bei Afterkrämpfen durch Hämorrhoiden oder Afterrisse, gegen Gefäßkrämpfe mit lokalen Durchblutungsstörungen, bei Krampfhusten, schmerzhaften Menstruationsbeschwerden, Zahnschmerzen und »Zahnkrämpfen« bei Kleinkindern in Betracht.

Wirkt besonders auf das Nervensystem und die Muskulatur

Heilanzeigen

Die biochemische Magnesiumzubereitung wirkt auf das Herz-Gefäß-System oft nicht so gut wie die unverdünnte Form. Wenn aber keine akute Gefährdung (wie drohender Infarkt, Thrombose, Embolie) vorliegt, kann zur Therapie auch das potenzierte Magnesium verabreicht werden.

Manche Autoren geben an, daß Magnesiumphosphat die Cholesterinwerte senkt, aber diese Wirkung ist unsicher. In Anbetracht der Bedeutung hoher Cholesterinwerte bei Arteriosklerose und Infarkt sollte zumindest bis zur Normalisierung der Blutwerte Magnesium unverdünnt gebraucht werden. Danach kann man versuchen, ob die biochemische Zubereitung den Cholesterinspiegel dauerhaft kontrolliert (dazu ist aber auch noch eine Diät erforderlich).

Senkung der Cholesterinwerte ist unsicher

Wenn unverdünntes Magnesium zu hoch dosiert wird, kann es zu Durchfall, im Extremfall sogar zur abnormen Schläfrigkeit (Magnesiumnarkose) kom-

Durchfall bei zu hoher Dosierung

men. Dann unterbricht man die Anwendung sofort. Vom biochemisch zubereiteten Magnesiumphosphat drohen solche Nebenwirkungen nicht.

Natriumverbindungen

Auch dieser Mineralstoff gehört zu den lebenswichtigen Elementen. Allgemein bekannt ist die Verbindung Natriumchlorid (Kochsalz), die vorwiegend beim Wasserhaushalt mitwirkt. Zwar gilt Kochsalz heute auch als Krankheitsfaktor, aber das trifft seltener als gemeinhin angenommen zu. In erster Linie ist Natriumchlorid ein lebenswichtiger Mineralstoff, Salzmangel kann rasch zum Tod führen. Verschiedene unklare Gesundheitsstörungen, z. B. Verwirrtheitszustände im Alter, erklären sich nicht selten aus Kochsalzmangel.

Zwischen dem Zellinneren und dem Raum um die Zellen herum besteht ein Natriumkonzentrationsgefälle, das für viele Zellfunktionen notwendig ist. Durch spezielle Kanälchen tritt Natrium in die Zellen ein und verläßt sie wieder. Darüber hinaus wirkt der Mineralstoff noch bei den Herz-Kreislauf-Funktionen mit und ermöglicht die Erregbarkeit von Nervenzellen.

Die biochemischen Natriumzubereitungen können den Wasserhaushalt nicht direkt beeinflussen, dazu ist das Mineralsalz unverdünnt notwendig. Auch Kochsalzmangel läßt sich nicht durch potenziertes Natriumchlorid beheben. Die Herz-Kreislauf-Funktionen sprechen auf die biochemische Zubereitung ebenfalls zu wenig an, allenfalls die Erregbarkeit der Nervenzellen könnte durch den schwachen biochemischen Reiz beeinflußt werden. Die Folgen von Natrium-/Kochsalzmangel müssen deshalb mit den üblichen Natriummedikamenten behandelt werden, für Natrium in potenzierter Form gelten andere Indikationen.

Natrium muriaticum (chloratum) D 6 nennt man in Biochemie und Homöopathie das potenzierte Kochsalz. Im Mittelpunkt seiner Wirkungen stehen Verdau-

Kochsalz

Lebenswichtiger Mineralstoff

Kochsalzmangel

Natriumkonzentrationsgefälle

Indikationen

Potenziertes Kochsalz

ungs- und Stoffwechselstörungen, die normalisiert und angeregt werden. Die bessere Verdauung und Verwertung der Nahrung hilft auch bei allgemeinen Schwäche- und Erschöpfungszuständen sowie bei Blutarmut (letzteres nur, wenn genug Eisen zugeführt wird). Ferner gehören zu den Indikationen im Verdauungs- und Stoffwechselbereich noch Appetitmangel und Abmagerung, die mit Erschöpfung und Schwäche in Beziehung stehen können. Darüber hinaus wirkt Natriumchlorid oft günstig bei Rheuma und den damit verbundenen Gelenk- und/oder Muskelschmerzen. Als weitere Indikationen werden Ausschlag, Ekzem, Akne, Wundliegen und andere Hauterkrankungen angegeben, aber hier ist die Wirksamkeit nicht sicher genug.

Natrium phosphoricum D 6 eignet sich ebenfalls bei verschiedenen Verdauungsstörungen, wie Durchfall, Erbrechen, Sodbrennen, Fettunverträglichkeit und Koliken innerer Hohlorgane (Magen, Darm, Gallenblase, Harnblase). Wenn der gesamte Organismus durch Fehlernährung übersäuert ist, kann ein Versuch mit diesem Mineralsalz auch angezeigt sein. Nach Besserung muß dann aber die übliche Kost umgestellt werden, weil sonst bald wieder Übersäuerung eintritt. Für Hautleiden gilt wie bei Natriumchlorid, daß die Wirksamkeit nicht ausreichend sicher scheint.

Der Phosphoranteil in diesem Mineralsalz empfiehlt es noch bei Störungen des Nervensystems, vor allem Nervosität, Unruhe und Schlafstörungen. Unter Umständen läßt sich die geistige Leistungsfähigkeit damit verbessern.

Natrium sulfuricum D 6 verwendet man unverdünnt als Glaubersalz bei Stuhlverstopfung. In potenzierter Form kann es allenfalls noch schwach abführend wirken. Deshalb gehört Verstopfung nicht zu den bevorzugten Indikationen. Ein Versuch ist möglich bei chronischer Darmträgheit, wenn es nicht auf baldige Stuhlentleerung ankommt, sondern die Darmfunktionen allmählich wieder normalisiert werden sollen. Der schwache Reiz, den das potenzierte Abführmittel

Wirkungen

Indikationen im Verdauungs- und Stoffwechselbereich

Wirkt günstig bei Rheuma

Weitere Indikationen

Eignet sich ebenfalls gut bei Verdauungsstörungen

Übersäuerung

Störungen des Nervensystems

Glaubersalz bei Stuhlverstopfung

Glaubersalz ausübt, kann zum Umkehreffekt führen, also Durchfall heilen.

Als wichtige Indikationen kennen wir noch Darm-, Leber-, Gallenblasen- und Bauchspeicheldrüsenerkrankungen, ungenügende Verwertung der Nahrung, Mangelernährung mit Untergewicht und allgemeine Entgiftung durch Anregung der Leberfunktionen. Sobald die Giftbelastung im Körper reduziert wurde, können auch deren Folgen für die Haut (wie Ausschlag, schlecht heilende Wunden und Geschwüre, vorzeitige Hautalterung) gebessert werden. Teilweise spricht Gelenkrheuma auf die Entgiftung gleichfalls gut an.

Die Wirksamkeit von Natriumsulfat bei Hautleiden und Rheuma ist allerdings nicht ausreichend sicher, deshalb wird man das Mineralsalz oft durch andere Naturheilverfahren ergänzen. Schließlich sagt man Natriumsulfat noch gute Wirkung bei Bronchialasthma nach. Im Einzelfall kann das zutreffen, als Standardmittel kommt dieses Mineralsalz bei Asthma jedoch nicht in Betracht.

Bei Übergewicht kann dieses Schüßler-Salz begleitend zur immer notwendigen Reduktionskost verabreicht werden. Die Wirkung ergibt sich vor allem aus der Anregung der Verdauungs- und Stoffwechselprozesse. Bei Bedarf müssen die Folgen von Übergewicht, etwa hohe Blutdruck-, Blutfett- und/oder Blutzuckerwerte, Bandscheiben- und Gelenkschäden durch Überlastung, zusätzlich gezielt durch andere Heilverfahren behandelt werden.

Auf Dauer hilft diese Therapie jedoch nur, wenn die übliche Ernährungsweise konsequent reformiert wird, andernfalls kehrt das Übergewicht mit all seinen Folgen über kurz oder lang unweigerlich zurück.

5 Ergänzungsmittel

Ursprünglich verwendete Schüßler 12 Mineralsalze, später verzichtete er auf Calcium sulfuricum (s. S.

183). Seine Nachfolger hingegen versuchten zum Teil, die therapeutischen Möglichkeiten der Biochemie zu erweitern, indem sie verschiedene andere anorganische Wirkstoffe in die Therapie einführten. Bei den konservativen Anhängern Schüßlers stieß das auf scharfe Kritik, sie fordern noch immer, daß die »reine Lehre« strikt eingehalten wird.

Aber abgesehen von der Tradition gibt es keinen vernünftigen Grund, alle Ergänzungsmittel so strikt abzulehnen. Die starre Beachtung ursprünglicher Lehren kann auch zum schwerwiegenden Nachteil werden, das gilt übrigens nicht nur für die Biochemie, sondern auch in der Homöopathie.

Es gibt keinen Grund, die Ergänzungsmittel abzulehnen

Einen Teil dieser Mineralsalze konnte Schüßler ja überhaupt noch nicht erproben und beurteilen, weil sie zu seinen Lebzeiten nicht oder nur oberflächlich bekannt waren. Vermutlich würde er heute dank der umfangreicheren Kenntnisse von den anorganischen Vitalstoffen auch mehr als die klassischen 11 bzw. 12 Salze verwenden. Die praktische Erfahrung lehrt jedenfalls, daß die Ergänzungssalze bei ihren Indikationen ebenfalls zu guten therapeutischen Ergebnissen führen können.

Zu Schüßlers Zeiten waren einige noch nicht bekannt

Gute therapeutische Ergebnisse

Um 1930 wurde die Biochemie zunächst um 5 Ergänzungsmittel erweitert, und zwar 3 Kaliumverbindungen, 1 Lithium- und 1 Manganverbindung. Inzwischen können diese auch als »klassische« Wirkstoffe der biochemischen Therapie betrachtet werden. Später kamen noch 7 weitere Mineralsalze hinzu, z. B. Arsen, Kupfer und Zink, die allerdings wenig Bedeutung erlangten. Deshalb beschränken wir uns hier auf die oben genannten Ergänzungsstoffe.

Für die Antlitzdiagnose sind alle zusätzlichen Mineralsalze bedeutungslos, weil dazu keine Beschreibungen Schüßlers vorliegen. Der Vollständigkeit halber sollen sie aber kurz vorgestellt werden.

Für die Antlitzdiagnose bedeutungslos

Kalium arsenicosum D6 verbindet den Mineralstoff Kalium mit dem giftigen Arsen, das in potenzierter Form nicht mehr gefährlich ist. Die Biochemie gibt diese Verbindung vor allem bei den heute verbreiteten psychosomatischen Krankheiten, bei denen seelische Einflüsse zu körperlichen Beschwerden führen. Ferner kommt ein Versuch bei Hautleiden (wie Ekzem, Schuppenflechte) und Herzschwäche in Betracht. Ob der Wirkstoff bei diesen Indikationen allein genügt oder durch andere Heilmittel ergänzt werden muß, läßt sich immer nur im Einzelfall beurteilen.

Kalium bromatum D 6 besteht aus dem Mineralstoff und Salzen der Bromsäure. Lange Zeit wurde Brom als Beruhigungs- und Schlafmittel verabreicht, heute gilt es bei diesen Heilanzeigen als veraltet, insbesondere auch wegen möglicher Nebenwirkungen. Die Biochemie verwendet Kaliumbromat bei nervösen und seelischen Störungen, Asthma und Bronchitis. Die therapeutischen Ergebnisse fallen unterschiedlich aus, gelegentlich können sogar ernste psychische Erkrankungen (Psychosen) günstig beeinflußt werden.

Brom kann in unverdünnter Form zur Bromakne führen. Der Umkehreffekt der potenzierten Kalium-Brom-Verbindung dagegen heilt akneartige Hauterkrankungen mit vermehrter Talgabsonderung, Entzündungen und Eiterungen.

Kalium jodatum D 6 wird wegen des Jodanteils unverdünnt zur Kropfprophylaxe sowie als auswurffördendes Mittel bei Bronchitis genutzt. Zum Teil wird auch Arteriosklerose als Indikation angegeben, aber das ist nicht hinreichend geklärt. Die biochemische Zubereitung kann ebenfalls bei Entzündung der Bronchien verabreicht werden, außerdem lohnt sich ein Versuch bei Blutdruckstörungen. Im Einzelfall wird von guten Ergebnissen bei tuberkulösen Hauterkrankungen berichtet, aber Tuberkulose erfordert natürlich immer fachliche Therapie.

Unverdünnt kann Jod zu Schnupfen, Bronchitis, Bindehautentzündung, Magen-Darm-Katarrh, Jodakne und Funktionsstörungen der Schilddrüse führen. Das Risiko solcher Nebenwirkungen bleibt bei der potenzierten Form naturgemäß geringer, läßt sich aber nicht völlig ausschließen, z. B. bei längerer Anwendung. Überfunktion der Schilddrüse ist eine strenge Kontraindikation für Kalium jodatum. Zwar drohen bei der biochemischen Therapie weniger Nebenwirkungen als bei der unverdünnten Form, aber sie können trotzdem bedenklich werden. Nur im begründeten Einzelfall wird der Therapeut diese chemische Verbindung auch bei Überfunktion der Schilddrüse ausnahmsweise einmal verordnen.

Kontraindikation

Lithium chloratum D 6 gebraucht man unverdünnt bei Störungen des Harnsäurestoffwechsels, besonders bei Gicht, ferner bei Schilddrüsenüberfunktion, die zu einem akut kritischen Zustand führt. Als Psychopharmakon kann Lithium die manisch-depressive Krankheit bessern, führt allerdings auch zu erheblichen Nebenwirkungen. Ein Versuch ist schließlich bei Diabetes insipidus (nicht zu verwechseln mit Zuckerkrankheit) mit gestörter Harnausscheidung angezeigt.

Indikationen

Die potenzierte Form dieser Metallverbindung gebraucht die Biochemie ebenfalls bei gestörtem Harnsäurestoffwechsel und Gicht. Da Übersäuerung des Körpers aus naturmedizinischer Sicht auch Rheuma begünstigt, empfiehlt sich der Wirkstoff allgemein bei Gelenkrheuma. Der Einfluß auf die Nierenfunktionen kann Nierensteinleiden vorbeugen, insbesondere Harnsäuresteinen. Über die Auflösung von Steinen durch längere Anwendung von Lithium in potenzierter Form wird zwar berichtet, aber dabei handelt es sich um Einzelfälle. Mit fachlicher Zustimmung kann ein Versuch unternommen werden, am besten so früh wie möglich, weil kleinere Steine naturgemäß leichter als große aufzulösen sind.

Gicht

Gelenkrheuma

Auflösung von Nierensteinen nur im Einzelfall

Manganum sulfuricum D 6 weist als Hauptwirkungen die Aktivierung des Immunsystems und der Entgiftung des Körpers über die Leber auf. Mangan gehört zu den Schwermetallen und kann zur Vergiftung führen, wenn es z. B. im Bergwerk eingeatmet oder als Arzneimittel überdosiert wird. Bei der biochemischen Zubereitungsform besteht diese Gefahr nicht.

Hauptwirkungen

Als lebenswichtiges Spurenelement trägt Mangan unter anderem zum Fettstoffwechsel, Wachstum, zur Entgiftung und zur Bildung des roten Blutfarbstoffs Hämoglobin bei. Ferner ist es unentbehrlich für die Sexual- und Immunfunktionen sowie für die Knochen. Vorwiegend erfüllt es diese Aufgaben, indem es bei Enzymprozessen mitwirkt. Weitere Funktionen sind möglich, aber das Spurenelement wurde bisher noch nicht vollständig erforscht.

Mangan wirkt bei Enzymprozessen mit

In potenzierter Form regt Mangansulfat ebenfalls das Abwehrsystem an, beugt also Infektionskrankheiten vor oder aktiviert die Selbstheilungsregulationen, damit eine akute Infektion rasch aus eigener Kraft überwunden wird. Ferner verbessert das Mineralsalz die Leber-Gallenblasen-Funktionen, beugt Krankheiten dieses Organsystems vor oder trägt zu ihrer Heilung bei. Eine entgiftende Wirkung über die Leber wird auch beschrieben, aber es ist noch nicht ausreichend abgeklärt, ob zur Entgiftung das unverdünnte Mangan besser geeignet ist.

Mangansulfat

Verbessert die Leber-Gallenblasen-Funktionen

Schließlich kann die potenzierte Zubereitung bei der Parkinson-Krankheit verabreicht werden. Dabei erweist sich einmal mehr und besonders deutlich, daß die Ähnlichkeitsregel stimmt, wenn ein Wirkstoff in der richtigen Potenz angewendet wird. Zu den typischen Symptomen einer Manganvergiftung gehört nämlich die Schüttellähmung. Wenn der starke Reiz des unverdünnt überdosiert aufgenommenen Mangans dazu führt, kann folgerichtig der schwache Reiz der potenzierten Form die Schüttellähmung lindern.

Parkinson-Krankheit

Angewandte Biochemie

Wenn die biochemische Therapie fachlich verordnet wird, bestimmt der Mediziner die Zubereitungsform und Dosierung der Wirkstoffe. Dabei kann es im Einzelfall zu Verordnungen kommen, die von den hier genannten allgemeinen Grundsätzen abweichen. Dann muß die Verordnung befolgt werden, weil nur der Therapeut die Umstände des Einzelfalls kennen und bei seinen Anweisungen berücksichtigen kann. In einem Buch ist das aus der Ferne naturgemäß nicht möglich.

Bei der Selbsthilfe mit biochemischen Arzneistoffen gelten die nachstehenden Grundregeln und Empfehlungen. Besonders wichtig ist dabei noch, die Grenzen der Selbsthilfe strikt zu beachten, damit die selbständige Behandlung nicht zur Gefährdung führt.

Grenzen der Selbsthilfe beachten

Selbsthilfe oder fachliche Therapie

Die Zahl der Mediziner, die über Erfahrung mit der biochemischen Therapie verfügen, ist relativ gering. Mehrheitlich wird heute nämlich Homöopathie praktiziert. Oft ist man deshalb auf die biochemische Selbsthilfe geradezu angewiesen. Dann zahlt sich aus, daß die »abgekürzte« Homöopathie Schüßlers mit wenigen Arzneistoffen in den eindeutig vorgegebenen Potenzen auskommt. Besonders dem medizinischen Laien fällt es bei dieser begrenzten Anzahl von Wirkstoffen leichter, das für ihn am besten geeignete zu finden.

Biochemie kommt mit wenigen Arzneistoffen aus

Erleichtert wird die Selbsthilfe auch noch, weil biochemische Mittel in jeder Apotheke rezeptfrei erhältlich sind, in der Regel innerhalb weniger Stunden, wenn eines der Mineralsalze gerade nicht vorrätig ist. Nicht zuletzt kommt es der Selbsthilfe entgegen, daß die biochemische Behandlung zu keinen unerwünschten Nebenwirkungen führt und auch von Kindern und alten Menschen gut vertragen wird. Angesichts all dieser Vorzüge erscheint die Biochemie als ideales Heilverfahren zur Selbstbehandlung.

In jeder Apotheke rezeptfrei erhältlich

Keine unerwünschten Nebenwirkungen

Ideales Heilverfahren

Aber wie bei jeder selbständigen Therapie müssen auch bei der Biochemie einige Einschränkungen beachtet werden. Sie ergeben sich einmal daraus, daß die Selbstdiagnose von Krankheiten immer einen höheren Unsicherheitsfaktor als die fachliche Diagnose enthält, und zum anderen, daß Biochemie kein Allheilmittel sein kann. Bei der Selbstbehandlung müssen also die Grenzen der selbständigen Diagnose und der biochemischen Therapie beachtet werden, damit man kein Risiko eingeht.

Die zuverlässige Diagnose wird erleichtert, wenn neben der üblichen Symptomatik noch die Krankheitszeichen im Gesicht beachtet werden, wie im Rahmen dieses Buchs später (ab Seite 201) demonstriert wird. Das bietet allerdings auch keine Gewähr für eine stets korrekte Diagnose, denn ebenso wie die üblichen Beschwerden können natürlich auch die Antlitzsymptome falsch interpretiert werden.

Die Grenzen der Biochemie selbst lassen sich kaum allgemeingültig definieren, zu viele individuelle Faktoren spielen dabei eine Rolle. Während die Biochemie beim einen Patienten sogar eine ernste Krankheit gut beeinflußt, kann sie bei einem anderen völlig versagen, obwohl der vielleicht nur an einer banalen Gesundheitsstörung leidet. Auch der erfahrene Mediziner kann das nicht immer im voraus beurteilen, noch weniger natürlich der medizinische Laie.

Aber das alles spricht nicht generell gegen die Selbsthilfe mit Biochemie (oder anderen Heilverfahren). Einige einfache Vorsichtsmaßnahmen können das Risiko der selbständigen Behandlung deutlich vermindern. Dazu gilt, daß die Selbstbehandlung immer zu riskant ist, wenn bei einer Erkrankung eines (oder mehrere) der folgenden Merkmale vorliegt:

- Unklare Symptomatik, die man mit keinem bekannten Krankheitsbild in eine sichere Beziehung setzen kann, also nicht genau weiß, welche Erkrankung besteht; das gilt selbst dann, wenn es sich nur um leichte Beschwerden handelt, denn auch schwere Krankheiten beginnen nicht selten mit unklarer leichter Symptomatik.

- Von Anfang an stärkere Beschwerden mit deutlich verschlechtertem Allgemeinbefinden, gleichgültig ob unklare oder eindeutige Symptome vorliegen.
- Im Verlauf einer zunächst scheinbar einfachen Krankheit allmählich oder rasch eintretende Verschlimmerung der Symptomatik trotz Selbsthilfe.
- Chronisch bestehende oder wiederkehrende Beschwerden, unabhängig davon, ob sie leicht oder stärker ausgeprägt sind.

Alle diese verlangen fachliche Untersuchung, damit die Ursachen diagnostiziert und gezielt behandelt werden können oder zumindest eine Verschlechterung des Zustands zunächst gehemmt wird.

Fachliche Untersuchung ist notwendig

Die Behandlung in solchen Fällen wird vom Therapeuten verordnet. Grundsätzlich spricht aber nichts dagegen, die verordneten Maßnahmen durch Selbsthilfe mit geeigneten biochemischen Wirkstoffen zu unterstützen. Unerwünschte Wechselwirkungen der verschiedenen Arzneimittel sind nicht zu erwarten. Da eine fachliche Diagnose vorliegt, ist die selbständige biochemische Behandlung in solchen Fällen sogar einfacher und zuverlässiger möglich, als wenn man sich auf die eigene Verdachtsdiagnose verlassen muß.

Ob der behandelnde Mediziner von der unterstützenden biochemischen Selbsthilfe unterrichtet werden soll, läßt sich nicht pauschal beantworten. Unter anderem hängt das mit davon ab, ob er für solche Heilverfahren überhaupt aufgeschlossen genug ist. Wenn man weiß, daß er davon wenig hält, muß er nicht unbedingt von der Selbsthilfe informiert werden.

Soll der Arzt unterrichtet werden?

Zubereitungsformen biochemischer Heilmittel

Es führte zu weit, die komplizierte Herstellung potenzierter Wirkstoffe aus der unverdünnten Ursubstanz darzustellen, und das wäre auch ohne praktischen

Nutzen. In der Regel verwendet man die folgenden Zubereitungsformen:

Trituration

- *Trituration* als pulverförmige Verreibung der Ursubstanz mit Milchzucker;

Tablettae

- *Tablettae*, die durch maschinelle Pressung der Verreibung hergestellten Tabletten;

Globuli

- *Globuli* (Streukügelchen), die hergestellt werden, indem man Zucker mit dem flüssigen Arzneistoff im Verhältnis 1:100 anfeuchtet und trocknet;

Dilution

- *Dilution*, die durch Verschütteln der Ursubstanz mit Weingeist (seltener Wasser) entstehenden Tropfen.

Ferner gibt es noch Dragees, Cremes, Salben und zur Injektion bestimmte Ampullen.

Zur biochemischen Therapie sollten Triturationen und Tabletten bevorzugt werden, in denen die anorganischen Wirkstoffe in den Potenzen D 6 und D 12 gut löslich sind. Grundsätzlich kommen aber auch andere Zubereitungsformen in Frage.

Dosierung und Anwendung

Dosierung
der Tabletten

Die Dosierung der Tabletten wird in der gewohnten Form angegeben, also beispielsweise »3mal täglich 1 Tablette«.

Dosierung
der Verreibung

Zur Dosierung der Verreibung kennt die biochemische Therapie als Maß das »Quantum«, das sich nicht genau definieren läßt. In der Regel geht man von einem

Quantum

erbsengroßen Quantum aus, wenn nichts anderes verordnet wird. Es kommt bei biochemischen Arzneimitteln nicht so sehr darauf an, wie groß dieses Quantum ist, wenn es nur annähernd der Erbsengröße entspricht. Selbst wenn mit einem Quantum zu viel Wirkstoff verabreicht wird, drohen von den Schüßler-Salzen keine Nebenwirkungen.

Bei der fachlich verordneten biochemischen Therapie gibt der Mediziner die Dosierung vor. Bei der

Selbsthilfe orientiert man sich daran, ob eine akute, subakute oder chronische Krankheit besteht. Daraus ergeben sich dann die folgenden durchschnittlichen Dosierungen:

Akute und subakute (nicht mehr ganz akute) Erkrankungen

Einleitend alle 1–2 Stunden 1 Tablette oder ein erbsengroßes Quantum, nach Besserung bis zur Ausheilung 3- bis 4mal täglich 1 Tablette oder 1 erbsengroßes Quantum.

Chronische Krankheiten

Von Anfang an 3- bis 4mal täglich 1 Tablette oder 1 erbsengroßes Quantum bis zur anhaltenden Besserung oder Heilung. Zum Teil wirkt bei chronischen Erkrankungen eine niedrigere Dosierung sogar besser, z. B. nur 1- bis 2mal täglich 1 Tablette oder 1 erbsengroßes Quantum, aber das sollte mit dem Therapeuten besprochen werden.

Die Einzeldosis wird ½–1 Stunde vor den Mahlzeiten verabreicht. Wenn bei akuten Krankheiten zunächst höher dosiert wird, müssen die einzelnen Dosen auch zwischen den Mahlzeiten eingenommen werden. Aber auch dann muß ein Abstand von mindestens ½ Stunde zu den Mahlzeiten eingehalten werden, damit die Wirkung nicht beeinträchtigt wird.

½–1 Stunde vor den Mahlzeiten

Die ideale biochemische Therapie kommt mit einem einzigen »maßgeschneiderten« Wirkstoff aus. Nicht selten sind allerdings mehrere erforderlich, um eine Erkrankung auf unterschiedliche Weise zu beeinflussen. Dann dürfen die verschiedenen Arzneistoffe aber nicht zusammen eingenommen werden, sonst droht eine Wirkungseinbuße. Jedes der notwendigen Mineralsalze wird einzeln verabreicht, wobei zwischen der Einnahme von 2 verschiedenen Wirkstoffen stets ein Abstand von mindestens ½ Stunde liegen muß. Das gelingt in der Praxis nicht immer ganz korrekt, aber so

Manchmal sind mehrere Wirkstoffe erforderlich

Nicht zusammen einnehmen

Abstand von mindestens ½ Stunde

nah wie möglich sollte die Einnahme diesem Dosierungsschema kommen.

Mehrere Arzneistoffe ausprobieren

Manchmal müssen zunächst mehrere biochemische Arzneistoffe ausprobiert werden, ehe der individuell richtige gefunden wird. Dann muß jeder einzeln erprobt werden. Allerdings empfiehlt es sich nicht, an einem Tag gleich mehrere Wirkstoffe zu versuchen, weil dann nicht mehr erkennbar wäre, welcher optimal hilft. Am besten nimmt man zunächst einige Tage lang das erste Mineralsalz ein, bei ausbleibender Wirkung wieder einige Tage lang das nächste ... und so fort je nach Bedarf.

Nicht bei akuten oder ernsteren Erkrankungen

Allerdings sind solche Versuche nicht immer vertretbar. Bei einfacheren chronischen Krankheiten, die ohnehin erst nach längerer Zeit ausheilen können, ist die obige Aufteilung meist problemlos möglich. Bei einer akuten und/oder ernsteren Erkrankung darf man jedoch nicht so lang experimentieren. Wenn das zuerst verabreichte Mineralsalz oder eine Kombination aus mehreren Wirkstoffen nicht bald hilft, muß der Mediziner zugezogen werden. Aber das ist bei jeder ernster erscheinenden Krankheit ja ohnehin immer notwendig.

Nicht mit Flüssigkeit einnehmen

Für die Einnahme biochemischer (wie übrigens auch homöopathischer) Arzneien gilt, daß sie nicht mit Flüssigkeit verabreicht werden dürfen. Unter anderem würde das nämlich die Potenz des Wirkstoffs verändern.

Unter der Zunge zergehen lassen

Tabletten, Verreibungen und Globuli läßt man auf oder unter der Zunge langsam zergehen, dann wird ein Teil des Arzneistoffs gleich von der Mundschleimhaut aufgenommen.

Tropfen mindestens 1 Minute im Mund behalten

Auch Tropfen sollen mindestens 1 Minute lang im Mund behalten werden, ehe man sie schluckt. Wenn das nicht beachtet wird, kann ein biochemisches Arzneimittel nie optimal wirken, unter Umständen tritt überhaupt keine Wirkung ein.

Krankheiten ins Gesicht geschrieben?

Wenn wir einem Menschen begegnen und ihm ins Gesicht schauen, erkennen wir oft instinktiv, ob es ihm gut geht oder ob er sich unwohl fühlt. Antlitzdiagnose bedeutet im Prinzip nichts anderes, als diese Alltagserfahrung systematisch in der Medizin zu nutzen. Dabei besteht natürlich das Risiko einer Fehldiagnose, zumal wenn der medizinische Laie Krankheiten aus dem Gesicht erkennen will. Aber das ist kein spezielles Problem der Patho-Physiognomie* oder der Selbstdiagnose, sondern gilt praktisch für jedes diagnostische Verfahren und auch für die fachliche Diagnostik.

Was ist Antlitzdiagnose?

Risiko einer Fehldiagnose

Gesichtsdiagnose in der Schulmedizin

Die moderne Medizin verfügt heute über so viele diagnostische Hilfsmittel mit einer Leistungsfähigkeit und Zuverlässigkeit, die man sich vor wenigen Jahrzehnten noch nicht vorstellen konnte. Die Antlitzdiagnose mutet daneben geradezu »archaisch« an. Wo soll sie in dieser hochtechnisierten Diagnostik überhaupt noch einen Platz und ihre Rechtfertigung finden? Solche Überlegungen führen zwangsläufig dazu, daß die Beurteilung von Gesichtsmerkmalen vernachlässigt wird,

Zahlreiche diagnostische Hilfsmittel der modernen Medizin

---

* griech.: patho = Wortteil mit der Bedeutung Schmerz, Krankheit;
Physiognomie = Beurteilung nach dem Gesichtsausdruck.

Gesichtsdiagnostik
ist ein altes
Diagnoseverfahren

ja sogar in den Ruf gerät, unseriös zu sein. Tatsächlich ist die Gesichtsdiagnostik ein zwar altes, aber nicht veraltetes Diagnoseverfahren. Wer einmal erlebte, wie ein erfahrener Praktiker ohne großen Labor- und Apparateaufwand allein aus dem Gesicht seines Patienten erstaunlich treffsichere Diagnosen stellt, wird nicht

Hat noch immer
ihre Berechtigung

mehr daran zweifeln, daß diese Methode nach wie vor ihre Berechtigung hat. Mangelnde wissenschaftliche Grundlagen kann man ihr nicht unterstellen, sie gehörte auch in der neueren Medizin noch lange zum Standard der Diagnostik.

Einige Beispiele sollen veranschaulichen, was die Schulmedizin aus dem Gesicht »lesen« kann. Auf die Besonderheiten der Antlitzdiagnose nach Schüßler gehen wir später gesondert ein.

Der Eindruck, den ein Gesicht beim Betrachter erweckt, fügt sich aus mehreren einzelnen Merkmalen zusammen. Im allgemeinen werden sie ohne bewußte Anstrengung zu einem ganzheitlichen Bild vereinigt.

Merkmale für
den Eindruck eines
Gesichts

Hauptsächlich bestimmen Gesichtsskelett und -muskulatur, Nervenversorgung des Gesichts sowie der Flüssigkeitsdruck (Turgor) der Gesichtshaut dieses Bild. Hinzu kommen noch seelisch-geistige Einflüsse, z. B. Konzentration, Intelligenz, Stimmungen und Gefühle.

Beispiel:
»Verfallenes« Gesicht

Ursachen aus Sicht
der Schulmedizin

Nehmen wir als Beispiel zunächst das »verfallene« Gesicht, das durch Verlust des Hautturgors mit spitzer Nase und umränderten Augen bestimmt wird. Hier denkt der Mediziner zunächst an Darmverschluß, Bauchfellentzündung, schwere Infektion des Darms mit heftigen Durchfällen und Austrocknung des Körpers durch Flüssigkeitsmangel. Damit steht auf Anhieb fest, welche besonders schweren möglichen Ursachen vor allen anderen abgeklärt werden müssen.

Weitere
Warnzeichen

Wenn die obigen Krankheiten auszuschließen sind, kann das »verfallene« Gesicht als Warnzeichen bei Herzschwäche, Mangeldurchblutung der Herzkranzgefäße oder Infarkt auftreten. Daran ist vor allem zu denken, wenn die Nase besonders spitz und blaß wirkt, Durchblutungsstörungen mit mangelhafter Sauerstoffversorgung das Gesicht bläulich-rot verfärben und ein ängstlicher Gesichtsausdruck auffällt.

Mit Hilfe dieser Antlitzsymptome kann eine Herzkrankheit rascher erkannt und behandelt werden, als wenn erst durch zeitaufwendige Untersuchungen die Ursachen gesucht werden müssen. Gewiß werden diese Untersuchungen nicht überflüssig, um die Gesichtsdiagnose zu verifizieren. Unabhängig davon kann die Verdachtsdiagnose aus dem Gesicht aber bereits die Einleitung einer (vielleicht lebensrettenden) Therapie ermöglichen.

Eine Herzkrankheit kann schneller erkannt und behandelt werden

Nehmen wir als anderes Beispiel das aufgeschwemmte, gedunsene Gesicht, das ebenfalls Hinweise auf verschiedene Erkrankungen geben kann, ehe umfangreiche Untersuchungen vorgenommen werden. Häufig weist dieses Antlitzsymptom auf Nierenerkrankungen hin, insbesondere bei auffälliger Gesichtsblässe. Weitere mögliche Ursachen sind Herzschwäche mit bläulich-rotem Gesicht und Wassersucht, allergische Gesichtsschwellungen, schwere Formen der Blutarmut oder Bindegewebswucherungen bei Unterfunktion der Schilddrüse. Auch hier trägt die Diagnose aus dem Gesicht dazu bei, die möglichen Ursachen einzugrenzen, um so rasch wie möglich gezielte Therapien einzuleiten und einen genauen Befund zu erhalten.

Beispiel: Aufgeschwemmtes, gedunsenes Gesicht

Hinweis auf Nierenerkrankungen

Weitere Ursachen

Nehmen wir als letztes Beispiel die Ringe unter den Augen, die gemeinhin oft als Anzeichen eines »ausschweifenden« Lebenswandels beurteilt werden. Im Einzelfall mag das vielleicht einmal zutreffen, medizinisch bedeutsame Ursachen sind jedoch Blutarmut, Mangeldurchblutung der Hautpartien, angestrengtes Sehen über längere Zeit, Parasiten im Magen-Darm-Kanal, Überreaktionen auf Augentropfen, Augensalben und Kosmetika, bei Frauen zum Teil auch Erkrankungen im Bereich der Genitalorgane.

Beispiel: Ringe unter den Augen

Ursachen

Diese Beispiele genügen, um das Vorurteil zu widerlegen, daß Antlitzdiagnose nur »Scharlatanerie« ist. Sie gehört zu den ältesten Diagnoseverfahren, die auch in der Schulmedizin stets gebräuchlich waren und bleiben. Unwillkürlich wird jeder Mediziner eine erste »Diagnose« stellen, wenn er einen Patienten ansieht. Und wenn er weiß, worauf beim Blick ins Gesicht zu achten ist, kann der Befund so zuverlässig wie die Ergebnisse langwieriger Untersuchungen ausfallen.

Schüßlers erweiterte Diagnose

Grundsätzlich unterscheidet sich die Antlitzdiagnose der Biochemie nicht wesentlich von der in der Schulmedizin bekannten Gesichtsdiagnose. Beide versuchen, aus bestimmten Merkmalen im Gesicht Rückschlüsse auf Krankheiten zu ziehen.

Die Diagnose nach Schüßler geht dabei etwas weiter, denn sie beachtet auch Merkmale, die in der üblichen Gesichtsdiagnostik nicht berücksichtigt werden. Aber das ist kein prinzipieller, sondern lediglich ein methodischer Unterschied. Die Deutung der »Symptome« im Gesicht beruht eben überwiegend auf praktischer Erfahrung, kaum auf wissenschaftlich gesicherten Erkenntnissen. Daraus ergibt sich, daß die eine medizinische Richtung nicht exakt dieselben Symptome wie die andere akzeptiert.

Die Diagnose beruht auf praktischen Erfahrungen

Da Schüßlers Antlitzdiagnose mehr Gesichtsmerkmale beachtet, ist es bereits berechtigt, von einer erweiterten Diagnose zu sprechen.

Erweiterte Diagnose

Viel wichtiger erscheint indes für die Praxis ein anderer Aspekt. Die Antlitzdiagnose beschränkt sich nicht darauf, im Gesicht Hinweise auf bestehende Erkrankungen zu finden. Vielmehr geht sie davon aus, daß sich auch Krankheitsanlagen im Gesicht bemerkbar machen, aus denen später einmal akute Gesundheitsstörungen hervorgehen können.

Auch Krankheitsanlagen können sich im Gesicht bemerkbar machen

Das bedeutet nun eine deutliche Erweiterung der üblichen Gesichtsdiagnose. Wer die Merkmale richtig zu deuten versteht, kann echte Vorsorge betreiben, lange bevor sich die ersten Anzeichen einer Krankheit bemerkbar machen. Allerdings bleibt das noch umstritten und kann vielleicht nicht verallgemeinert werden.

Vorsorge kann möglich sein

Die praktische Erfahrung belegt jedoch immer wieder, daß eine solche Diagnose möglicher zukünftiger Erkrankungen aus dem Gesicht durchaus möglich ist. Aber selbst wenn auf diese Weise irrtümlich eine Krankheitsanlage festgestellt wird, geht davon keinerlei Gefahr aus. Damit beginnt ja noch nicht die Therapie, sondern es werden lediglich weitere Untersuchungen initiiert, die schließlich zuverlässige Befunde erbringen.

Diagnose künftiger Krankheiten

Der zweite wesentliche Unterschied zwischen Schüßlers Antlitzdiagnose und den üblichen diagnostischen Methoden wird nur dann wichtig, wenn biochemisch behandelt werden soll. Schüßler stellte in seinem Verfahren nämlich unmittelbare Beziehungen zwischen den Merkmalen im Gesicht und den verschiedenen Mineralsalzen her. Deshalb spricht man im übertragenen Sinn auch von den »Gesichtern der Schüßler-Salze« (s. S. 206 ff.).

Beziehungen zwischen den Merkmalen im Gesicht und den Mineralsalzen

In der Praxis bedeutet das, daß zu jedem der 12 Salze typische Anzeichen im Gesicht angegeben werden. Das erleichtert die Therapie erheblich, insbesondere die Selbsthilfe. Man muß lediglich suchen, welcher Mineralstoff am besten zu den Merkmalen eines Gesichts paßt, um dann mit der gezielten biochemischen Therapie zu beginnen.

Bedeutung für die Praxis

Wenn die Merkmale mit mehreren Schüßler-Salzen korrespondieren, muß zunächst festgestellt werden, ob die Mehrzahl dieser Merkmale auf ein einziges Mineralsalz hinweist; dieses wird dann zur Behandlung verwendet. Trifft das nicht zu, müssen in der Regel mehrere Wirkstoffe verabreicht werden, die zusammen möglichst viele (alle) Anzeichen im Gesicht abdecken.

Auswahl der richtigen Schüßler-Salze

Es schmälert die Leistung Schüßlers nicht, wenn

Schüßlers Diagnose
hat auch Schwächen

einschränkend angemerkt wird, daß seine Antlitzdiagnose auch Schwächen aufweist. Das ergibt sich zum Beispiel schon allein daraus, daß Menschen eine unterschiedlich gute Beobachtungsgabe besitzen. Während der eine im Gesicht fast wie in einem Buch lesen kann, bleibt es für den anderen ein Buch mit sieben Siegeln. Dementsprechend unterscheidet sich auch die Qualität der Diagnosen aus dem Gesicht erheblich.

Überprüfung durch
andere Diagnose-
verfahren

Diese Schwäche läßt sich allerdings kompensieren, indem das Ergebnis der Antlitzdiagnose durch andere diagnostische Verfahren überprüft wird. Bei der Selbstdiagnose eignen sich dazu zum Beispiel Puls-, Blutdruck- und Fiebermessung oder der Sichtbefund bei oberflächlichen Symptomen etwa an der Haut.

Je besser die aus dem Gesicht gewonnene Diagnose mit den Ergebnissen der anderen Methoden übereinstimmt, desto zuverlässiger wird im allgemeinen der Befund sein, und desto genauer läßt sich die biochemische Therapie individuell auswählen.

Fachliche Hilfe bei
unklaren Diagnosen

Wenn die Merkmale im Gesicht stärker von den anderen Symptomen abweichen, kann der medizinische Laie keine genaue Diagnose mehr stellen. Entweder beschränkt man sich dann auf gesicherte Befunde (wie Schnupfen, Husten, Durchfall und viele andere), die unabhängig von Anzeichen im Gesicht zu beurteilen sind, oder man zieht einen Mediziner zu Rate, der mit der Biochemie vertraut ist.

Die 12 »Gesichter« der Schüßler-Salze

Verwendung
der 12 klassischen
Mineralsalze

Zur Antlitzdiagnose werden lediglich die 12 klassischen Mineralsalze verwendet. Als Schüßler sein Diagnoseverfahren begründete, kannte er noch keine anderen Wirkstoffe. Deshalb ist nicht auszuschließen, daß es für die später eingeführten Ergänzungsmittel ebenfalls spezifische Merkmale im Gesicht gibt.

Derzeit sind dazu noch keine zuverlässigen Angaben möglich. Schüßlers Nachfolger forschten offenbar nicht nach möglichen Zusammenhängen zwischen der Antlitzdiagnose und den ergänzenden Mineralsalzen. Das schränkt die Aussagefähigkeit der Diagnose etwas ein. Aber auch die bekannten 12 »Gesichter« der ursprünglich gebrauchten Mineralsalze ermöglichen bereits gute Befunde.

Ermöglichen gute Befunde

Hier werden zu jedem der 12 Mineralsalze zunächst die typischen Anzeichen im Gesicht und teilweise auch noch auf der Zunge beschrieben. In der Praxis sieht natürlich kaum ein Gesicht so aus, wie es im Lehrbuch angegeben wird, aber einige charakteristische Merkmale sind für jeden Wirkstoff zu erkennen.

Calcium fluoratum

Kalziumfluorid

Merkmale im Gesicht: Als typisches Symptom am Gesicht beschreiben biochemische Mediziner die glänzende Haut, die so wirkt, als wäre das Gesicht mit Firnis überzogen. Allerdings beobachtet man das relativ selten in ausgeprägter Form. Ebenfalls recht selten treten Schuppen der Gesichtshaut auf.

Glänzende Haut als typisches Symptom

Häufiger erkennt man bei den Patienten, für die Calcium fluoratum geeignet ist, feine Hautfalten, die teilweise würfelförmig, teils wie Fächer ausgebildet sind. Sie befinden sich in den inneren Augenwinkeln, können jedoch weit über das Oberlid ausstrahlen. Auffällig ist schließlich noch, daß die Haut, auf der sich die Falten entwickelten, rötlich- oder schwärzlichbraun aussieht.

Feine Hautfalten in den inneren Augenwinkeln

Rötlich- oder schwärzlich-braune Haut

Auch bei der Inspektion der Zunge erkennt man oft eine unterschiedlich starke bräunliche Verfärbung. Überdies wirkt sie trocken, rissig und ist mit Borken bedeckt.

Zustand der Zunge

Besonderheiten: Das Mineralsalz kommt vor allem für lebhafte, schlanke Menschen in Betracht, deren Be-

Für lebhafte, schlanke Menschen

schwerden durch feuchtkühles und kaltes Wetter schlimmer werden, sich aber durch Wärme bessern.

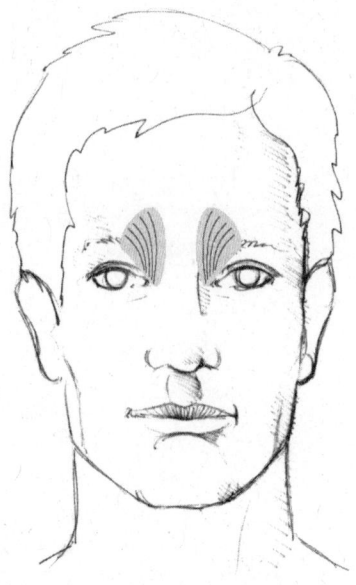

Merkmale des Calcium-fluoratum-Gesichts

Indikationen: Fluor und Kalzium sind wohl allgemein bekannt als Baustoffe der Knochen und Zähne. Zu diesem Zweck müssen sie allerdings unverdünnt verabreicht werden.

Erkrankungen der Knochen und der Knochenhaut

In der biochemischen Verdünnung kann die Kalzium-Fluor-Verbindung bei Erkrankungen von Knochen und Knochenhaut, gestörter Zahnschmelzbildung und versuchsweise zur Kariesprophylaxe angewendet werden. Sie sorgt nämlich dafür, daß der Kalzium- und Fluor-Haushalt des Körpers normalisiert wird. Das fördert den Einbau der unverdünnt mit der Nahrung und zum Teil auch mit Arzneimitteln zugeführten Wirkstoffe.

Normalisiert den Kalzium-Fluor-Haushalt des Körpers

Bindegewebsschwäche

Eine andere sehr wichtige Indikation ist die verbreitete Bindegewebsschwäche, die unter anderem

Krampfadern, Hämorrhoiden und die Senkung innerer Organe begünstigt. In solchen Fällen kann eine längere Therapie mit Calcium fluoratum, ergänzt durch ausreichend körperliches Training, das Bindegewebe wieder straffen und die oben genannten Folgen der Gewebsschwäche lindern oder ausheilen. Bei ausgeprägter Bindegewebschwäche empfiehlt sich meist zusätzlich Silicea (s. S. 236), um die Wirkung zu verstärken.

Weitere Anwendungsmöglichkeiten

Weitere Anwendungsmöglichkeiten ergeben sich aus der praktischen Erfahrung, daß dieses biochemische Medikament Verhärtungen im Körper, die aus unterschiedlichen Ursachen entstehen, wieder erweichen kann. Das gilt vor allem für die Zivilisationskrankheit Arteriosklerose, bei der die Gefäßwände verhärten und ihre Elastizität einbüßen. Natürlich kann Fluorkalzium diese Schädigung kaum noch vollständig beheben, aber eine Besserung ist durchaus möglich und bei dieser Erkrankung bereits als Therapieerfolg zu bewerten.

Arteriosklerose

Verhärtungen in Geweben und Organen

Auch in anderen Geweben und Organen kommen Verhärtungen vor. Zu denken ist beispielsweise an harte Knoten in Drüsen (wie Brustdrüsen, Schilddrüse), Verhärtungen von Lymphknoten, Hornhautbildung und Narbenverhärtungen. Zum Teil sprechen sie gut auf die biochemische Behandlung an.

Krebsige Entartung ausschließen

Bei Verhärtungen in Drüsen und Lymphknoten darf die Selbsthilfe mit biochemischen Wirkstoffen erst dann durchgeführt werden, wenn zuvor bei einer fachlichen Untersuchung die krebsige Entartung der Knoten ausgeschlossen wurde.

Calcium phosphoricum

Kalziumphosphat

Käsige Blässe im Gesicht

Merkmale im Gesicht: Bei den Patienten, für die Kalziumphosphat angezeigt sein kann, fällt häufig sofort eine »käsige Blässe« im Gesicht auf. Bei körperlicher Anstrengung verschwindet sie vorübergehend, das Gesicht wirkt dann rötlich oder gelblich. Zur genauen Diagnose muß deshalb sichergestellt sein, daß die Betroffenen sich von vorangegangenen körperlichen Anstrengungen ausreichend erholt haben. Am deutlichsten nimmt man die Blässe oft morgens vor dem Aufstehen wahr.

Meist morgens vor dem Aufstehen

Darüber hinaus wird beschrieben, daß bei einem Teil der Patienten das Gesicht wie eine »wächserne Maske« aussieht. Das kann sich zunächst auf die Gegend um die Ohren beschränken, aber auch das gesamte Gesicht erfassen. Die obere Gesichtshälfte wird in der Regel am deutlichsten von dieser wächsernen Veränderung betroffen.

Gesicht als wächserne Maske

Auf der Zunge erkennt man einen weißlichen, oft dicken Belag. Viele Patienten geben einen süßlichen Geschmack im Mund an, der sich nicht aus der Ernährung erklärt. Gelegentlich wird ein pelziges Gefühl an der Zunge beklagt.

Weißlicher Belag auf der Zunge

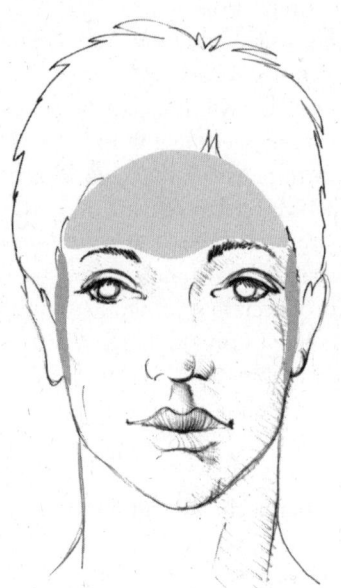

Merkmale des Calcium-phosphoricum-Gesichts

Besonderheiten: Am besten wirkt Kalziumphosphat meist bei schlanken, lebhaften Menschen. Ein weiteres Kennzeichen ist, daß sich bestehende Beschwerden nachts und in Ruhe verschlechtern.

Schlanke, lebhafte Menschen

Indikationen: Grundsätzlich eignet sich dieser biochemische Wirkstoff bei allen Störungen des Kalziumstoffwechsels, die vorwiegend das Knochengerüst betreffen. Mangelzustände können mit dem potenzierten Kalziumphosphat allerdings nicht behoben werden, dazu benötigt man die unverdünnten Mineralsalze aus der Nahrung, bei Bedarf ergänzt durch geeignete Diätmittel. Die Verwertung dieser Mineralstoffe kann jedoch durch Calcium phosphoricum verbessert werden. Daraus ergeben sich verschiedene Heilanzeigen.

Bei Störungen des Kalziumstoffwechsels

Im Vordergrund stehen Störungen der Knochenbildung, die dazu führen, daß die Knochen zu schwach ausgebildet werden und leicht brechen. Das kann zum Beispiel durch die Mangelkrankheit Rachitis bei Kindern, durch Osteoporose vor allem bei Frauen ab dem Klimakterium sowie altersunabhängig durch Bewegungsmangel (etwa bei längerer Bettlägerigkeit) hervorgerufen werden. Wenn Kalziumphosphat die Knochenstruktur verbessert hat, können diese Krankheiten gelindert oder ausgeheilt werden.

Störung der Knochenbildung

Osteoporose

Außerdem vernarben Frakturen der Knochen schneller und besser, Gelenkschäden können ebenfalls gemildert werden. Ein Versuch lohnt sich auch noch bei Senk- und Spreizfuß, der mit einer Schwäche des Fußgewölbes in Zusammenhang steht.

Knochenbrüche vernarben schneller

Optimale Ergebnisse erzielt man immer nur, wenn die Therapie durch ausreichend Bewegung ergänzt wird, das fördert den Kalziumeinbau in die Knochenstruktur.

Ausreichend Bewegung

Gute therapeutische Resultate erzielt man oft bei Knochenschmerzen verschiedener Ursachen. Unter anderem wirkt Kalziumphosphat günstig bei Schmerzen während des Wachstums von Kindern und Jugendlichen und bei rheumaartigen Knochenschmerzen

Gute Erfolge bei Knochenschmerzen

durch Wettereinflüsse. Schließlich werden auch noch die Schmerzen bei einer Knochenhaut- oder Knochenentzündung beeinflußt, aber diese Krankheiten erfordern meist noch eine fachlich zu verordnende Zusatztherapie.

Allergische Reaktionen des Immunsystems

Weniger bekannt ist, daß Kalzium überschießende allergische Reaktionen des Immunsystems mildern oder sogar vollständig verhindern kann. Das gilt für alle allergischen Symptome, die Wirksamkeit fällt allerdings individuell recht unterschiedlich aus. Ob Calcium phosphoricum andere Antiallergika entbehrlich macht oder nur zur unterstützenden Behandlung eingesetzt werden kann, läßt sich immer nur im Einzelfall beurteilen.

Blutarmut

Bewährt hat sich Kalziumphosphat überdies noch bei Blutarmut. Zwar muß zu deren Behandlung vor allem ausreichend Eisen verabreicht werden, aber das biochemische Mittel trägt zur raschen Besserung des Befindens bei.

Chronische Müdigkeit und Leistungsschwäche

Insbesondere die bei Anämie häufige chronische Müdigkeit und Leistungsschwäche spricht vor allem auf den Phosphatanteil des Wirkstoffs gut an. Auf diese Weise kann man die Zeit überbrücken, bis der Organismus wieder genügend Eisen aufgenommen und gespeichert hat. Es gibt allerdings auch Blutarmut, die unabhängig von der Eisenversorgung auftritt. Hier muß nach fachlicher Verordnung gezielt therapiert werden, Kalziumphosphat kann diese Behandlung häufig wirksam unterstützen.

Äußerliche Anwendung

Bei Erkrankungen am Skelett, die von außen zu beeinflussen sind, ergänzt man die interne Anwendung durch eine biochemische Salbe. Alle anderen Heilanzeigen erfordern nur eine innerliche Therapie.

Kalziumsulfat

Calcium sulfuricum

Dieses Mineralsalz führte Schüßler zwar in die biochemische Behandlung ein, aber später nahm er wieder

Abstand davon. Bis heute bleibt umstritten, ob es tatsächlich überflüssig ist, in der Praxis erzielt man jedenfalls oft gute Ergebnisse. Prinzipiell spricht also nichts gegen den Gebrauch.

Umstrittenes Mineralsalz

Merkmale im Gesicht: Da er diesen Wirkstoff nicht so schätzte, hinterließ Schüßler dazu keine umfassende Beschreibung zur Antlitzdiagnose. In erster Linie kann Kalziumsulfat wohl den Patienten empfohlen werden, deren Gesichtshaut gelblich bis bräunlich wirkt und oft Muttermale und/oder Altersflecken aufweist.

Gelblich bis bräunliches Gesicht mit Muttermalen oder Altersflecken

Beim Zungenbefund fällt in typischen Fällen der lehmartige Belag auf, an den Zungenrändern bestehen häufiger Geschwüre.

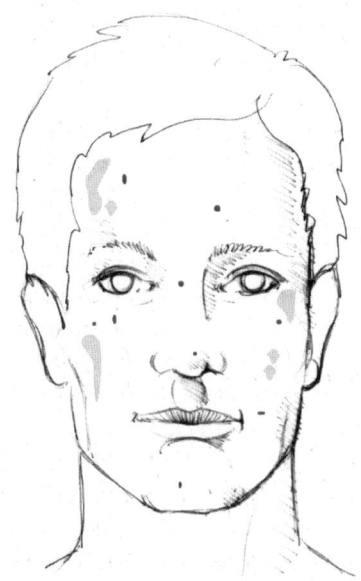

Merkmale des Calcium-sulfuricum-Gesichts

Besonderheiten: Schwefelsaures Kalzium eignet sich besonders für Patienten, bei denen Beschwerden durch

Verschlimmerung durch Wärme

Wärme verschlimmert und durch Kälte (Eisbeutel, Kältekompressen) gelindert werden. Ferner muß man bei allmählich zunehmendem Schwächegefühl abwägen, ob dieser Wirkstoff angezeigt sein könnte. Auf das Stadium der Entzündung kommt es bei Kalziumsulfat nicht an.

Eitrige Prozesse dürfen nur dann mit diesem Schüßler-Salz behandelt werden, wenn der Eiter nach außen **Hauteiterungen** abgehen kann, vorwiegend also bei Hauteiterungen und Eiterungen in Organen, die mit der Außenwelt in Verbindung stehen (wie Nase, Bronchien). Bei allen anderen Eiterungen soll Silicea (s. S. 236 ff.) bevorzugt werden.

Indikationen: In biochemisch potenzierter Form nimmt die Kalzium-Schwefel-Verbindung keinen Einfluß auf Knochen und Gelenke. Die wichtigsten Heil-
Eiterungen, die sich anzeigen sind Eiterungen, die sich nach außen öffnen
nach außen öffnen können, vor allem Abszesse, Furunkel, Karbunkel, Nasen- und Nebenhöhleneiterungen, vereiterte Mandeln und eitrige Bronchitis. Alle diese Indikationen erfordern stets die Behandlung von innen; bei Entzündungen und Eiterungen der Haut kann zusätzlich eine Salbe angewendet werden.

Kombination mit Bei Bedarf kann die Wirkung durch Kombination
Silicea mit Silicea verstärkt werden. Die beiden Salze dürfen nicht zusammen eingenommen werden, ein Abstand von mindestens 1 Stunde ist notwendig.

Eisenphosphat ## Ferrum phosphoricum

Rötungen im Stirn- **Merkmale im Gesicht:** Bei akuten Entzündungen weist
Wangen-Bereich das typische Ferrum-Gesicht mehr oder minder deutliche Rötungen im Stirn-Wangen-Bereich auf. Man unterscheidet die häufig als brennend empfundene *fiebrige Röte* bei fieberhaften Entzündungen, sowie die
Fiebrige und mit Wärmegefühl verbundene *hitzige Röte,* die durch
hitzige Röte Kälte und nach Anstrengungen auftritt.

Beim chronisch gestörten Eisenhaushalt des Körpers wirken die Patienten durch dunkle Schatten in den Augenhöhlen meist hohläugig. Auch am inneren Augenwinkel zeigen sich dunkle bis bläuliche Schatten, die bis zum äußeren Augenwinkel reichen und von innen nach außen schmaler werden.

Dunkle Schatten in den Augenhöhlen

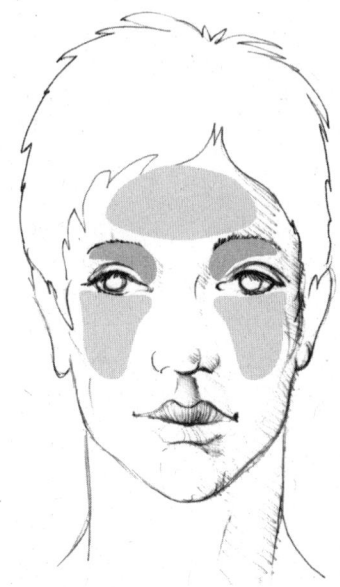

Merkmale des Ferrum-phosphoricum-Gesichts

Besonderheiten: Typisch für Ferrum phosphoricum ist außerdem, daß sich die Symptome nachts, bei stärkerer Bewegung, durch Wärme, Schwitzen und/oder im Sitzen verschlimmern. Zur Besserung kommt es dagegen in Ruhe, nach dem Aufstehen, bei langsamer Bewegung, durch Kühle und im Sommer.

Verschlimmerung der Symptome

Besserung der Symptome

Je mehr dieser Besonderheiten die Merkmale im Gesicht begleiten, desto sicherer ist Ferrum zur Therapie angezeigt.

Nach praktischer Erfahrung wirkt Ferrum meist bei

Bei schwächlichen,
zierlichen Menschen

schwächlichen, zierlichen bis mageren Patienten am besten.

Nicht bei Blutarmut
anwenden

Indikationen: In potenzierter Form kann Eisenphosphat nicht bei Blutarmut angewendet werden. Dagegen benötigt man in der Regel unverdünnte Eisenverbindungen, die den Mangelzustand rasch ausgleichen. Vielmehr wirkt Ferrum phosphoricum D 12 auf den Eisenstoffwechsel und die damit verbundenen Körperfunktionen. Diese Wirkungsweise läßt sich noch nicht genau erklären, aber es besteht kein Zweifel an der Wirksamkeit.

Akute Entzündungen
im 1. Stadium

Im Vordergrund der Heilanzeigen stehen akute Entzündungen im 1. Stadium mit Schwellung, Rötung und Hitzegefühl in dem betroffenen Körpergebiet. Typisch ist überdies noch, daß der Entzündungsherd keine Sekrete absondert. Entzündungen können praktisch überall im Körper auftreten, beispielsweise an der Haut, im Bereich der Mund-, Rachen- und Nasenschleimhäute, im Magen-Darm-Kanal, an Gelenken, am Herzen oder im Gehirn.

Entzündungen
sollten nicht unter-
drückt werden

Keine rasche Besse-
rung der Symptome
erwünscht

Grundsätzlich sind Entzündungen als Abwehrreaktionen nützlich und sollten nicht massiv (etwa durch Kortison) unterdrückt werden. Ferrum hilft dem Immunsystem, die Ursachen einer Entzündung dauerhaft auszuheilen. Eine rasche Besserung der Symptomatik ist damit weder möglich noch wünschenswert. Der Wirkstoff beeinflußt sowohl fieberhafte als auch fieberfreie Entzündungen. Wenn bei Fieber keine Entzündung erkennbar ist, kann Ferrum ebenfalls zur Therapie versucht werden.

Salbe

Bei oberflächlichen äußeren Entzündungen wird Ferrum mit als Salbe verabreicht. Zur besseren Wirkung kann das Schüßler-Salz zusätzlich intern angewendet werden. Alle anderen Formen der Entzündung erfordern stets die innerliche Behandlung.

Obwohl Entzündungen im Vordergrund der Heilanzeigen dieses biochemischen Mittels stehen, kann es auch noch bei frischen blutenden Wunden, Blutergüssen, Durchfall und Erbrechen eingesetzt werden. Gegen Blutergüsse bietet sich wieder die Salbe an, die anderen Indikationen können nur innerlich behandelt werden.

Kalium chloratum

Merkmale im Gesicht: Charakteristisch für diesen biochemischen Wirkstoff ist nach Schüßlers Beobachtungen eine milchige, an Alabaster erinnernde Haut. Das muß sich nicht auf das Gesicht beschränken, zum Teil wirken auch Dekolleté, Schultern, Arme, manchmal sogar die Haut am gesamten Körper wie Alabaster. Besonders oft und ausgeprägt sieht man diese Merkmale der Haut bei jungen Frauen.

Ein weiteres Kennzeichen sind die ebenfalls milchig aussehenden rötlichen oder bläulichen Verfärbungen an den Ober- und Unterlidern, teilweise auch nur am Unterlid.

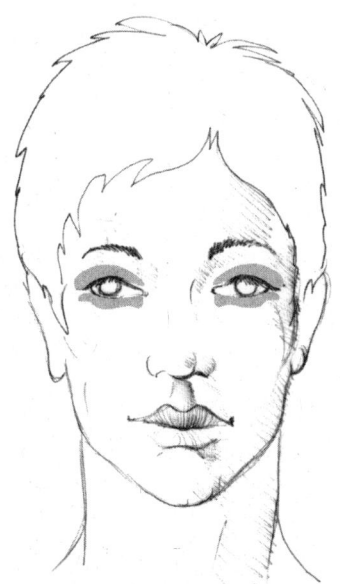

Merkmale des Kalium-chloratum-Gesichts

Belag der Zunge

Bei Betrachtung der Zunge fällt der weißliche, gelegentlich auch gelblich-graue Belag auf.

Verschlimmerung und Besserung

Besonderheiten: Zum Kaliumchloridbild gehört noch, daß Krankheiten durch Bewegung, zu fette und/oder scharf gewürzte Speisen verschlimmert werden, während Wärme die Symptomatik oft bessert.

Entzündungen im 2. Stadium

Indikationen: Auch dieser Wirkstoff gehört zu den biochemischen Entzündungsmitteln, wird allerdings erst im 2. Entzündungsstadium angewendet. Kennzeichnend für diese Phase einer Entzündung sind zähe Absonderungen (wie Schleim) aus der lokalen Schwellung und Rötung der Schleimhäute, Haut oder innerer Organe.

Das Entzündungsstadium 2 kann gleichfalls an vielen Organen und Geweben auftreten.

Heilanzeigen

Zu den Heilanzeigen gehören insbesondere Hautentzündungen, Katarrhe der Atemwege, Mandel-, Mittelohr-, Lungen-, Rippenfell-, Blasen-, Nierenentzündungen sowie rheumatische Entzündungen der Gelenke, Muskeln oder Sehnenscheiden.

Versuchsweise kann der Wirkstoff auch bei Augenentzündungen, Hautausschlägen, Herpesbläschen, Warzen, Afterentzündungen bei Hämorrhoiden (auch bei Blutungen), Venenentzündungen und entzündeten Verletzungen eingesetzt werden.

Blinddarmreizungen

Zum Teil sprechen chronische Blinddarmreizungen gut darauf an. Dann muß aber durch fachliche Verlaufskontrolle gewährleistet sein, daß sich keine Blinddarmentzündung mit drohendem Durchbruch in die Bauchhöhle (lebensgefährlich) entwickelt.

Außerdem werden günstige Wirkungen bei Schmerzzuständen verschiedener Ursachen erzielt, unter anderem bei rheumatischen Erkrankungen oder Verletzungen. Bei Schmerzen ist aber Vorsicht geboten, damit die Schmerzlinderung keine ernstere Krankheit verschleiert, bis vielleicht überhaupt keine Therapie mehr möglich ist.

Rheumaschmerzen und Verletzungen

Grundsätzlich soll Kaliumchlorid bei allen Indikationen innerlich verabreicht werden. Wenn oberflächliche Symptome (wie Verletzungen, Hautentzündungen) bestehen, kann zusätzlich äußerlich eine biochemische Salbe angewendet werden.

Innere Anwendung

Kalium phosphoricum

Kaliumphosphat

Merkmale im Gesicht: Die typischen Patienten, bei denen dieses Mineralsalz indiziert ist, wirken immer wie »ungewaschen«. In der Regel trifft das natürlich nicht zu. Vielmehr entsteht dieser Eindruck, weil die Gesichtshaut schmutzig-grau verfärbt ist. Zum Teil beobachtet man diese Verfärbung nur an den Schläfen, manchmal beschränkt sie sich auf die unteren Augenlider. Aber auch das gesamte Gesicht kann blaß und grau wirken.

Schmutzig-graue Gesichtshaut

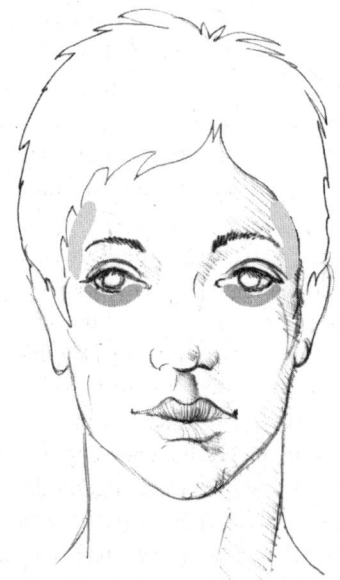

Merkmale des Kalium-phosphoricum-Gesichts

Eingefallene
Schläfen

Bei chronischen Krankheitsprozessen kommt häufig noch hinzu, daß die Schläfen wie »eingefallen« aussehen.

Trockene Zunge

Die Zunge wirkt meist trocken und ist oft gelblich belegt.

Verschlimmerung
und Besserung

Besonderheiten: Krankheitsbilder, die auf Kaliumphosphat besonders gut ansprechen, verschlimmern sich meist durch stärkere Anstrengungen. Die leichte körperliche Bewegung hingegen kann zur Besserung führen.

Wirkung auf Nervensystem und Psyche

Indikationen: Die Verbindung von Kalium und Phosphat wirkt vornehmlich auf Nervensystem und Psyche. Daraus ergeben sich zahlreiche Anwendungsmöglichkeiten, angefangen bei nervöser Erschöpfung, Nervosität, Unruhe und Schlafstörungen bis hin zu Nervenschmerzen, Lähmungen, Krämpfen und gestörter geistiger Leistungsfähigkeit (Gedächtnis-, Konzentrationsschwäche).

Erschöpfung,
Nervosität, Unruhe,
Schlafstörungen

Psychosomatische
Erkrankungen

Ein weiteres breites Anwendungsgebiet sind die psychosomatischen Erkrankungen, bei denen seelische Einflüsse zu körperlichen Symptomen führen. Besonders Herzangst und nervöse Herzbeschwerden sprechen gut darauf an; bei organischen Herzerkrankungen kann Kaliumphosphat allenfalls zur ergänzenden Therapie verwendet werden.

Herzangst und
Herzbeschwerden

Blutreinigung

Schließlich gilt der Wirkstoff als »Blutreinigungsmittel«. Die traditionell im Frühjahr und/oder Herbst durchgeführte Kur zur Entgiftung, Entschlackung und Entsäuerung des Bluts werden durch Kaliumphosphat wirksam unterstützt; so verringert man das allgemeine Krankheitsrisiko.

Innerliche
Anwendung

Bei allen genannten Heilanzeigen verabreicht man Kalium phosphoricum innerlich. Zur »Blutreinigung« wird es 6–8 Wochen lang angewendet, ansonsten bis zur Heilung einer Krankheit.

Salbe

Von außen her kann die Wirkung der internen Therapie durch eine Salbe verbessert werden. Man trägt sie über schmerzenden Nerven, bei Krämpfen und Lähmungen jeweils im erkrankten Körpergebiet auf, bei Herzbeschwerden auf die linke Brusthälfte.

Kalium sulfuricum

Schwefelsaures Kalium

Merkmale im Gesicht: Charakteristisch für das »Gesicht« dieses Mineralsalzes sind gelblich-braune Verfärbungen. Teils tauchen sie nur fleckförmig als Muttermale, Sommersprossen und Altersflecken auf. Das spricht für eine nur mäßige Störung des Kaliumstoffwechsels, der häufig noch kein Krankheitswert zukommt (sonst wären ja alle Menschen mit solchen Verfärbungen – und fast jeder hat einige davon – bereits krank). Das läßt sich immer nur individuell beurteilen. Aber auch solche noch nicht krankhaften Störungen sollten vorbeugend behandelt werden, damit später keine Erkrankungen daraus hervorgehen.

Gelblich-braune Verfärbungen

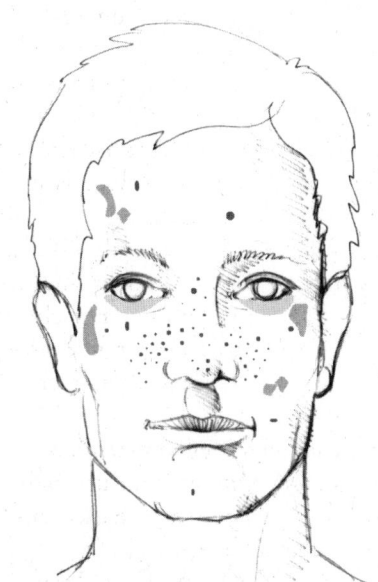

Merkmale des Kalium-sulfuricum-Gesichts

Besteht eine ausgedehntere Verfärbung dieser Art, kann oft von einer Krankheit ausgegangen werden. Insbesondere gilt das, wenn sie sich am unteren Augenlid bemerkbar macht und mehr bräunlich als gelblich-braun wirkt.

Die Zunge sieht gelblich aus und ist oftmals mit ungewöhnlich viel Schleim bedeckt.

Gelbliche Zunge mit viel Schleim

Besonderheiten: Wenn Kalium sulfuricum indiziert ist, verschlimmern sich Erkrankungen durch Wärme, in geschlossenen Räumen und abends, während kühlere frische Luft zur Besserung führt.

Verschlimmerung und Besserung

Am besten hilft dieses Mineralsalz meist bei nervenschwachen, ängstlichen und zu Depressionen neigenden Patienten.

Nervenschwache, ängstliche Menschen

Indikationen: Wie Kalium chloratum gehört auch das schwefelsaure Kalium zu den Entzündungsmitteln der Biochemie. Es ist im 3. Stadium einer Entzündung angezeigt, die sich durch gelblich-schleimige Absonderungen aus den erkrankten Körpergebieten bemerkbar macht.

Entzündungen im 3. Stadium

Daraus ergeben sich wieder zahlreiche Anwendungsmöglichkeiten, unter anderem chronisch-eitrige Prozesse in Nase, Rachen, Bronchien, Ohren, an der Augenbindehaut, im Magen-Darm-Kanal, in Leber, Nieren, Gelenken und an der Haut, die das fortgeschrittene 3. Stadium erreicht haben.

Chronisch-eitrige Prozesse

Überdies kann der Wirkstoff bei einigen Infektionskrankheiten, die zu Symptomen an der Haut führen (Masern, Scharlach), empfohlen werden. Je nachdem, wie schwer solche Infektionen verlaufen, ist eine Kombination von Kalium sulfuricum mit Antibiotika durchaus möglich; während das Mineralsalz die vollständige Ausheilung fördert, richten sich Antibiotika direkt gegen bakterielle Krankheitserreger und tragen so mit zur Heilung und Vermeidung von Komplikationen bei.

Masern, Scharlach

Kombination mit Antibiotika

Gegen die Virusinfektion Masern sind Antibiotika

unwirksam, im Einzelfall können sie aber bakterielle Zusatzinfektionen verhüten.

Bei chronischen Krankheiten der Haut eignet sich Kalium sulfuricum meist besonders gut, wenn die Gefahr besteht, daß sie »nach innen umschlagen«, das heißt innere Organe und Gewebe in Mitleidenschaft ziehen könnten. Dieses Risiko droht häufig, wenn eine Hauterkrankung medikamentös (etwa mit Antibiotika oder Kortisonen) massiv unterdrückt wird. In solchen Fällen kann der biochemische Wirkstoff inneren Folgekrankheiten und Komplikationen vorbeugen und dafür sorgen, daß die chronische Hauterkrankung endgültig abheilt.

Chronische Krankheiten der Haut können nach innen umschlagen

Schließlich kann das auf die Nervenfunktionen wirkende Mineralsalz bei Schmerzen unterschiedlicher Ursache gebraucht werden. Besonders gut wirkt es im allgemeinen bei Nervenschmerzen, aber auch rheumatische und andere Schmerzen sprechen darauf an, weil die Funktionen der schmerzleitenden Nerven günstig beeinflußt werden.

Schmerzen unterschiedlicher Ursache

Bei starken Schmerzen kann man zwar kaum auf Schmerzmittel verzichten, aber oft deren Dosis reduzieren, wenn mit Kalium sulfuricum kombiniert wird. Dadurch wird die Schmerzlinderung verstärkt, und es treten seltener Nebenwirkungen der Schmerzmittel ein.

Verstärkte Schmerzlinderung

Magnesium phosphoricum

Magnesiumphosphat

Merkmale im Gesicht: Die Patienten, denen Magnesiumphosphat helfen kann, erkennt man unschwer an einem typischen Gesichtsmerkmal: Links und rechts seitlich der Nasenflügel befindet sich bei ihnen eine hellrote rundliche Verfärbung, die einen Durchmesser von einigen Zentimetern erreichen kann. Weitere charakteristische Merkmale zur Antlitzdiagnose gibt es bei diesem Wirkstoff nicht.

Hellrote Verfärbung seitlich der Nasenflügeln

Allerdings sind diese roten Wangenflecken nicht

zwangsläufig ein Hinweis darauf, daß Magnesium phosphoricum indiziert ist. Man muß sorgfältig abklären, ob sie durch seelisch-nervöse Einflüsse (wie Scham, Verlegenheit, Hemmungen) entstehen, weil der biochemische Wirkstoff dann häufig ungeeignet ist, zumindest solche seelisch-nervösen Reaktionen nicht nennenswert beeinflussen kann.

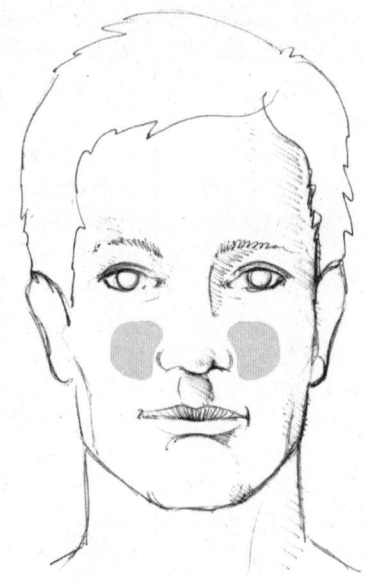

Merkmale des Magnesium-phosphoricum-Gesichts

Andererseits spricht aber nichts dagegen, Magnesiumphosphat zu verabreichen, auch wenn die Ursachen der roten Flecken auf den Wangen nicht eindeutig geklärt sind. Unerwünschte Nebenwirkungen sind dann nicht zu befürchten, lediglich die erhoffte Wirkung kann ausbleiben.

Die Ansicht der Zunge ergibt keine für die Diagnose wichtigen Befunde.

Besonderheiten: Ein typischer Hinweis darauf, daß Magnesiumphosphat wirksam sein kann, liegt dann vor, wenn Beschwerden durch Berührung und/oder Kälte verschlimmert werden, während sie sich durch Druck, Wärme und Zusammenkrümmen des Körpers bessern. Hinzu kommt oft noch, daß Schmerzen blitzartig auftreten.

Verschlimmerung und Verbesserung der Beschwerden

Indikationen: Die Magnesium-Phosphor-Verbindung wirkt hauptsächlich auf die Nerven-Muskel-Erregbarkeit. Daraus ergeben sich zahlreiche Heilanzeigen im Bereich der Schmerz- und Krampflinderung.

Nerven-Muskel-Erregbarkeit

In erster Linie werden die Schmerzzustände beeinflußt, die durch Muskelverkrampfungen entstehen, z. B. krampfartige Schmerzen der Skelettmuskulatur, Gefäßverkrampfungen im Gehirn (Kopfschmerzen, Migräne) und am Herzmuskel (Angina pectoris), Koliken von Magen, Darm, Gallenblase und Harnorganen, Leibschmerzen bei Durchfall und krampfartige Bronchitis.

Schmerzen durch Muskelverkrampfungen

Aber auch Schmerzen ohne Verkrampfungen werden durch dieses Mineralsalz gelindert, wie Nervenschmerzen, Zahnschmerzen, Hexenschuß, Ischias und schmerzhafte Menstruationsbeschwerden.

Nerven-, Zahnschmerzen und Hexenschuß

Selbst bei Arteriosklerose kann Magnesium phosphoricum über die Gefäßnerven noch eine günstige Wirkung ausüben.

Arteriosklerose

Nicht zuletzt kommt ein Versuch bei seelisch-nervös verursachtem Juckreiz sowie bei nervösen Zuckungen (Augenlider, Gesicht, Gliedmaßen) in Betracht.

Juckreiz und nervöse Zuckungen

Die Therapie soll bei allen Heilanzeigen innerlich erfolgen. Bei den Erkrankungen, die von außen beeinflußbar sind, wie oberflächliche Nervenschmerzen, Hexenschuß, Ischias und Juckreiz, empfiehlt sich unterstützend die externe Therapie an der betroffenen Körperregion mit einer biochemischen Salbe auf Magnesiumphosphatbasis.

Innerliche Anwendung

Salbe

Natrium chloratum (muriaticum)

Natriumchlorid

Merkmale im Gesicht: Ein charakteristisches Zeichen fällt bei den meisten Menschen, für die Natriumchlorid geeignet ist, sofort auf: Sie wirken aufgedunsen und aufgeschwemmt. Das beschränkt sich meist nicht auf das Gesicht, sondern ist auch am übrigen Körper wahrnehmbar.

Meist aufgedunsener und aufgeschwemmter Körper

Die Gesichtshaut wirkt glänzend, nach Sonneneinstrahlung treten punktförmige Unreinheiten auf. Die Ränder der Augenlider sind ständig etwas feucht, am Unterlid wird häufig ein »schmieriger Streifen« sichtbar. Zum Teil bestehen auch noch mehr oder minder deutlich ausgeprägte Ringe um die Augen.

Glänzende Gesichtshaut

Feuchte Ränder der Augenlider

Ringe um die Augen

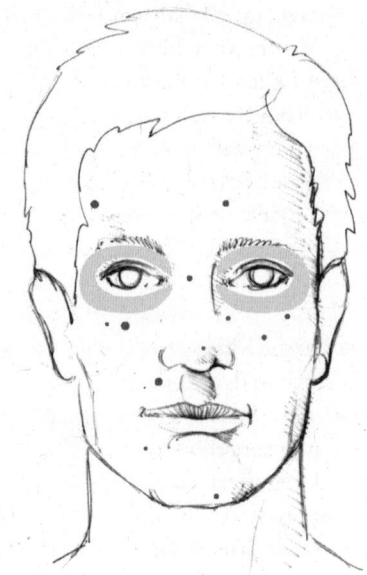

Merkmale des Natrium-chloratum-Gesichts

Der Zungenbefund kann unauffällig bleiben. Zum Teil beobachtet man aber eine typische »Landkartenzunge« *(Lingua geographica)* mit rötlichen Herden an der

»Landkartenzunge«
Lingua geographica

Zungenoberfläche, die von weißlich-gelben Rändern eingefaßt werden. Es ist noch ungeklärt, wie es zu diesem Phänomen kommt. Grundsätzlich gilt es als harmlos, aber das trifft nur insoweit zu, daß die landkartenähnlichen Veränderungen keine Erkrankung der Zunge anzeigen. Es ist durchaus möglich (wenn auch noch nicht geklärt), daß sich andere Krankheiten durch eine *Lingua geographica* bemerkbar machen. Jedenfalls sollte beim Auftreten dieses Zungenbefunds die Therapie jeder Erkrankung durch Natriumchlorid unterstützt werden.

Gilt als harmlos

Besonderheiten: Dieser biochemische Wirkstoff eignet sich insbesondere dann, wenn sich Beschwerden am Vormittag gegen 10 Uhr, an der See, durch jede Form der Beschäftigung (auch geistige), bei Hitze oder feucht-kühlem Wetter verschlimmern. Eine Besserung tritt in typischen Fällen bei nüchternem Magen, durch Liegen auf dem Rücken, Schwitzen sowie bei trocken-kühlem oder trocken-warmem Wetter ein.

Verschlimmerung und Besserung der Beschwerden

Die Mehrzahl der Betroffenen gibt eine Abneigung gegen Brot und fettreiche Speisen und ein ausgeprägtes Verlangen nach Flüssigkeit (starkes Durstgefühl) und Salz an.

Abneigung gegen Brot und fettreiche Speisen

Indikationen: Dieses Mineralsalz gehört sowohl in der Biochemie als auch in der klassischen Homöopathie zu den Hauptmitteln. Deshalb liegen dazu schon genügend Forschungsergebnisse vor. Als Katalysator ermöglicht und reguliert es zahlreiche Stoffwechselprozesse. Überdies wirkt es auf die Funktionen der Nebennieren, Schilddrüse und Hirnanhangdrüse. Somit kann Natriumchlorid grundlegende Lebensfunktionen beeinflussen.

Eines der Hauptmittel in der Biochemie und Homöopathie

Wirkungen

Im Vordergrund der Heilanzeigen stehen Verdauungs- und Stoffwechselstörungen unterschiedlicher Ursachen und ihre Folgekrankheiten. Gut bewährt es sich zum Beispiel bei Magen-Darm-Katarrhen, die von wäßrigem Durchfall begleitet werden, sowie bei chro-

Verdauungs- und Stoffwechselstörungen

nischer Darmträgheit, die durch Erschlaffung der Dickdarmmuskulatur entsteht. Darüber hinaus kann dieser Wirkstoff bei Appetitmangel, Abmagerung und durch Mangelernährung entstandener Blutarmut verabreicht werden.

Indirekt trägt die bessere Verwertung der Nahrung auch noch dazu bei, daß allgemeine Erschöpfungs-, Schwächezustände oder Milchmangel im Wochenbett allmählich beseitigt werden. Die Anregung und Harmonisierung der Verdauungs- und Stoffwechselfunktionen führt oft dazu, daß Antriebsschwäche und die teils damit verbundene Nervosität überwunden werden.

Hautleiden

Schließlich sprechen trockene Haut, vorzeitige Hautalterung, Unreinheiten und Entzündungen der Haut, Juckreiz, Ekzeme und Akne bei einem Teil der Betroffenen auf Natrium chloratum an. Auch die Wirkungen auf die Haut ergeben sich daraus, daß Verdauungs- und Stoffwechselstörungen, die zu derartigen Hautsymptomen führen, durch das biochemische Mittel ausheilen können; das bedeutet also wirkliche Heilung der Ursachen, nicht nur Unterdrückung der Symptomatik an der Haut.

Rheumatische Beschwerden

Übermäßiger Kochsalzkonsum kann Rheuma begünstigen

Ein letztes wichtiges Anwendungsgebiet dieses Mineralstoffs sind rheumatische Beschwerden an den Gelenken, die sich bei feuchtkühlem Wetter verschlimmern. In der Biomedizin gilt seit langem die auf praktischer Erfahrung beruhende (wissenschaftlich aber noch nicht endgültig abgesicherte) Theorie, daß übermäßiger Konsum von Natriumchlorid (Kochsalz) bei der Ernährung den Rheumatismus begünstigt und verschlimmert, vielleicht sogar als eine der Rheumaursachen anzusehen ist.

Antirheumatikum durch Umkehreffekt

Nach der biochemisch-homöopathischen Lehrmeinung, daß potenzierte Wirkstoffe die Symptome beeinflussen, die durch die unverdünnte Substanz bei Gesunden hervorgerufen werden (Umkehreffekt), kann Natrium muriaticum als Antirheumatikum eingesetzt werden.

Anders und vereinfachend gesagt: Wenn Kochsalz unverdünnt bei Gesunden rheumaartige Beschwerden provoziert, wirkt das verdünnte Kochsalz gezielt gegen Rheumatismus. Insbesondere bei teigigen Gelenkschwellungen eignet sich Natriumchlorid gut.

Es empfiehlt sich, dieses biochemische Mittel bei allen Indikationen innerlich zu verabreichen. Zwar könnte bei Hautsymptomen die äußere Anwendung genügen, besser gibt man Natriumchlorid aber auch in solchen Fällen intern. Bei allen Symptomen an der Haut sowie bei rheumatischen Gelenkbeschwerden wird die innere Behandlung extern durch eine Salbe ergänzt, um die Wirksamkeit zu verstärken.

Innerliche Anwendung

Ergänzende Salbe

Natrium phosphoricum   Natriumphosphat

Merkmale im Gesicht: Diese Mineralstoffverbindung wirkt im Körper bei verschiedenen Verdauungsfunk-

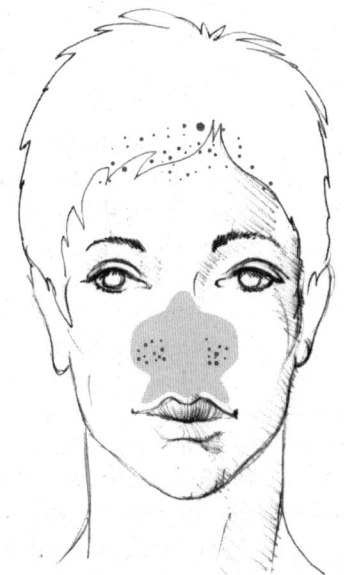

Merkmale des Natrium-phosphoricum-Gesichts

tionen mit, unter anderem bei der Verwertung von Fettsäuren. Daraus erklärt sich ein charakteristisches Anzeichen im Gesicht der Patienten, für die phosphorsaures Natrium geeignet ist: Ihre Gesichtshaut glänzt meist fettig. Das kann sich auf die Region um die Nasenflügel beschränken, aber auch in anderen Hautzonen und im Haarboden (fettiges Haar) auftreten. Häufig kommt es in den betroffenen Hautarealen zu Mitessern, aus denen sich Entzündungen und Eiterungen entwickeln können. Schließlich fallen die großen Poren der Gesichtshaut auf, in denen weißliche oder gelbliche Talgpfropfen sichtbar sein können.

Zum Teil nimmt man beim typischen Natriumphosphoricum-Gesicht noch eine fettig glänzende Rötung wahr. Sie betrifft bevorzugt das mittlere Gesicht und erinnert dann an eine rote Maske, die Nase, Teile der Wangen und die Mundregion bedeckt. Oft entsteht dieses Merkmal nicht durch entzündliche Vorgänge, sondern als Warnzeichen einer allgemeinen Übersäuerung des ganzen Körpers; dann spricht man auch von einer »Säuremaske«.

Auf der Zunge befindet sich meist ein weißlichgelber Belag. Allerdings hilft dieser Befund oft diagnostisch kaum weiter und kann vernachlässigt werden.

Besonderheiten: Wenn feuchtkühle Witterung und/oder Bewegung eine bestehende Krankheit verschlimmert, weist das häufig darauf hin, daß Natriumphosphat hilfreich sein kann.

Indikationen: Einen Schwerpunkt der Heilanzeigen des Wirkstoffs bilden verschiedene Verdauungsstörungen, die Magen, Darm, Leber, Gallenblase und Bauchspeicheldrüse betreffen können.

Hauptsächlich gehören dazu Magen-Darm-Katarrhe mit Appetitlosigkeit, Aufstoßen, Sodbrennen, Erbrechen, Durchfall und Koliken im Leib sowie Leber-Gallenblasen-Entzündungen mit Fettunverträglichkeit, allgemeinen Verdauungsbeschwerden, zum Teil

Marginalien:
Fettig glänzende Gesichtshaut

Fettiges Haar
Mitesser

Fettig glänzende Gesichtsrötung

Säuremaske

Verdauungsstörungen

Gelbsucht, bei Leberleiden auch Schwächezustände. Außerdem kann Natrium phosphoricum bei Gallenkoliken durch Steine in der Gallenblase (versuchsweise auch bei Nieren- und Blasensteinen) gegeben werden. Schließlich eignet sich das biochemische Mittel unter Umständen zur Basistherapie bei Eiweiß- und/oder Vitalstoffmangel als Folge der unzureichend verwerteten Nahrung.

Gallenkoliken

Als weiteren Wirkungskomplex kennen wir die Übersäuerung des Körpers mit ihren Folgekrankheiten. Typische Krankheitsbilder sind Gicht, die mit Schmerzen im Grundgelenk der großen Zehe beginnt, und Harnsäuresteine in Nieren und/oder Harnblase.

Übersäuerung des Körpers

Aus naturmedizinischer Sicht spielt der allgemeine Säureüberschuß auch bei anderen rheumatischen Erkrankungen eine Rolle, insbesondere bei chronischen Verlaufsformen.

Schließlich kann die Verschiebung des Säure-Basen-Gleichgewichts noch die Haut in Mitleidenschaft ziehen. Als Folgen treten unter anderem Mitesser, Pickel, Hautausschläge, Hautentzündungen und Hauteiterungen (Furunkel, Karbunkel), schlecht heilende Wunden und Geschwüre, möglicherweise auch Milchschorf bei kleinen Kindern und allergische Hautreaktionen auf.

Hautleiden

Meist empfiehlt sich bei vielen Hautsymptomen eine Kombination von Natriumphosphat mit anderen biochemischen, homöopathischen und sonstigen Heilmitteln, damit eine zufriedenstellende Wirkung erzielt wird.

Zum Abschluß sind noch die Folgen der allgemeinen Nervenschwäche als Indikation dieses biochemischen Wirkstoffs zu nennen. Da Natrium bei der Erregbarkeit der Nervenzellen eine maßgebliche Rolle spielt, kann die Natrium-Phosphor-Verbindung die Nervenfunktionen normalisieren und harmonisieren. So lassen sich dann vor allem Nervosität, Gereiztheit, Unruhe und Schlafstörungen, die häufig mit durch nervöse Schwäche verursacht werden, günstig beeinflussen.

Folgen der Nervenschwäche

Allgemeine
Harmonisierung des
Nervensystems

Zugleich trägt die allgemeine Harmonisierung des Nervensystems dazu bei, daß alle Körperfunktionen wieder gut aufeinander abgestimmt ablaufen. Daher kann Natriumphosphat auch bei psychosomatischen Krankheiten, die durch seelisch-nervöse Einflüsse entstehen, mit guten Erfolgsaussichten verabreicht werden.

Psychosomatische
Störungen des
Herz-Kreislauf- und
Verdauungsystems

Unter anderem sprechen die verbreiteten psychosomatischen Störungen des Herz-Kreislauf- und Verdauungssystems darauf an. Allerdings kann es in solchen Fällen erforderlich sein, das biochemische Mittel durch andere Heilverfahren zu ergänzen, um das Krankheitsbild ganzheitlich zu erfassen. Welche Maßnahmen dazu noch in Frage kommen, kann nur individuell vom Therapeuten beurteilt werden.

Natriumsulfat

Natrium sulfuricum

Merkmale im Gesicht: Bei den Patienten, für die Natriumsulfat zur biochemischen Therapie geeignet sein kann, fällt bei der Antlitzdiagnose häufig die mehr oder minder deutlich ausgeprägte Rötung auf. Vorwiegend zeigt sie sich an der Nasenwurzel bei den Augenbrauen und in den inneren Augenwinkeln, zum Teil auch noch auf dem Nasenrücken bis hinab zur Nasenspitze.

Rötung des Gesichts

Säufernase

Nicht durch
Alkoholmißbrauch

Nicht selten wird sogar die gesamte Nase und die seitlich angrenzende Wangenpartie rötlich-blau verfärbt. Umgangssprachlich bezeichnet man das oft als »Säufernase« und tut den Betroffenen damit meist Unrecht. Alkohol kann wegen seiner durchblutungsfördernden Wirkung zwar die Rötung der Nase verstärken, aber nur selten (wenn überhaupt) wird die Verfärbung durch Alkoholmißbrauch verursacht.

Dunkle Rötung
am Ohrrand

Schließlich nimmt man manchmal bei geeigneten Patienten noch eine dunkle Rötung am Rand der Ohren wahr. Sie wirkt so, als wären die Ohren durch Erfrierungen geschädigt, was teilweise zutreffen kann.

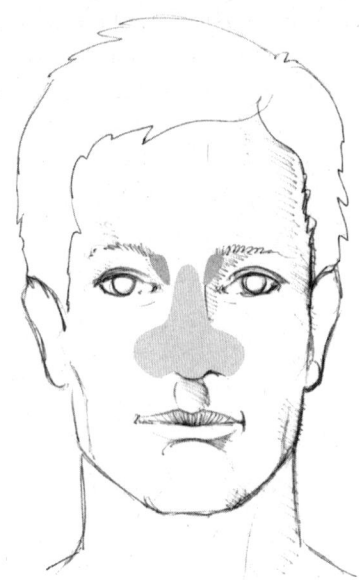

Merkmale des Natrium-sulfuricum-Gesichts

Bei akuten Erkrankungen bestehen diese Kennzeichen im Gesicht am deutlichsten. Bei chronischen Leiden fallen sie meist weniger auf, teils sind sie kaum noch erkennbar. In diesen unklaren Fällen müssen die weiteren Symptome und Besonderheiten mehr beachtet werden, damit eine klare Diagnose möglich wird.

Die Zunge weist einen bräunlichen, manchmal eher grünlich-braunen Belag auf, der im Mund einen bitteren Geschmack erzeugt.

Zungenbelag

Besonderheiten: Bei den Patienten, für die der Wirkstoff in Frage kommt, werden Beschwerden häufig durch feuchtes, nebliges Wetter, durch Ruhe, teils auch durch Liegen auf der linken Körperseite verschlimmert. Viele der Betroffenen geben überdies an, daß sie auch bei wärmerer Witterung häufig frösteln. Eine Besserung der Symptomatik tritt bei trockenem Wetter und Veränderung der Körperlage ein.

Verschlimmerung der Beschwerden

Besserung der Beschwerden

Blähungsneigung

Melancholische, depressive Patienten mit Suizidgedanken

Oft klagen die Patienten über eine ausgeprägte Neigung zu Blähungen. Hautsymptome kehren im Frühjahr immer wieder. Psychisch wirken sie melancholisch, depressiv verstimmt, äußern nicht selten Suizidgedanken und reagieren überempfindlich, zwischendurch aber auch gereizt. Am Leben zeigen viele auffallend geringe Anteilnahme, was bis zur Gleichgültigkeit gesteigert sein kann.

Wirkungen auf Leber-Gallenblasen-System und Bauchspeicheldrüse

Indikationen: Dieses biochemische Mittel wirkt in erster Linie auf das Leber-Gallenblasen-System und die Bauchspeicheldrüse. Störungen dieser maßgeblich an der Verdauung und Verwertung der Nahrung beteiligten Organe führen zu mehr oder minder ernsten Erkrankungen. Das reicht vom einfachen Magen-Darm-Katarrh mit Koliken, Durchfall und/oder Erbrechen über Entzündungen der Leber, Gallenblase oder Bauchspeicheldrüse bis hin zu schweren Krankheiten wie Leberzirrhose.

Gehört zur Basistherapie

Nicht immer genügt in solchen Fällen Natriumsulfat allein zur Therapie, aber wenn die Merkmale im Gesicht auf diesen Wirkstoff hinweisen, sollte er zur Basistherapie oder ergänzend zu fachlich verordneten anderen Heilmitteln verabreicht werden. Nicht selten schafft erst das die Voraussetzungen dafür, daß andere Heilverfahren optimal wirken.

Mangelkrankheiten

Darüber hinaus gehören Mangelkrankheiten als Folge falscher Ernährung und/oder ungenügender Verwertung der Nahrung zu den Heilanzeigen dieses Mittels. Die Verbesserung der Verdauungsarbeit sorgt dafür, daß die Lebensmittel wieder gut verwertet werden können.

Zusätzlich zur vollwertigen Kost

Anfangs wird es bei ausgeprägten Mangelzuständen jedoch erforderlich sein, die fehlenden Stoffe in höherer Dosis als Heilmittel zusätzlich zur vollwertigen Kost zu geben; auch die Verwertung solcher Diätmittel (wie Vitamin-Mineralstoff-Präparate) wird durch schwefelsaures Natrium verbessert. Auf Dauer sollte aber die gesundheitsbewußte Kost allein dafür sorgen, daß der Organismus alle notwendigen Stoffe für die Lebensfunktionen erhält.

Noch nicht genau erklärbar ist, wie Natrium sulfuricum bei Übergewicht hilft. Es wirkt zwar nicht bei allen Betroffenen, zum Teil wird aber berichtet, daß die Gewichtsreduktion mit Hilfe dieses biochemischen Wirkstoffs beschleunigt wird und leichter fällt. Vermutlich spielen dabei die Wirkungen auf die zahlreichen Stoffwechselprozesse in der Leber eine Rolle, die auch den Abbau von Übergewicht unterstützen können.

Übergewicht

Freilich darf man nicht erwarten, ohne Reduktionsdiät und dauerhafte Umstellung der üblichen Zivilisationskost auf vollwertige, dem individuellen Kalorienbedarf angepaßte Ernährung das Übergewicht zu reduzieren.

Reduktionsdiät bei Übergewicht unentbehrlich

Ein Zusammenhang mit der Verdauung besteht bei der nächsten Indikation nicht. Trotzdem ist Natrium sulfuricum auch in der Lage, Verkrampfungen der Bronchien zu lindern. Hauptsächlich gilt das, wenn krampfartige Bronchitis oder Asthma durch feuchtes, nebliges Wetter verschlimmert werden. Aber auch ohne diese Besonderheit ist ein Versuch bei diesen Erkrankungen der Atemwege zu empfehlen.

Lindert Verkrampfungen der Bronchien

Störungen der Verdauung und Verwertung der Nahrung ziehen indirekt oft auch die Haut in Mitleidenschaft. Häufige Folgen sind Unreinheiten, Ausschläge, Entzündungen und Eiterungen. Die Naturmedizin versteht solche Hautsymptome als Ausdruck der Selbstreinigung und Selbstheilung des Körpers. Krankheitsstoffe und giftige Stoffwechselprodukte, die auf diese Weise über die Haut ausgeschieden werden, können unter anderem bei Erkrankungen des Verdauungssystems vermehrt vorkommen.

Hautleiden

Obwohl Natrium sulfuricum kein typisches Hautmittel ist, legt diese indirekte Beziehung einen Versuch bei manchen Hautleiden nahe. Vor allem bei chronischen oder hartnäckig (vor allem im Frühjahr) wiederkehrenden Hautkrankheiten, die mit Erkrankungen des Verdauungssystems einhergehen, eignet sich dieses biochemische Mittel zum Teil gut zur Basistherapie oder zur ergänzenden Behandlung.

Allein genügt es meist nicht, um die Hautsymptome zu beseitigen. In Kombination mit anderen, spezifisch wirksamen Heilmitteln nach fachlicher Verordnung, kann man gute therapeutische Resultate erzielen. Selbst hartnäckige Geschwüre, schwer heilende Wunden, Frostbeulen und Hühneraugen sprechen zum Teil darauf an. Fraglich bleibt allerdings, ob Natriumsulfat tatsächlich Hautpilzinfektionen vorbeugen und bereits bestehende Pilzerkrankungen heilen kann, wie gelegentlich berichtet wird.

Kombination mit anderen Heilmitteln

Da alle Indikationen mehr oder weniger mit den Verdauungsfunktionen in Beziehung stehen, muß Natrium sulfuricum stets innerlich verabreicht werden. Eine zusätzliche externe Therapie mit Salbe ist bei Hautleiden zu empfehlen. Versuchsweise kann die Salbe auch unter dem rechten Rippenbogen einmassiert werden, um die innere Therapie bei Leber-Gallenblasen-Krankheiten extern zu unterstützen.

Innerliche Verwendung

Zusätzliche Salbe bei Hautleiden

Kieselsäure

Silicea

Merkmale im Gesicht: Die Antlitzsymptome, die für Kieselsäure sprechen, hängen oft mit dem Bindegewebe zusammen. Deshalb schätzt man dieses Mineralsalz nicht nur in der Biochemie, sondern auch in der Homöopathie und in anderen Gebieten der Naturmedizin.

Glänzende Haut

Beim Silicea-Gesicht fällt zuerst meist die Haut auf. Sie glänzt wie mit einer durchsichtigen Glasur überzogen, manchmal wirkt sie aber auch matt und transparent wie Seidenpapier. Dieses Anzeichen beginnt nicht selten an der Nase und breitet sich dann Richtung Ohren und auf die Wangen oder auch über das gesamte Gesicht aus. Teilweise beobachtet man eine rötliche Verfärbung hauptsächlich an der Nase, die ebenso wie mit Glasur überzogen glänzt.

Teilweise rötliche Nase

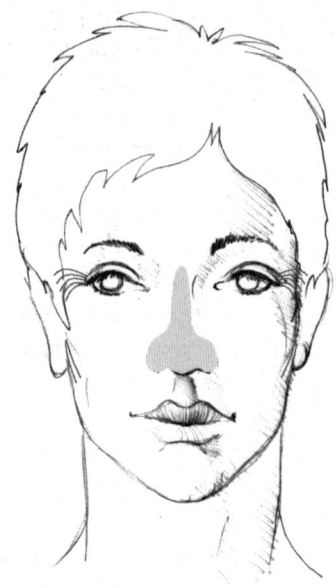

Merkmale des Silicea-Gesichts

Die obigen charakteristischen Phänomene findet man mehr oder minder deutlich fast immer bei Patienten, für die eine Silicea-Therapie angezeigt ist. Nicht ganz so auffällig sind die feinen Falten beim äußeren Augenwinkel (umgangssprachlich »Krähenfüße« ge- Krähenfüße nannt). Wenn sie besonders früh und/oder deutlich auftreten, wird Silicea meist indiziert sein, um das Bindegewebe zu festigen. Bei älteren Menschen kann man jedoch nicht mehr so genau beurteilen, ob die Fältchen auf Silicea als Heilmittel hinweisen oder einfach nur als natürliche Folge des Alterns eingetreten sind. Probeweise kann Silicea trotzdem verabreicht werden.

Zum Teil fallen auch noch mehr oder minder deutliche Falten bei den Ohren auf. Man bemerkt sie ins- Falten bei den Ohren besondere dann, wenn sich die oben bereits beschriebene Rötung von der Nase zu den Ohren ausgebreitet hat.

Bei chronischen Krankheiten, die auf Silicea anspre-

Oberlid scheint
wie eingefallen

chen könnten, erkennt man nicht selten über dem Augapfel am Oberlid, daß hier das Gewebe wie »eingefallen« erscheint. Das darf aber nicht mit »eingefallenen« Schläfen verwechselt werden, bei Silicea beschränkt sich dieses Anzeichen auf das Oberlid.

Trockene, bräunliche
Zunge

Die Zunge erscheint meist trocken und bräunlich belegt, teilweise bestehen vor allem am Zungenrand Geschwüre.

Verschlimmerung
der Beschwerden

Besserung

Besonderheiten: Beim typischen Silicea-Patienten werden alle Beschwerden durch Kälte, Bewegung, Geräusche, Licht, in der Nacht und bei Vollmond oder Neumond verschlimmert. Eine Besserung tritt bei Wärmeeinwirkung auf.

Schwache
Persönlichkeit

Häufig sagt man Betroffenen eine »schwache« Persönlichkeit nach, die wenig belastbar ist, sich schwer durchsetzen und entscheiden kann und auf Kritik überempfindlich reagiert.

Appetitlosigkeit
trotz Heißhunger

Häufiges Schwitzen

Auffällig sind schließlich Appetitlosigkeit trotz Heißhunger, Widerwillen gegen gekochte Speisen und häufiges Schwitzen ohne erkennbare Ursachen am gesamten Körper oder nur am Kopf.

Bindegewebs-
schwäche

Indikationen: Da Silicea unentbehrlich für Struktur, Festigkeit und Funktionen des Bindegewebes ist, steht im Vordergrund der Heilanzeigen die (oft anlagebedingte) Bindegewebsschwäche mit ihren Folgekrankheiten, die den gesamten Körper betreffen können.

Silicea
in Vollwertkost

Die biochemische Zubereitung des Wirkstoffs kann nur dann ausreichend helfen, wenn genügend Silicea (Kieselsäure) mit der Vollwertkost (z. B. in Gerste Hafer, Hirse, Roggen-Weizenvollkorn und Kartoffeln reichlich enthalten) und bei Bedarf zusätzlich durch Nahrungsergänzungsmittel zugeführt wird, Mangelzustände lassen sich nicht mit dem verdünnten Mittel beseitigen. Deshalb kann es meist sinnvoll sein, anfangs Kieselsäure unverdünnt und biochemisch potenziert zu kombinieren. Auf diese Weise wird das unverdünnte Silicea auch besser verwertet. Sobald der Kieselsäurebedarf des Körpers wieder gedeckt ist, genügt die Weiterbehandlung mit dem biochemischen Mittel.

Zu den wichtigsten Folgen der Bindegewebsschwäche, bei denen eine biochemische Silicea-Therapie indiziert ist, gehören Venenschwäche mit erschlafften Gefäßwänden, die schließlich zu Krampfadern werden, Schwäche der Bauchdecke mit vortretenden Darmteilen (Bruch, z. B. in der Leiste), Hämorrhoiden, allgemeine Immunschwäche, versuchsweise auch verhärtete Arterien bei Arteriosklerose.

Auch die heutzutage verbreiteten Bandscheibenschäden, die chronische Schmerzen, Hexenschuß und Ischias hervorrufen können, stehen häufig mit Bindegewebsschwäche in Beziehung und bessern sich durch Silicea.

Bei allen diesen Erkrankungen sollte die biochemische Zubereitung der Kieselsäure grundsätzlich immer zur Basistherapie angewendet werden, auch wenn der Gesichtsbefund nicht ganz eindeutig dafür spricht.

Das Bindegewebe der Haut reagiert gleichfalls gut auf Silicea in pozenzierter Form. Wichtige Indikationen sind hier insbesondere zu früh und/oder ungewöhnlich stark auftretende Falten sowie die zu trockene sensible Haut, die vorzeitig altert (das gilt nicht nur für das Gesicht).

Außerdem kann Silicea Entzündungen, Eiterungen, Furunkel, Nagelfalzentzündungen und -eiterungen (umgangssprachlich »Umlauf« genannt), Geschwüre, Blutergüsse und Juckreiz günstig beeinflussen. Bei Entzündungen und Eiterungen sollte Silicea abwechselnd mit Calcium sulfuricum (s. S. 212) gebraucht werden, das verbessert meist die Wirksamkeit.

Da die Kieselsäure an der Verwertung von Kalzium mitwirkt, eignet sich das biochemische Mittel zur alleinigen oder ergänzenden Therapie bei Knochenentzündungen und -fisteln, gegen die Vitamin-D-Mangelkrankheit Rachitis (mit Vitamin D nach Verordnung kombinieren) und gemeinsam mit Calcium fluoratum (s. S. 207) zur Kariesprophylaxe.

Venenschwäche
Krampfadern
Hämorrhoiden
Immunschwäche
Bandscheibenschäden
Basistherapie
Falten und zu trockene Haut
Weitere Heilanzeigen
Kariesprophylaxe

Schließlich kommt ein Versuch mit dem biochemischen Wirkstoff noch bei Haarausfall, übermäßigem Schwitzen, erhöhten Harnsäurewerten im Blut, Gerstenkorn am Auge sowie bei chronischen Schwäche- und Erschöpfungszuständen in Betracht.

Innerliche Anwendung

Innerlich wird Silicea bei allen Indikationen angewendet, nur dann tritt eine optimale Wirkung ein.

Zusätzliche Salbe möglich

Bei allen Heilanzeigen, die auch von außen beeinflußbar sind, ergänzt man extern durch eine Salbe. Diese Kombination eignet sich gegen alle Hautsymptome, bei Bandscheibenbeschwerden, Hämorrhoiden, Analfisteln und -rissen, Gerstenkorn (Vorsicht bei Anwendung am Auge), Krampfadern und arteriellen Durchblutungsstörungen bei Arteriosklerose.

Antlitzdiagnose zur Selbsthilfe

»Vor die Therapie haben die Götter die Diagnose gesetzt«, lernt jeder Medizinstudent. So pauschal trifft das nicht zu, manchmal müssen zunächst lebenserhaltende Behandlungen durchgeführt werden, ehe man sich um die genaue Diagnose bemühen kann. Grundsätzlich gilt aber, daß eine optimale Therapie eine möglichst genaue Diagnose der zu behandelnden Krankheit voraussetzt. Auch bei der Selbsthilfe soll das angestrebt werden.

Optimale Therapie erfordert genaue Diagnose

Zum Teil fällt die Diagnose leicht, wenn eindeutige Symptome bestehen, z. B. Husten, Schnupfen, Heiserkeit und mäßiges Fieber bei einer einfachen Erkältung. Nicht selten verursacht eine Erkrankung aber mehrdeutige Beschwerden, man denke an unklare Bauchschmerzen, die auf einen »verdorbenen« Magen, aber auch auf ernste Krankheiten wie Blinddarmentzündung, Gallensteine, Bauchfellentzündung, Magen- oder Darmkrebs hinweisen können. Es versteht sich von selbst, daß jede dieser möglichen Erkrankungen

Manchmal mehrdeutige Beschwerden

eine gezielte Therapie erfordert, die erst nach der genauen Diagnose möglich ist.

Zur Klärung unklarer Krankheitsbilder stehen der modernen Medizin zahlreiche diagnostische Methoden zur Verfügung. Das beginnt mit der einfachen Puls-, Blutdruck- und Temperaturkontrolle, geht weiter über die vielen Laboruntersuchungen bis zur Röntgen-, Ultraschall-, Computer- und Kernspintomographie-Diagnostik. Mit Hilfe dieses Instrumentariums können über kurz oder lang die Mehrzahl der Erkrankungen zuverlässig erkannt werden.

Diagnostische Methoden

Möglichkeiten und Grenzen der Selbstdiagnose

Die meisten Untersuchungsmethoden können nicht zur Selbstdiagnose genutzt werden. Man kann die Körpertemperatur, den Puls, vielleicht auch noch den Blutdruck selbst messen, sogar einige einfache Laboruntersuchungen (wie Blutzuckerwerte) durchführen, aber damit stößt man bereits an die Grenzen der selbständigen Diagnose.

Begrenzte Möglichkeiten der Selbstdiagnose

Für einfache Erkrankungen mit klarer Symptomatik genügen diese Maßnahmen auch. Alle unklaren und ernsteren Krankheitsbilder kann man auf diese Weise jedoch nicht mit der erforderlichen Sicherheit selbst diagnostizieren, das muß fachlich erfolgen.

Die Antlitzdiagnose will und kann heutzutage keine vollwertige Alternative zu den üblichen Untersuchungen mehr darstellen. Diese Funktion mag sie zu Schüßlers Lebzeiten noch eher erfüllt haben, weil damals erst wenige Diagnosemethoden bekannt waren. Veraltet und überflüssig ist die Antlitzdiagnostik dennoch nicht, insbesondere zur Selbstdiagnose spielt sie eine Rolle. Ihre Stärke besteht nach wie vor darin, auf relativ einfache Weise eine Verdachtsdiagnose zu liefern. Das bedeutet für die Selbsthilfe, daß die Merkmale im Gesicht anzeigen, an welche Krankheiten bei

Antlitzdiagnose ist keine vollwertige Alternative

Spielt eine Rolle zur Selbstdiagnose

Verdachtsdiagnose zur Selbsthilfe

unklarer Symptomatik gedacht werden muß. Ergänzt man den Befund der Antlitzdiagnose mit den unabhängig davon wahrnehmbaren anderen Beschwerden, kann auch die Selbstdiagnose recht zuverlässige Ergebnisse erbringen.

Zuverlässige Ergebnisse

Aber bei jeder Form der Selbsthilfe durch medizinische Laien besteht ein gewisses Risiko: Die Selbstdiagnose kann falsch, die Selbstbehandlung unwirksam sein. Dann verschlimmert sich eine Krankheit oft trotz Selbsthilfe, wird chronisch oder geht schlimmstenfalls in ein lebensbedrohliches Stadium über. Natürlich gilt das grundsätzlich auch für die fachliche Diagnostik und Therapie, in aller Regel liegt die Gefahr bei Nichtmedizinern aber höher.

Risiko

Diese Schwäche der Selbsthilfe darf in Kauf genommen werden, wenn sie sich auf einfachere Krankheiten beschränkt. Dann kann eine Fehldiagnose und/oder falsche Behandlung allenfalls dazu führen, daß die Erkrankung sich nicht bessert. Nicht vertretbar ist das naturgemäß, wenn ernstere Leiden vorliegen. Dann können Fehler in Diagnose und Therapie nämlich zu bedenklichen Folgen führen.

Schwächen der Selbsthilfe

Aber was sind ernstere Erkrankungen? Wo muß die Grenze gezogen werden, die zugleich eine Begrenzung der Selbsthilfe bedeutet?

Was sind ernste Erkrankungen?

Eine pauschale Antwort kann es darauf nicht geben. Für einen Menschen, bei dem zum Beispiel das Immunsystem geschwächt ist, kann sogar eine stärkere Erkältung bereits zur ernsten Erkrankung werden, die fachlich behandelt werden muß. Ein ansonsten gesunder Patient mit guter Abwehrlage hingegen wird damit aus eigener Kraft fertig, er kann also Selbsthilfe versuchen.

> Das bedeutet: Man muß stets individuell beurteilen, ob Selbstdiagnose und -therapie ohne zu hohe Risiken möglich sind oder besser gleich der Therapeut zugezogen werden sollte.

Die nachstehenden allgemeinen Anhaltspunkte können die Beurteilung einer Krankheit und die Entscheidung für Selbstbehandlung oder fachliche Hilfe zuverlässiger machen.

Anhaltspunkte zur Beurteilung einer Krankheit

Ein diagnostischer Anhaltspunkt für die Schwere einer Erkrankung kann das Allgemeinbefinden sein; wenn es stärker beeinträchtigt ist, z. B. durch ausgeprägte Abgeschlagenheit, Erschöpfung oder gar Störungen des Bewußtseins, empfiehlt sich von Anfang an fachliche Diagnose und Therapie. (Ein völlig objektives Kriterium kann das freilich auch nicht sein, weil das Allgemeinbefinden bei der gleichen Krankheit individuell unterschiedlich betroffen wird.)

Allgemeinbefinden

Ein weiterer wichtiger Anhaltspunkt zur Beurteilung einer Krankheit ist der Schmerz. Als Warnzeichen weist er auf eine Gesundheitsstörung hin. Man darf ihn deshalb nicht massiv unterdrücken, sonst kann das Krankheitsbild verschleiert werden. Erst wenn die Schmerzursachen feststehen, kann eine intensive Schmerztherapie eingeleitet werden. Es wäre falsch, die Schmerzen nach der Diagnose noch »heroisch« zu ertragen, denn anhaltende Schmerzen schwächen nach neuen Erkenntnissen das Immunsystem zum Teil erheblich.

Schmerz

Anhaltende Schmerzen schwächen das Immunsystem

Leider ist der Schmerz häufig ein unzuverlässiges Warnzeichen. Es kann zutreffen, daß die Stärke der Schmerzen anzeigt, wie ernst eine Krankheit zu beurteilen ist. Andererseits gibt es aber auch sehr schwere Erkrankungen (wie Krebs), die lange Zeit keine nennenswerten Schmerzen verursachen; wenn man in solchen Fällen den Schmerz spürt, ist eine derartige Krankheit meist schon weit fortgeschritten. Davon abgesehen wird der Schmerz individuell sehr unterschiedlich erlebt. Was ein Patient noch als leicht erträglich empfindet, kann für einen anderen bereits Höllenqualen bedeuten.

Unzuverlässiges Warnzeichen

Schmerz wird individuell unterschiedlich erlebt

Wegen dieser Eigenarten kann nicht verbindlich angegeben werden, wann Schmerzen fachlich untersucht werden müssen. Grundsätzlich sollte man eine Untersuchung veranlassen bei:

Gründe für eine
fachärztliche
Untersuchung

- allen akuten stärkeren Schmerzen, die nicht offensichtlich aus einer harmlosen Ursache entstehen,
- unklaren Schmerzzuständen, die trotz Selbsttherapie länger als 3 Tage unvermindert anhalten oder sich sogar verschlimmern,
- häufiger wiederkehrenden oder chronischen Schmerzen.

Körpertemperatur
als Anhaltspunkt

Schließlich kann auch die Körpertemperatur ein Anhaltspunkt dafür sein, ob Selbsthilfe möglich oder rasche fachliche Hilfe notwendig ist. Wie der Schmerz weist auch Fieber auf eine Gesundheitsstörung hin, darüber hinaus erfüllt es aber auch noch Abwehrfunktionen. Deshalb darf es nie massiv unterdrückt werden, sonst wird das Krankheitsbild verschleiert und zusätzlich noch das Immunsystem geschwächt.

Fieber soll nicht
massiv unterdrückt
werden

Im Grunde sollte man Fieber also überhaupt nicht unterdrücken. Nur wenn es zu hoch steigt und/oder zu lang dauert, wird es selbst zum Risiko. Dann kann es schonend so gesenkt werden, daß keine Gefährdung mehr besteht, die Immunfunktionen aber nicht nennenswert beeinträchtigt werden.

Schonende Senkung

Auch Fieber gibt nicht immer zuverlässig Auskunft darüber, wie ernst eine Krankheit zu bewerten ist. Manche Menschen entwickeln auch bei schweren Infektionen kaum Fieber, andere reagieren schon bei

Körpertemperatur (°C)*	Beurteilung
37,0	durchschnittliche Normaltemperatur (unterliegt individuellen und tageszeitlichen Schwankungen)
bis 37,5	erhöhte Körpertemperatur
bis 38,0	subfebrile (leicht fieberhafte) Körpertemperatur
bis 38,5	mäßiges Fieber
bis 39,0	höheres Fieber
ab 39,1 (selten über 41,0)	hohes bis sehr hohes Fieber
etwa ab 40,0–40,5	wird Fieber lebensbedrohlich

* bei Temperaturmessung in der Achselhöhle; die in Mund oder After gemessenen Werte weichen davon ab (sind in der Regel höher).

relativ banalen Infekten mit deutlichem Temperaturanstieg. Im allgemeinen kann man jedoch davon ausgehen, daß eine Krankheit meist desto ernster verläuft, je höher das Fieber steigt. Die obige Übersicht gibt an, wie die verschiedenen Temperaturerhöhungen zu beurteilen sind.

Grundsätzlich muß bis zum mäßigen Fieber nicht gleich fachliche Hilfe in Anspruch genommen werden. Das gilt allerdings nicht, wenn das Fieber von erheblichen Störungen des Allgemeinbefindens begleitet wird und/oder andere stärkere Krankheitszeichen bestehen. Auch bei bereits an anderen Erkrankungen (wie Herz-Kreislauf-Störungen, Diabetes) leidenden, betagten und geschwächten Patienten muß schon bei leichtem bis mäßigem Fieber individuell entschieden werden, ob ein Mediziner zugezogen werden soll.

Mäßiges Fieber verlangt meist keine fachliche Hilfe

Ausnahmen

Bei kräftigen, ansonsten gesunden Menschen, deren Allgemeinbefinden nicht stärker beeinträchtigt ist, kann auch bis etwa 39,1 / 39,5 °C zunächst abgewartet werden, wie sich der weitere Krankheitsverlauf entwickelt. Wenn keine baldige Besserung eintritt, muß fachlich behandelt werden.

Hohes Fieber ab 39,1 / 39,5 °C soll vorsorglich immer vom Therapeuten behandelt werden. Es belastet den gesamten Organismus nämlich erheblich und kann zu Komplikationen (vor allem am Herz-Kreislauf-System) führen und/oder muss möglicherweise medikamentös behandelt werden.

Hohes Fieber soll immer vom Therapeuten behandelt werden

Zur Selbsthilfe bei leichtem bis mäßigem Fieber sind in der Regel keine fiebersenkenden Arzneimittel (wie Acetylsalizylsäure) erforderlich; wenn in solchen Fällen überhaupt eine Fiebersenkung indiziert scheint, soll sie allenfalls durch kalte Wadenwickel mehrmals täglich erzielt werden. Dann besteht im allgemeinen auch nicht die Gefahr, daß das Fieber zu stark unterdrückt und damit das Immunsystem geschwächt wird.

Selbsthilfe bei leichtem bis mäßigem Fieber

Nun gibt es aber nicht wenige Krankheiten, die nicht mit Schmerzen und/oder Fieber einhergehen. Dann richtet sich die Entscheidung über die Selbsthilfe nach dem Allgemeinbefinden und spezifischen Symptomen solcher Erkrankungen.

> Prinzipiell gilt auch dazu, daß alle unklaren, stärkeren, wiederkehrenden oder chronischen Beschwerden nicht selbständig diagnostiziert und therapiert werden dürfen.

Fachliche Hilfe darf nicht aufgeschoben werden

Bei leichteren akuten Krankheitszeichen, die sich nicht durch Selbsthilfe innerhalb von 3 Tagen deutlich bessern, darf fachliche Hilfe gleichfalls nicht länger aufgeschoben werden. Für betagte, geschwächte und/oder bereits an anderen Krankheiten leidende Menschen empfiehlt sich generell, von Anfang an den Therapeuten zuzuziehen.

Im Rückblick stellt sich nicht selten heraus, daß doch eine leichtere Erkrankung bestand und fachliche Hilfe nicht notwendig gewesen wäre. Aber die Sicherheit muß immer an 1. Stelle stehen. Besser sucht man einmal unnötig den Therapeuten auf, als eine ernstere Krankheit nicht zu erkennen und durch falsche Selbsttherapie zu verschleppen, bis am Ende vielleicht überhaupt keine Behandlung mehr möglich ist.

Sicherheit muß immer an 1. Stelle stehen

Schleichend verlaufende Krankheiten

Besonders problematisch sind die Erkrankungen, die schleichend verlaufen und einige Zeit überhaupt keine Symptomatik verursachen. Dazu gibt es naturgemäß keine Verhaltensregeln, weil man sich ja nicht an Krankheitszeichen orientieren kann. Unter Umständen wird man zwar auch bei solchen Leiden diskrete Beschwerden wahrnehmen, wenn man sich ständig genau beobachtet und jede Störung des Befindens gleich als Symptom bewertet.

Keine dauernde Selbstbeobachtung

Aber die dauernde Selbstbeobachtung und Beschäftigung mit der eigenen Gesundheit läßt nicht nur jegliche Lebensqualität schwinden und deutet häufig auf psychische Störungen hin, sondern kann sogar körperlich erst wirklich krankmachen. Das bietet sich also nicht zur Frühesterkennung symptomarmer Gesundheitsstörungen an. Wir müssen mit dem Risiko leben, daß eine solche Erkrankung erst spät erkannt und behandelt werden kann.

Allerdings kann die Antlitzdiagnose gerade bei diesen Krankheiten bereits Hinweise geben, lange ehe wahrnehmbare Symptome einsetzen. Wenn Merkmale im Gesicht für eine bestimmte Erkrankung sprechen, von der man aber noch nichts spürt, sollte vorsorglich eine gezielte fachliche Untersuchung erfolgen. Oft werden auf diese Weise ernste Krankheiten im frühesten Stadium diagnostiziert und können dann noch einfach und schnell ausgeheilt werden, während bei einer späteren »klassischen« Diagnose vielleicht schon keine Heilung mehr möglich wäre. Es kommt auch vor, daß die Diagnose aus dem Gesicht selbst bei gründlichster Untersuchung nicht verifiziert werden kann. Das muß nicht bedeuten, daß dieser Befund falsch war.

Mit der Antlitzdiagnose lassen sich nämlich nicht nur die frühesten Krankheitsstadien erkennen, sondern sogar schon die Anlagen für bestimmte Erkrankungen, die vielleicht später irgendwann einmal manifest werden könnten. Das bietet entscheidende Vorteile bei der Vorsorge, denn die bloße Veranlagung zu einer Krankheit bedeutet nicht, daß diese zwangsläufig zum Ausbruch kommt.

Nehmen wir einen potentiellen Diabetiker als Beispiel, der durch die Antlitzdiagnose früh von seiner Veranlagung zur Zuckerkrankheit erfährt. Wenn er diesen Hinweis ernst genug nimmt und einige Fehler der Ernährungs- und Lebensweise rechtzeitig korrigiert, bestehen gute Chancen, daß der Diabetes trotz ungünstiger Veranlagung überhaupt nicht oder erst verzögert auftritt. Darüber hinaus kann er häufiger den Blutzuckerspiegel kontrollieren, damit er so früh wie möglich gewarnt wird, wenn die Krankheit beginnt. Diese Maßnahmen erhöhen seine Lebenserwartung und Lebensqualität, Komplikationen des Diabetes kann weitgehend vorgebeugt werden.

Was am Beispiel der Zuckerkrankheit dargestellt wird, gilt auch für andere verbreitete Erkrankungen,

Seitenrandnotizen:

Antlitzdiagnose kann Hinweise geben

Ernste Krankheiten können im frühesten Stadium erkannt werden

Auch Anlagen für bestimmte Erkrankungen lassen sich erkennen

Beispiel: potentieller Diabetiker

Gesund trotz Veranlagung

Beispiel gilt auch für andere Krankheiten

man denke an Arteriosklerose. Immer ermöglichen die Merkmale im Gesicht so rechtzeitige Vorsorge, daß die Krankheit entweder überhaupt nicht oder abgeschwächt und/oder später beginnt.

Das Leben darf durch Frühbefunde nicht belastet werden

Allerdings muß man sich davor hüten, durch solche Frühbefunde das ganze weitere Leben zu belasten. Sonst bleibt man dank der rechtzeitigen Prophylaxe vielleicht von manchen Erkrankungen verschont, kann aber nicht mehr unbeschwert leben, weil die Angst vor der möglichen Krankheit ständig besteht. (Das ist übrigens auch ein Problem der Frühdiagnose ungünstiger Veranlagungen aus den Genen, die heute diskutiert wird.) Mit dieser Angst muß letztlich jeder selbst richtig umzugehen lernen. Wichtig ist dabei vor allem:

Wichtige Regeln

- Die Merkmale im Gesicht können, müssen aber nicht unbedingt auf die Veranlagung zu einer Erkrankung hinweisen.
- Veranlagung bedeutet nie, daß die Krankheit tatsächlich einmal auftreten wird, das hängt noch von vielen anderen Faktoren ab.
- Die Frühdiagnose einer möglichen Veranlagung verbessert die Chancen, durch rechtzeitige Prophylaxe die anlagebedingte Erkrankung zu verhüten, zu verzögern und/oder den Verlauf abzuschwächen.

Angst vor der Krankheit verliert ihren Einfluß

Wenn man sich diese positiven Aspekte vergegenwärtigt, verliert die Angst vor der Krankheit ihren Einfluß und weicht einer berechtigten positiveren Grundeinstellung.

Allerdings gibt es Menschen, die das nicht so positiv auffassen können. Unter Umständen werden sie sogar psychisch krank, wenn sie ihre Veranlagung zu einer bestimmten Erkrankung kennen. Wer befürchten muß, daß er zu diesem Personenkreis gehört, sollte besser auf die Früherkennung von Krankheitsanlagen mit Hilfe der Antlitzdiagnose verzichten, weil sie ihm nicht wirklich nützen könnte.

Es kann zu Problemen kommen

Aber selbst dann, wenn die Möglichkeiten der Früherkennung nicht genutzt werden, kann es noch zu

Problemen kommen. Ein ängstlicher oder besonders pessimistischer Mensch, der seine Krankheitsanlagen nicht kennen will, quält sich statt dessen vielleicht mit der Frage, ob er die Veranlagung zu ernsten Erkrankungen in sich trägt und sein Verzicht auf die Früherkennung deshalb ein Risiko darstellt. Solche Menschen leiden häufig an unbewußten psychischen Störungen, die zu derart negativen Gedanken veranlassen. In der Auseinandersetzung mit der Antlitzdiagnose kommen die seelischen Probleme zum Ausdruck.

Negative Gedanken bei psychischen Störungen

Wenn man das beachtet, kann die Diagnose aus dem Gesicht wenigstens indirekt nützlich sein, weil sie eine frühzeitige Psychotherapie ermöglicht. Das kann den Betroffenen viel Kummer, Sorgen und Streß ersparen.

Frühzeitige Psychotherapie

Es führte zu weit, auf solche Sonderfälle noch weiter einzugehen. Für die Mehrzahl der Menschen genügt es, wenn sie die eingangs erklärten Möglichkeiten und Grenzen der Selbstdiagnose beachten.

Regeln zur Beobachtung

Jeder Mensch nimmt seine Mitwelt und Umwelt in der ihm eigenen Art und Weise subjektiv wahr, das gehört zur Individualität und Persönlichkeit. Dadurch können aber erhebliche praktische Probleme auftreten.

Mitwelt und Umwelt werden subjektiv wahrgenommen

Polizei und Justiz wissen zum Beispiel ein Lied davon zu singen, wie unterschiedlich Zeugenaussagen zu einem Ereignis ausfallen können. Selbst wenn alle exakt dasselbe Geschehen aus gleicher Entfernung und im gleichen Blickwinkel beobachteten, weichen ihre Aussagen praktisch immer mehr oder minder stark voneinander ab. Manchmal sind die Wahrnehmungen so verschieden, daß man meinen könnte, die Zeugen hätten unterschiedliche Szenen erlebt. Das bedeutet keine absichtliche Verfälschung (die es natürlich auch gibt), die Zuschauer sind bei ihren Angaben überzeugt, daß sich alles genau so zugetragen hat, wie sie es schildern.

Individuell veränderte Wahrnehmung auch bei der Diagnose

Nicht nur die Rechtssprechung wird durch die individuell veränderte Wahrnehmung erschwert, in anderen Lebensbereichen kann sich das ebenfalls ungünstig auswirken, beispielsweise bei der Diagnose. Schon die üblichen Diagnosemethoden sind davon betroffen, selbst wenn sie auf scheinbar objektiven Ergebnissen (wie Röntgenbilder) beruhen. Zwar zeigt ein Bild die Verhältnisse im Körper so an, wie sie tatsächlich sind, die Interpretation der Aufnahmen wird aber mit von der persönlichen Wahrnehmung bestimmt. So kann es trotz objektiver Befunde zu Fehldiagnosen kommen.

Psychologische Diagnosen und ...

Noch viel anfälliger für solche ungewollten »Verfälschungen« sind zum Beispiel die psychologischen Diagnosen. Weil es dabei relativ wenige »objektive« Verfahren gibt, muß sehr viel individuell wahrgenommen und gedeutet werden.

... die Antlitzdignose sind anfällig für falsche Schlußfolgerungen

Und auch bei der Antlitzdiagnose besteht das Risiko falscher Schlußfolgerungen durch subjektive Wahrnehmungen. Gerade ein solches diagnostisches Verfahren, das überwiegend auf Beobachtungen und Erfahrungen basiert, ist anfällig für ungewollte Veränderungen durch individuelle Wahrnehmungen.

> Anders gesagt: Die Merkmale im Gesicht lassen sich nie vollkommen objektiv aufnehmen, stets kommt es mit darauf an, was der Beobachter subjektiv sieht und wie er das auswertet.

Aber das spricht nicht gegen die Antlitzdiagnose, mit solchen Schwächen muß auch bei den anderen Verfahren mehr oder minder ausgeprägt gerechnet werden. Und die Fehlerquote läßt sich verringern, wenn man nicht nur eine Diagnosemethode einsetzt.

Gesichtsmerkmale werden durch andere Symptome ergänzt

Aus diesem Grund ergänzen wir im vorliegenden Buch die Merkmale im Gesicht durch andere Symptome, die für oder gegen das Ergebnis der Antlitzdiagnose sprechen können. Es bestehen auch keine Einwände, die Diagnose aus dem Gesicht mit der schulmedizinischen Labor- und Apparatediagnostik zu kombinieren. Im Gegenteil: Es kann sogar optimal sein, wenn die Antlitzdiagnose zunächst aufzeigt, in welche Richtung die anderen Diagnosetechniken gehen sollten. Oft erspart das viele unnötige und teure Untersuchungen. Nur ist es bei uns leider noch nicht an der Tagesordnung, daß sich die offizielle Medizin mit Schüßlers Antlitzdiagnose beschäftigt.

Antlitzdiagnose weist den Weg für andere Untersuchungen

Einige Grundregeln sollten bei der Diagnose aus dem Gesicht berücksichtigt werden, damit die Befunde auf seiner soliden Basis stehen.

Ganzheitliche Erfassung

»Das Ganze ist mehr als die bloße Summe seiner Teile«, dieser Lehrsatz gilt auch für die medizinische Diagnostik. Unwillkürlich erfassen wir einen Menschen zuerst immer ganzheitlich, weil sich innerhalb weniger Sekunden der erste Eindruck einstellt. Dieser ist allerdings noch nicht sicher genug für die Antlitzdiagnose, daher muß später das Gesicht nochmals ganz bewußt als Ganzheit erfaßt werden.

»Das Ganze ist mehr als die Summe seiner Teile«

Im vorliegenden Buch werden jeweils einzelne Gesichtsmerkmale angegeben, die manchmal rasch, teils aber auch kaum zu erkennen sind.

Man ermittelt sie nach dem spontanen ersten Eindruck, indem man das Gesicht systematisch durchforscht, etwa von oben nach unten, von rechts nach links oder umgekehrt oder in einem Kreis, der das Gesicht im Uhrzeigersinn oder gegen ihn umrundet.

Das Gesicht wird systematisch durchforstet

Jeder muß selbst ausprobieren, welche dieser Techniken am besten geeignet ist. Bei dieser Erforschung des Gesichts geht es darum, möglichst viele Einzelmerkmale zu finden. Das kann auf Anhieb gelingen oder mehrere Durchgänge erfordern. Wenn man die dabei gewonnenen Eindrücke anschließend wie ein Mosaik zusammenfügt, gelangt man bereits zu einer Diagnose.

So wichtig diese Einzelmerkmale auch sind, darf darüber doch nicht versäumt werden, das Gesicht noch ganzheitlich zu betrachten. Das verhindert, daß man sich vorschnell auf einige auffällige Merkmale konzentriert und andere überhaupt nicht mehr wahrnimmt. Außerdem wird erst bei der ganzheitlichen Antlitzdiagnose genauer erkennbar, in welcher Beziehung einzelne Merkmale miteinander stehen, wie ausgeprägt sie vorkommen und welche Bedeutung ihnen im Vergleich zu den anderen Anzeichen zukommt.

Oft weicht man bei dieser ganzheitlichen Sicht vom spontanen ersten Eindruck ab. Aber das ist normal, beim genaueren Hinsehen erkennt man naturgemäß viel mehr als beim ersten Eindruck. Meistens wird der »zweite Eindruck« also genauer als der erste ausfallen.

Der Geübte kann im Lauf der Zeit mit der ganzheitlichen Erfassung des Gesichts bereits recht zuverlässig klären, wie einzelne Merkmale zu gewichten sind, welche besondere Beachtung (und vielleicht noch weitere Betrachtung) verlangen und welche man vernachlässigen darf.

Genaue Beobachtung

Der Wert der Antlitzdiagnose (wie überhaupt jeder Diagnose) hängt maßgeblich mit von der exakten Beobachtung ab. Bis zu einem gewissen Grad wird sie immer unbewußt gesteuert, was zur Fehlerquelle werden kann. Deshalb muß man ganz bewußt beobachten, das schafft einen Ausgleich zu den unbewußten Störeinflüssen.

Voll bewußt bedeutet, daß man sich ohne Ablenkung völlig auf das beobachtete Objekt konzentriert, um möglichst viele seiner Eigenarten zu erfassen. Jede einzelne Wahrnehmung macht man sich ganz bewußt und speichert sie dann für die endgültige Diagnose im Gedächtnis ab. Anfangs gelingt das nicht so gut, mit etwas Übung wird die Beobachtung aber immer bewußter und präziser.

Margin notes:

Das Gesicht wird ganzheitlich betrachtet

Zweiter Eindruck in der Regel genauer

Mögliche Fehlerquelle

Ganz bewußt beobachten

Möglichst objektive Auswertung

Beobachtungen rufen unwillkürlich Assoziationen, Erinnerungen und Empfindungen hervor. Diese subjektiven Reaktionen können die Diagnose erschweren und verfälschen. Ganz vermeiden läßt sich das auch bei größter Sorgfalt nicht, weil man willentlich darauf keinen Einfluß nehmen kann.

Subjektive Reaktionen können die Diagnose verfälschen

Aber man sollte stets versuchen, so gut wie möglich zwischen subjektiven und objektiven Bewertungen zu unterscheiden. Das fällt vor allem anfangs schwer, gelingt mit einiger Übung aber immer besser. Dabei hilft es, wenn man sich bei einer Bewertung von Wahrnehmungen selbstkritisch fragt:

Selbstkritische Fragen

• Verbinde ich mit den Wahrnehmungen eigene Erinnerungen?
• Stelle ich zwischen den Beobachtungen und eigenen Erfahrungen eine Verbindung her?
• Tragen die Emotionen, die Wahrnehmungen bei mir auslösen, zur Bewertung bei?

Das Ziel besteht darin, die Bewertung so vorzunehmen, daß alle 3 Fragen verneint werden können.

Es empfiehlt sich, eine Diagnose mehrmals mit Hilfe dieser Fragen daraufhin zu überprüfen, ob subjektive Einflüsse dabei eine zu große Rolle spielen, und die diagnostische Bewertung bei Bedarf zu korrigieren.

Da auch die anderen Regeln der Antlitzdiagnose, die hier genannt werden, einen gewissen Schutz vor subjektiven Verfälschungen bieten, gelingt trotz aller Unzulänglichkeiten häufig eine recht treffsichere Diagnose.

Häufig gelingt eine treffsichere Diagnose

Realitätsprüfung

Viele Diagnosefehler, die trotz der bisher vorgestellten Regeln durch ungenaue Beobachtungen und subjektive Bewertungen entstehen, erweisen sich spätestens bei der Realitätsprüfung als verkehrt. Bei dieser Über-

253

prüfung stellt man sich die Frage: Kann meine Diagnose überhaupt zutreffen, oder gibt es konkrete Tatsachen, die dagegen sprechen?

Die Diagnose soll also selbstkritisch auf den Prüfstand gestellt werden. Überdies muß die Realitätsprüfung ergebnisoffen erfolgen, man muß also bereit sein, falsche Bewertungen als unzutreffend zu erkennen und

die Fehler einzusehen. Das fällt nicht immer leicht, manchmal verbeißt man sich an der ursprünglichen Diagnose, versucht sie auch dann noch zu verteidigen, wenn die Realität eindeutig dagegen spricht.

Das mag verständlich sein, weil es vielen Menschen nicht leicht fällt, einen Fehler einzusehen und zu korrigieren. Mit dieser Grundeinstellung wird es allerdings schwerlich gelingen, genauere Diagnosen zu stellen, allenfalls zufällig landet man dann ab und an einen »Treffer«.

Unter Umständen kann es sogar bedenklich werden, etwa wenn bei der Realitätsprüfung erkannt werden mußte, daß eine zunächst als harmlos diagnostizierte Erkrankung tatsächlich viel ernster ist. Wenn

eine falsche innere Einstellung dann die Korrektur der Fehldiagnose verzögert, kann eine bedenkliche Gesundheitsstörung unnötig verschleppt werden.

Wer weiß, daß er mit eigenen Fehlern schwer umgehen kann, sollte daher besser auf die Selbstdiagnose verzichten, ehe er sich selbst und/oder andere gefährdet. Es gibt keine Garantie für allzeit korrekte Diagnosen, Korrekturen können immer wieder einmal erforderlich werden.

Ein einfaches Beispiel dafür, wie Diagnose und Realität auseinanderklaffen können:

Die Gesichtsmerkmale werden als Hinweise auf eine Mandelentzündung beurteilt, bei der Realitätskontrolle stellt sich jedoch heraus, daß die Mandeln schon längst operativ entfernt wurden. In einem solchen Fall erkennt man die Fehldiagnose mittels Realitätsprüfung leicht.

Kaum möglich ist diese Prüfung jedoch, wenn die

Antlitzdiagnose lediglich auf Krankheitsanlagen hinweist. Vielleicht wird die Genforschung irgendwann einmal in der Lage sein, alle anlagebedingten Erkrankungen genau nachzuweisen, heute gelingt das erst in wenigen Fällen. Der Selbstdiagnose wird das wohl immer verschlossen bleiben.

Die einzige Möglichkeit, einen derartigen Hinweis einer Realitätsprüfung zu unterziehen, besteht darin, in der Familie und bei den Verwandten nachzuforschen, ob die mit der Antlitzdiagnose diagnostizierte Veranlagung bereits zu entsprechenden Erkrankungen geführt hat.

Trifft das zu, kann der Befund aus dem Gesicht korrekt sein. Findet sich in der Familienanamnese (Krankheitsvorgeschichte) kein solches Leiden, spricht das leider auch nicht sicher gegen die diagnostizierte Krankheitsanlage. Da es also keine Sicherheit geben kann, sollte man sich vorsorglich so verhalten, als ob die Veranlagung (z. B. zu Diabetes) tatsächlich besteht, und entsprechende Vorbeugung betreiben. Das schadet nie, selbst wenn die Veranlagung zu einer Erkrankung nicht vorhanden ist.

Im Gegenteil: Eine gesundheitsbewußtere Ernährungs- und Lebensweise stabilisiert immer die Gesundheit insgesamt und beugt so vielen Krankheiten vor.

Vollkommen sicher kann man sich eines Befunds der Antlitzdiagnose nur sein, wenn auch die übliche Symptomatik dafür spricht. Dann bestätigt der reale Krankheitsverlauf die Diagnose.

Vollkommene Sicherheit der Antlitzdiagnose nur bei passender Symptomatik

Zur Diagnose aus den Merkmalen im Gesicht gehört wohl immer etwas mehr als die Beachtung einiger Regeln, wie sie hier genannt wurden. Aber eine Art »Gespür« für Krankheiten kann man nicht erlernen. Wahrscheinlich macht das den Unterschied zwischen einem guten und einem nicht so zuverlässigen Diagnostiker aus. Das gilt übrigens auch wieder für die schulmedizinischen Diagnosemethoden.

Auswertung der Gesichtsmerkmale

Große Sorgfalt

Viel Sorgfalt muß auf die Bewertung der Gesichtsmerkmale verwandt werden, denn damit steht und fällt die zutreffende Diagnose. Man geht dabei in mehreren Schritten vor, die teils einfach, zum Teil allerdings auch komplizierter sind.

Merkmale aufschreiben

Da die Erinnerung bekanntlich leicht trügt, werden alle wahrgenommenen Merkmale zunächst schriftlich fixiert. Wer über zeichnerisches Talent verfügt, kann auch die Umrisse eines Gesichts skizzieren und darin die verschiedenen Anzeichen des Gesichts einzeichnen. Letztlich bleibt aber jedem selbst überlassen, in welcher Weise er die gewonnenen Eindrücke festhält.

Den Probanden informieren

Am besten fertigt man diese Aufzeichnungen bereits während der Antlitzdiagnose an. Dann ist es ein Gebot der Höflichkeit, den Probanden formal um seine Einwilligung dafür zu bitten (das richtet sich natürlich auch danach, wie vertraut man mit ihm ist) und ihm überdies zu erklären, welche Eigenarten seines Gesichts man jetzt gerade aufschreibt oder zeichnet.

Hüten muß man sich dabei, dem Untersuchten gleich eine Deutung der Gesichtsmerkmale und die daraus folgernde Diagnose mitzuteilen. Das wäre in diesem Stadium noch viel zu früh und unsicher.

Wahrnehmungen so rasch wie möglich notieren

Wenn es aus irgendwelchen Gründen nicht möglich ist, noch im Beisein des Patienten die Wahrnehmungen festzuhalten, muß das anschließend so rasch wie möglich erfolgen. Dann haften die Beobachtungen noch gut im Gedächtnis. Je länger man wartet, desto größer wird das Risiko ungewollter Verfälschungen.

Nachdem alle Merkmale des Gesichts, die während der diagnostischen Betrachtung wahrgenommen wurden, niedergeschrieben oder aufgezeichnet sind, sucht man das dazu passende »Gesicht« in diesem Buch bei der Beschreibung der verschiedenen Schüßler-Salze (ab S. 206). Ungeübte müssen ihre Notizen und Skizzen wohl mit jedem der hier vorgestellten »Gesichter« abgleichen, um sich nicht vorschnell auf eine Diagnose festzulegen. Nach einiger Übung weiß man aber oft, auf welches der Schüßler-Salze die beobachteten Merkmale wahrscheinlich hinweisen. In klaren Fällen genügt es dann, nur noch die Beschreibung dieses Mineralstoffs mit den eigenen Aufzeichnungen zu vergleichen. Bei Unsicherheiten sollten aber doch alle 12 Beschreibungen durchgesehen werden.

Welches Schüßler-Salz paßt zu den Merkmalen?

Aus diesen Beschreibungen ergibt sich, auf welche Erkrankungen die Merkmale hinweisen können. Das findet sich bei jedem der 12 Salze vor allem in dem Abschnitt über Indikationen. Dort werden allerdings zwangsläufig mehrere mögliche Heilanzeigen des Schüßler-Salzes angegeben, aus denen man die auswählen muß, die dem Einzelfall am besten gerecht zu werden scheinen.

Erleichtert wird dies, wenn man die bei jedem biochemischen Mittel zusätzlich zu den Gesichtsmerkmalen angegebenen anderen Symptome beachtet und eine Realitätsprüfung durchführt.

Wenn die Anzeichen im Gesicht beispielsweise auf die Indikationen »allgemeine Verdauungsstörungen, Magen-Darm-Katarrh, Leber- und Gallenblasenleiden« hinweisen, läßt sich eine Differentialdiagnose stellen, indem man fragt: Welche Symptome bestehen neben den Gesichtsmerkmalen, und auf welche der Indikationen deuten diese hin?

Beispiele

Differentialdiagnose

Bei leichten Magenbeschwerden ohne weitere Symptomatik muß man in der Regel nicht an einen ernsteren Magen-Darm-Katarrh oder an eine Leber-Gallenblasen-Erkrankung denken, meist handelt es sich dann lediglich um einen banalen »verdorbenen« Magen. Das verdeutlicht, daß zur zuverlässigen Diagnose neben den Befunden der Antlitzdiagnose möglichst immer auch die Hinweise außerhalb des Gesichts berücksichtigt werden sollten.

Für den Mediziner spielt die exakte Diagnose eine wichtige Rolle. Zur Selbsthilfe mit den Schüßler-Salzen ist eine präzise Differentialdiagnose nicht unbedingt erforderlich. Wenn die Gesichtsmerkmale wie im obigen Beispiel für allgemeine Verdauungsbeschwerden, Magen-Darm-Katarrhe, Leber- und Gallenblasenleiden sprechen, braucht man zur Selbsttherapie nicht genau zu wissen (sofern es sich nicht aus den anderen Symptomen von selbst ergibt), welche dieser Gesundheitsstörungen tatsächlich besteht. Den biochemischen Wirkstoff, der diese Indikationen abdeckt, kann man in jedem Fall verwenden.

Muß der Therapeut zugezogen werden?

Problematisch wird es allerdings, wenn zu entscheiden ist, ob Selbsthilfe versucht werden kann oder der Therapeut zugezogen werden muß. Diese Frage läßt sich naturgemäß am zuverlässigsten beantworten, wenn man genau weiß, welche Erkrankung besteht.

Häufig ergibt die Antlitzdiagnose kein eindeutiges Bild

Häufig ergibt die Antlitzdiagnose überhaupt kein ganz eindeutiges Bild, weil die Merkmale im Gesicht auf verschiedene biochemische Mittel hinweisen. Das erschwert die Selbstdiagnose oft erheblich. Unter Umständen bleibt sie so unklar, daß keine Selbstbehandlung eingeleitet werden kann, sondern gleich der Mediziner konsultiert werden muß. Aber es bestehen doch einige Möglichkeiten, auch in solchen komplizierten Fällen zu einer recht zuverlässigen Selbstdiagnose zu gelangen, und zwar:

Möglichkeiten zur Selbstdiagnose

• Zunächst überprüft man, wie deutlich die verschiedenen Merkmale im Gesicht ausgeprägt sind. Es gilt zwar nicht generell, aber meist sind die Anzeichen für die Diagnose am wichtigsten, die man am deutlichsten wahrnimmt. Durch diese Analyse kann man also feststellen, welche Gesichtszeichen bei der Diagnostik unbedingt berücksichtigen muß und welche man (wahrscheinlich) vernachlässigen darf.

• Anschließend wird abgeklärt, welche der verschiedenen Anzeichen im Gesicht genau zusammenpassen. Dazu liest man in der Beschreibung der einzelnen biochemischen Wirkstoffe nach, welche der Gesichtsmerkmale häufig gemeinsam vorkommen, und versucht dann zu erkennen, welche dieser typischen Kombinationen vorhanden sind. Unter Umständen ergibt sich dabei, daß einige der »Symptome« im Gesicht nirgends so richtig dazu passen, keinem der biochemischen Mittel genau zugeordnet werden können. Versuchsweise kann man sie bei der weiteren Diagnostik ausklammern; allerdings müssen sie wieder beachtet werden, wenn man auf diese Weise keine eindeutigere Diagnose findet.

Nach diesen beiden Schritten bleiben im Idealfall nur noch ein oder zwei biochemische Wirkstoffe mit wenigen Indikationen übrig.

Um zwischen diesen Möglichkeiten eine sinnvolle Auswahl zu treffen, müssen nun die Symptome außerhalb des Gesichts berücksichtigt werden. Dazu prüft man bei jeder Indikation, die sich aus der Antlitzdiagnose ergibt, ob die passenden Symptome auch mit der üblichen Diagnostik nachweisbar sind.

Symptome außerhalb des Gesichts berücksichtigen

Nehmen wir einmal an, die bisherige Auswertung ergibt zwei biochemische Wirkstoffe mit den Indikationen Durchfall, Erbrechen, nervöse Herzbeschwerden bei Streß und Ärger, Neigung zu Kopfschmerzen, Verkrampfungen und depressiven Verstimmungen.

Beispiele

Es läßt sich leicht abklären, ob die entsprechenden Symptome bei dem Patienten vorliegen. Leidet er nicht an Durchfall und Erbrechen, kann man die dafür vorgesehenen biochemischen Mittel ausschließen. Auch Kopfschmerzen, Verkrampfungen und depressive Verstimmungen können durch Nachfrage beim Patienten einfach erkannt oder ausgeschlossen werden. Dementsprechend werden die dafür geeigneten biochemischen Wirkstoffe für die Therapie vorgesehen oder ausgeschlossen.

Etwas problematischer kann es mit den nervösen Herzbeschwerden werden. Allein aus der Symptomatik läßt sich nie ganz sicher zwischen seelisch-nervösen und körperlichen Störungen am Herzen unterscheiden. Es spricht zwar eher für psychische Faktoren, wenn die Herzbeschwerden mit seelisch-nervösen Belastungen in Beziehung stehen, aber auch organische Herzleiden verschlimmern sich oft durch solche Einflüsse. Wenn das Ergebnis der Antlitzdiagnose mit der Beurteilung der Symptome außerhalb des Gesichts übereinstimmt, darf man bei leichteren Herzproblemen das geeignete biochemische Mittel gegen nervöse Ursachen versuchsweise selbständig anwenden.

Bestehen aber stärkere Störungen der Herzfunktionen und unklare Ursachen, sollte zunächst eine fachliche Diagnose Klarheit verschaffen. Nach dem Befund richtet sich dann die biochemische Therapie oder eine verordnete andere Behandlungsform.

Nicht selten führt die oben beschriebene Auswertung zu einer Diagnose, die ziemlich sicher scheint. Bei der Realitätskontrolle können dann aber keine Symptome außerhalb des Gesichts festgestellt werden, die das bestätigen.

Dafür gibt es zwei Erklärungen:

- Entweder wurden die Merkmale im Gesicht und/oder andere Symptome falsch beurteilt,
- oder die relativ sichere Diagnose deutet auf die Veranlagung zu einer Krankheit hin, die lediglich bei der Antlitzdiagnose erkennbar wird, aber noch keine nachweisbaren Symptome verursacht.

Zunächst muß dann nochmals überprüft werden, ob die Schritte zur Diagnose alle korrekt vorgenommen wurden. Wenn das nicht ganz sicher feststeht, beginnt man mit der Diagnose besser nochmals von vorn. Dabei ergibt sich vielleicht ein eindeutigeres Krankheitsbild.

Falls diese Kontrolle wieder keinen klaren Befund ergibt, liegt vermutlich die Veranlagung zu einer Erkrankung vor. Bei der Antlitzdiagnose kann sie bereits diagnostiziert werden, obwohl noch keine anderen Symptome bestehen.

Im Zweifelsfall darf man aber nicht einfach davon ausgehen, daß die Diagnose aus dem Gesicht eine Krankheitsanlage aufgedeckt hat. Vorstellbar ist vielmehr auch, daß eine Erkrankung bei der Selbstdiagnose trotz aller Sorgfalt übersehen wurde. Deshalb soll

Wenn keine Symptome außerhalb des Gesichts festgestellt werden

Zweifelsfall

vorsorglich der Therapeut zugezogen werden, der eine solche Krankheit eher diagnostizieren kann.

Ob das Ergebnis der Antlitzdiagnose tatsächlich eine ungünstige Veranlagung anzeigt, kann der Therapeut in der Regel nicht beurteilen, weil die meisten Mediziner diese Form der Diagnose nicht beherrschen. Die fachliche Bestätigung der Krankheitsanlage ist aber auch nicht unbedingt notwendig.

Entscheidend kommt es darauf an, daß eine bestehende Erkrankung, die fälschlich als Hinweis auf Veranlagung beurteilt wurde, bei der fachlichen Untersuchung rechtzeitig festgestellt und behandelt werden kann.

Auswahl der individuellen Schüßler–Salze

Normalerweise enthalten Diagnosen keine konkreten Hinweise auf die geeigneten Arzneimittel. Anders verhält es sich bei der Antlitzdiagnose nach Schüßler. Da er die verschiedenen Merkmale im Gesicht den entsprechenden biochemischen Wirkstoffen zuordnete, gibt seine Diagnose zugleich an, welche Schüßler-Salze therapeutisch angezeigt sind.

Antlitzdiagnose gibt entsprechendes Schüßler-Salz an

Darin liegt eine Stärke der Antlitzdiagnose, die vor allem die Selbsthilfe erleichtert, aber auch unerfahrenen Medizinern Empfehlungen zur biochemischen Therapie gibt. Allerdings kann das auch zur Schwäche der Methode werden, wenn die Angaben zur Behandlung, die sich aus der Antlitzdiagnose ergeben, ungeprüft einfach übernommen werden. Letztlich ist nämlich auch Schüßlers Heilverfahren eine individuelle Therapie, die den Umständen des Einzelfalls angepaßt werden muß.

Die praktische Erfahrung lehrt, daß die Zuordnung der Gesichtsmerkmale zu den einzelnen Schüßler-Salzen oftmals zutrifft. Das bedeutet allerdings nicht, daß damit immer die optimale Therapie möglich ist. Zum Teil eignen sich die Mineralsalze nicht oder nur zur er-

Die Zuordnung trifft oft zu

gänzenden Behandlung, aber das wird bei der Antlitzdiagnose nicht selten vergessen. Hinzu kommt, daß die Anzeichen im Gesicht zuweilen den falschen biochemischen Heilmitteln zugeordnet werden, insbesondere bei der Selbstdiagnose. Dann stimmen die Wirkstoffe zwangsläufig nicht mit dem Krankheitsbild überein und bewirken wenig oder bleiben völlig wirkungslos.

Falsche Zuordnung der Anzeichen

Wer über fundierte Kenntnisse der Biochemie verfügt, wird solche Fehler meist rasch bemerken und das individuell am besten geeignete Schüßler-Salz verabreichen, selbst wenn das von der Empfehlung abweicht, die sich aus den Anzeichen im Gesicht ergibt.

Alle anderen müssen sorgfältig prüfen, ob die Antlitzdiagnose wirklich die richtigen Mineralsalze aufzeigt. Dazu kann es erforderlich werden, die Gesichtsmerkmale nochmals mit den Beschreibungen bei den verschiedenen biochemischen Wirkstoffen abzugleichen und bei Bedarf die ursprüngliche Auswahl zu korrigieren.

Es können auch 2 oder 3 Wirkstoffe angewendet werden

Wenn sich aus dem Gesicht nicht eindeutig ergibt, welches biochemische Mittel verwendet werden sollte, spricht nichts dagegen, zur Therapie 2 oder 3 (möglichst nicht mehr) Wirkstoffe anzuwenden, die zumindest teilweise mit der Antlitzdiagnose übereinstimmen. Erzielt man mit dieser Kombination nicht bald eine erste Besserung, soll auch bei leichteren Erkrankungen der Therapeut zugezogen werden. Dann kann nur er aufgrund seiner Ausbildung und Erfahrung beurteilen, welche Heilmittel individuell die besten Ergebnisse versprechen.

Wenn die Antlitzdiagnose nicht mit den anderen Symptomen außerhalb des Gesichts übereinstimmt

Problematisch kann die Auswahl der Schüßler-Salze auch werden, wenn die Merkmale im Gesicht zu einer Diagnose führen, die sich nicht mit den anderen Symptomen außerhalb des Gesichts vereinbaren läßt. Das kann auf einen Fehler bei der Antlitzdiagnose hinweisen, deren Befund deshalb nochmals überprüft werden muß. Möglich ist aber auch, daß entweder die Antlitzdiagnose oder die anderen Symptome keine eindeutige Diagnose erlauben. In solchen Fällen durchsucht man in den Beschreibungen der 12 Schüßler-Salze nochmals alle dort angegebenen anderen Symptome. Danach wählt man das biochemische Mittel aus, dessen Symptomatik außerhalb des Gesichts am besten mit den tatsächlichen Beschwerden übereinstimmt. Der wahrscheinlich nicht zutreffende Befund der Antlitzdiagnose wird dabei besser nicht berücksichtigt. Es gelingt nämlich in diesen unklaren Fällen meist leichter, das passende Heilmittel mit Hilfe der anderen Symptome zu finden, als mit den Merkmalen im Gesicht.

Falsche Befunde der Diagnose nicht berücksichtigen

Allerdings sollte dann nachträglich abgeklärt werden, ob das nicht korrekte Ergebnis der Antlitzdiagnose möglicherweise auf eine weitere Krankheit oder ungünstige Veranlagung hinweist, die bisher noch keine anderen Symptome verursacht.

Weitere Abklärung

Letztlich gilt aber auch dazu wieder: Im Zweifel und bei wirkungslosen Therapieversuchen sollte bald ein mit Naturheilverfahren vertrauter Mediziner zugezogen werden.

Zu anderen Heilmitteln, die neben der biochemischen Therapie angezeigt sein können, darf man von der Antlitzdiagnose keine konkreten Angaben erwarten. Da Schüßler dieses Verfahren entwickelte, um seine Behandlungsweise zu unterstützen, gibt es lediglich Auskunft über die geeigneten Mineralsalze. Aber das stellt keinen Nachteil dar, sondern kann sogar erwünscht sein, weil viele der anderen Heilverfahren sich ohnehin nicht zur Selbsttherapie eignen. Bei den Indikationen, die Selbsthilfe zulassen, genügt die Biochemie oft zur erfolgreichen Behandlung. Wenn das nicht der Fall ist, empfiehlt sich häufig, einen Mediziner zuzuziehen.

Die Antlitzdiagnose gibt lediglich Auskunft über geeignete Mineralsalze

Weitere Merkmale im Gesicht

Die Antlitzdiagnose nach Schüßler erfaßt bereits viele Merkmale im Gesicht. Daneben gibt es aber noch zahlreiche andere, die zum Teil schon seit langem in der Volksmedizin bekannt sind. Es ist unmöglich, alle diese Anzeichen im Rahmen eines Buchs vorzustellen. Einige, die relativ leicht erkennbar sind und zu einer genaueren Diagnose beitragen können, sollen hier noch erklärt werden. Zur übersichtlichen Darstellung werden sie danach gegliedert, in welchem Bereich des Gesichts sie bestehen können, angefangen mit der Stirn bis hinab zum Kinn.

Auch bei diesen Anzeichen muß vor einer voreiligen Interpretation oder Verallgemeinerung gewarnt werden. Die Antlitzdiagnose kann nur brauchbare Ergebnisse liefern, wenn sie sich an den individuellen Besonderheiten orientiert. Man darf nicht davon ausgehen, daß ein Merkmal im Gesicht bereits eine sichere Diagnose ergibt. Vielmehr muß es durch andere Merkmale und Symptome außerhalb des Gesichts ergänzt werden und dann der Realitätsprüfung (s. S. 253) standhalten. Am besten versteht man die Zeichen im Gesicht als Hinweise, die anzeigen, in welche Richtung die Diagnose fortgeführt und wo nach weiteren Symptomen gesucht werden soll.

Natürlich wird sich am Ende dieser ganzheitlichen Diagnostik oftmals ergeben, daß die zuerst im Gesicht wahrgenommenen Merkmale bereits zu einem treffsicheren Resultat führten. Aber das weiß man eben erst dann sicher genug, wenn die gesamten diagnostischen Möglichkeiten ausgeschöpft wurden.

Einen Vorteil der Schüßler-Methode bietet diese Diagnose nach den anderen Merkmale im Gesicht nicht: Daraus ergibt sich nicht gleichzeitig die Therapie. Aber das ist lediglich dann von Bedeutung, wenn mit Schüßler-Salzen behandelt werden soll, die keine Allheilmittel darstellen (selbst wenn die Diagnose nach Schüßlers Methode gestellt wurde, bedeutet das nicht zwangsläufig, daß auch mit biochemischen Wirkstoffen behandelt werden muß.) Über mögliche andere Heilverfahren gibt auch Schüßlers Antlitzdiagnose nicht unmittelbar Auskunft.

Besondere Zurückhaltung ist geboten, wenn aus Anzeichen im Gesicht auf Charakter-, Persönlichkeitseigenschaften und psychische Störungen geschlossen wird. Zwar trifft es zu, daß Geist und Seele den Körper bis zu einem gewissen Grad mit »formen« können, aber es erfordert Fachkenntnisse und Erfahrung, um aus solchen Merkmalen eine psychologische Diagnose zu stellen.

Ab und zu wird wohl auch der Laie einen Zufallsbefund landen, aber die Gefahr ist groß, daß nur Vorurteile dabei herauskommen, die dem so Beurteilten nicht gerecht werden. Fatalerweise neigen solche Vorurteile auch noch dazu, sich sehr zäh zu halten, selbst wenn sie offensichtlich von der Realität abweichen. Auf diese Möglichkeiten der Selbstdiagnose aus dem Gesicht sollte besser verzichtet werden. Schlimmstenfalls könnte sich dadurch eine psychische Störung noch verschlimmern.

Merkmale im Stirn-Schläfen-Bereich

An der Stirn fallen im allgemeinen zuerst die verschiedenen Längs- und/oder Querfalten auf, die psychologisch aussagefähig sein können. Es gibt aber auch mögliche Anzeichen für körperliche Störungen.

Auffällig deutliche Falten: Leber-, Nierenfunktionsstörungen.

Bräunliche Hautflecken beim Haaransatz: bei Frauen oft Schwangerschaftsflecken, zum Teil bei Leberstörungen.

Haarausfall im Stirnbereich: mögliches Warnzeichen für hormonelle Störungen bei Frau und Mann, unter Umständen bei Sterilität.

Die Schläfen können durch Gewebsschwund wie eingefallen wirken, ferner sind auch Besonderheiten an der Schläfenarterie zu beachten. Die Anzeichen bestehen ein- oder beidseitig.

Schläfenbereich eingefallen: zehrende Krankheiten (wie Krebs, Tuberkulose), Eiweißmangel, Erschöpfungszustände.

Schläfenbereich und Wangen eingefallen: chronische Magenkrankheiten, Leberleiden, in seltenen Fällen hormonelle Störungen vor allem der Nebennieren (siehe Abb. S. 267).

Schläfenarterie deutlich hervortretend: Entzündung der Schläfenarterie (meist erst nach dem 50. Lebensjahr), Bluthochdruck (rotes Gesicht), Nierenleiden mit Bluthochdruck (blasses Gesicht), Arteriosklerose.

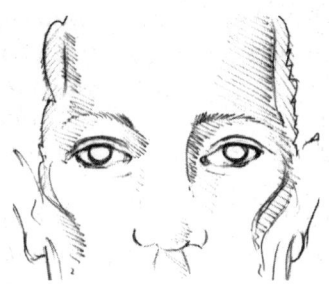

Schläfenbereich und Wangen eingefallen

Merkmale an den Augen

Die Augen bezeichnet man im übertragenen Sinn auch als »Spiegel der Seele«. In der Tat erkennt man in ihnen häufig spontan, was ein Mensch gerade empfindet, was er beabsichtigt oder wie es um seine Gesundheit bestellt ist. Einige Beispiele sollen das veranschaulichen:

- Klare, wache Augen setzt man gemeinhin mit Gesundheit, seelisch-nervöser Stabilität, Aufmerksamkeit, Intelligenz, Energie und Tatkraft gleich.
- Bei unruhigen Augen denkt man an Nervosität, Unsicherheit, Hemmungen und Ängste.
- Trübe Augen sprechen für eine mehr oder minder stark angeschlagene Gesundheit oder für depressive Verstimmungen.

Um psychologische Befunde, die aus den Augen abzulesen sind, soll es an dieser Stelle nicht gehen. Zu groß erscheint das Risiko, daß sich durch oberflächliche und vorschnelle Deutung von Merkmalen hartnäckige Vorurteile einstellen. Vielmehr konzentrieren wir uns auf Anzeichen an Augen, Lidern und Brauen, die auf körperliche Erkrankungen hinweisen können.

Augen eingefallen: Warnzeichen möglicher schwerer Krankheiten mit Auszehrung (wie Krebs, Tuberkulose), im Einzelfall auch Folge einer übertriebenen Schlankheitskur

Augen gerötet: lokale Entzündung (meist) der Bindehaut, Verätzungen des Auges.

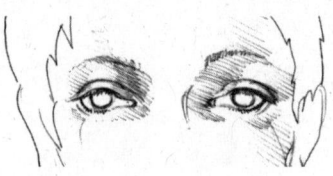

Augen eingefallen

Augen glänzend: kann bei Überraschung, Freude und ähnlichen Gefühlen normal sein; andernfalls bei nervöser Erregung, Fieber oder Überfunktion der Schilddrüse.

Augenweiß gelblich: Gelbsucht (Haut muß nicht unbedingt auch gelblich verfärbt sein) bei Leber- und Gallenblasenleiden, seltener Enzymstörungen oder vermehrter Abbau von Blutbestandteilen.

Augenweiß mit sichtbaren roten Gefäßen: Wenn keine Verletzungen oder Entzündungen vorliegen, spricht das für Blutstauungen.

Augenzittern (Nystagmus = unwillkürliche rhythmische Augenbewegung): Örtliche Lähmung von Augenmuskeln, Kleinhirn-, Stammhirnerkrankung, multiple Sklerose, Innenohrkrankheiten, Vergiftungen.

Augenlider, zu häufiger Lidschlag: Nervosität, Überfunktion der Schilddrüse.

–, zu seltener Lidschlag: möglicher Hinweis auf Unterfunktion der Schilddrüse.

–, zu enge Lidspalte (Augen fallen wie von selbst zu): Müdigkeit, Erschöpfungszustände.

–, zu große Lidspalte: Nervosität, Streß, Erregungszustände.

–, Oberlidschwellung: Herzschwäche, andere Herzerkrankungen.

–, Unterlidschwellung: Nierenfunktionsschwäche, Lymphstauung.

–, doppelte Falte über dem Oberlid: möglicher Hinweis auf Bindegewebsschwäche.

–, gesenktes Oberlid: Erschöpfungszustände, Blutarmut, zu niedriger Blutdruck.

–, gelblich-braune Knötchen auf Oberlid: zu hohe Cholesterinwerte, Arteriosklerose.

–, bräunliche Ablagerungen am Unterlid: Fettstoffwechselstörungen.

–, fehlende Wimpern: genetisch bedingt, hormonelle Störungen, im Einzelfall Vergiftungen (z. B. durch Thallium).

Augenhof, bräunlich-gelb: Leber-, Gallenblasenerkrankungen.

–, bläulich: Verdacht auf innere Blutungen.

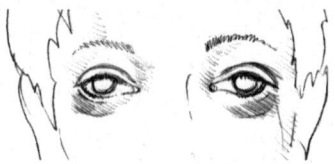

Augenringe unten

Augenringe unten: Erschöpfungszustände, akut bei Schlafmangel.

Augenbrauen, zu schwach ausgebildet: hormonelle Störungen bei Frauen und Männern, männliche Sterilität, Menstruationsstörungen.

–, *zu stark ausgebildet:* häufig bei älteren Männern durch altersbedingte hormonelle Störungen, bei Frauen funktionelle Schwäche der Keimdrüsen, Unfruchtbarkeit, Wechseljahre; unter Umständen muß auch einmal an eine Tumorerkrankung gedacht werden; im Zweifel empfiehlt sich die baldige fachliche Untersuchung.

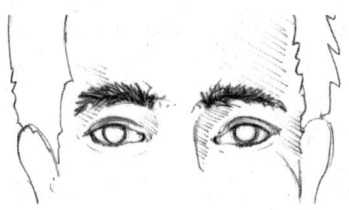

Augenbrauen zu stark ausgebildet

–, *zusammengewachsen:* unklares Merkmal, das unter Umständen auf Durchblutungsstörungen (Arteriosklerose) im Gehirn, erhöhtes Schlaganfallrisiko oder Bluthochdruck spricht; unklar bleibt, ob das auch als Anzeichen der Veranlagung zu Epilepsie beurteilt werden kann.

Merkmale an der Nase

Die Nase scheint auf den ersten Blick nicht sehr aussagefähig. Allenfalls die gerötete »Knollennase« bei Männern verdient Beachtung, denn sie deutet auf die Hautkrankheit Rosacea hin. Die verbreitete Ansicht, daß sie als Folge von Alkoholmißbrauch entsteht, ist meist unberechtigt. Nimmt man aber einzelne Teile der Nase, etwa Rücken, Wurzel oder Spitze, genauer unter die Lupe, findet man doch eine Reihe von Anzeichen, die diagnostisch von Bedeutung sein können.

Nach überlieferter »Volksweisheit« soll man von der Nase auch auf Charaktereigenschaften schließen können, z.B. auf Streitsucht bei einer spitzen Nase. Solche Deutungen entbehren aber jeglicher Grundlagen, der Charakter läßt sich nie an der Nase ablesen.

Nasenwurzel, Schwellungen: möglicher Hinweis auf Polypen oder Entzündungen der Nasen- oder Nebenhöhlenschleimhaut.

–, quer verlaufende Falte: möglicherweise Schilddrüsenunterfunktion.

Nasenflügel, deutlich gebläht: allgemeines Anzeichen für Atemnot verschiedener Ursachen, Erkrankungen im Bereich der Atemwege, bei kleineren Kindern unter Umständen Hinweis auf Lungenentzündung.

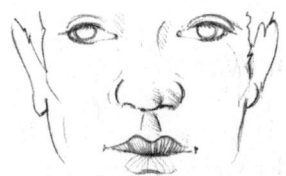

Nasenflügel deutlich gebläht

–, verdickt: allgemeines Anzeichen einer Atemstörung mit zu geringer Einatmung.

–, bläulichrot: mögliches Warnzeichen bei Herzkrankheiten.

–, blasse Umgebung: Lungenentzündung, zum Teil auch Magenschleimhautentzündung.

Nasenrücken, auffallend schmal: Nervosität, abnorme Reizbarkeit des Nervensystems, Überempfindlichkeit, nervöse Herzbeschwerden, psychosomatische Krankheiten, manchmal Störungen der Schilddrüsenfunktion.

Nasenspitze, blaß: Durchblutungsstörungen.

–, *bläulichrot:* empfindlicher Reizmagen.

–, *senkrechte Kerbe:* chronische Magenleiden, häufig wiederkehrende Magengeschwüre.

Nasen-Lippen-Furche (vom Nasenflügel zum Mundwinkel, teils noch tiefer reichend) *auf beiden Seiten ausgeprägt:* Magenschleimhautentzündung, Magen-, Zwölffingerdarmgeschwür.

–, *links deutlicher ausgeprägt:* Erkrankung der Bauchspeicheldrüse.

–, *rechts deutlicher ausgeprägt:* Gallenblasenentzündung, Gallensteine.

–, *auf beiden Seiten verlängert:* mögliches Anzeichen für Herz-Kreislauf-Störungen.

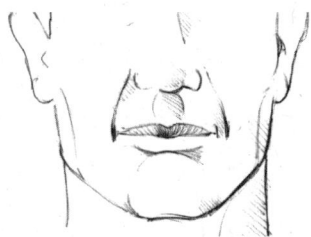

Nasen-Lippen-Furche auf beiden Seiten ausgeprägt

Merkmale an den Wangen

Bei der Beobachtung der Wangen muß vor allem darauf geachtet werden, welche Farbe sie aufweisen und ob sie eingefallen sind. Daraus lassen sich vornehmlich Hinweise auf Herz-, Kreislauf-, Atem- und Verdauungsstörungen ableiten.

Wangen, blaß: Durchblutungsstörungen, oft niedriger Blutdruck.

–, *gerötet:* Bluthochdruck, zum Teil erhöhtes Risiko für Schlaganfall.

–, *bläulichrot:* Anzeichen für Sauerstoffmangel im Blut, insbesondere bei Bronchialasthma, Aufblähung (Emphysem) der Lungenbläschen oder Herzschwäche.

Wangen auf beiden Seiten eingefallen: allgemein Warnzeichen bei Erkrankungen der Verdauungsorgane oder Mangelernährung.

–, *trocken-gelbliche Wangenhaut:* Magen-, Bauchspeicheldrüsenerkrankungen, möglicherweise Krebs.

–, *mit gelblichem Augenweiß:* chronische Leberentzündung, Leberzirrhose (Gelbsucht muß nicht immer am Körper sichtbar sein, teils erkennt man sie nur am Weiß der Augen).

–, *mit bläulichroter Farbe der Wangen:* Sauerstoffmangel, oft bei »zehrenden« Lungenkrankheiten, wie Tuberkulose, chronische schwere Bronchitis oder Bronchialkrebs.

–, *mit ausgeprägter Nasen-Lippen-Furche:* chronische Magenschleimhautentzündung, häufig wiederkehrende Magengeschwüre.

–, *mit Schwellung unter den Augen:* Funktionsschwäche der Nieren.

Merkmale an den Ohren

An den Ohren gibt es nur wenige Anzeichen für Krankheiten. Zu achten ist vor allem auf die Farbe der Ohrmuscheln, Schwellungen und Knötchen.

Ohren, blaß: Durchblutungs-, Kreislaufstörungen, möglicher Hinweis auf Veranlagung zur Blutarmut.

–, *bläulichrot:* Sauerstoffmangel im Blut bei gestörter Atmung, chronischer Bronchitis oder Herzschwäche.

Knötchen, wo das Ohrläppchen angewachsen ist (ein- oder beidseitig): Möglicher Hinweis auf Veranlagung zu Herz-, Lungen- und Leberleiden.

Schwellung und Rötung in der Ohrumgebung: meist von den Speicheldrüsen ausgehend, unter Umständen bei Mumps.

Schwellung und Schmerzen hinter dem Ohr: Entzündung der lufthaltigen Zellen des Warzenfortsatzes hinter dem Schläfenbein bei nicht ausgeheilter Mittelohrentzündung.

Große Ohren sollen auf günstige Erbanlagen, insbesondere Anlage für ein hohes Lebensalter, sowie auf gute Funktionen von Stoffwechsel und Drüsen hinweisen. Das mag im Einzelfall zutreffen, darf aber nicht verallgemeinert werden und wurde nie genau nachgewiesen.

Merkmale der Mund-Kinn-Partie

Auch hier muß zunächst wieder vor einer überlieferten, immer noch verbreiteten Vorstellung gewarnt werden: Ein ausgeprägtes Kinn soll einen starken Willen anzeigen, ein Fliehkinn hingegen Willensschwäche. Diese Interpretation basiert jedoch nicht auf gesicherten Erkenntnissen, sondern trifft allenfalls zufällig einmal zu, führt aber rasch zu Vorurteilen. Willensstärke läßt sich grundsätzlich nicht an körperlichen Merkmalen ablesen, sie zeigt sich vielmehr im Verhalten.

Hinweise auf körperliche Erkrankungen kann das ausgeprägte Kinn allerdings schon geben, ebenso wie Mund, Lippen und Mundwinkel. Diese Zusammenhänge können als gesichert gelten.

Mund, schmal: hormonelle Störungen, hauptsächlich bei Frauen.

–, *voll:* bei Männern möglicher Hinweis auf hormonelle Fehlfunktion mit Verweiblichung, bei Frauen unter Umständen bei Erkrankungen der Keimdrüsen.

–, *verspannt:* häufig Anzeichen für innere Anspannung, Schmerzen oder Koliken.

Lippen, blaß: Durchblutungsstörungen, seltener Magenleiden.

–, *bläulichrot:* Sauerstoffmangel im Blut bei Herzschwäche.

–, *mit glatten hellrosa Flecken:* mögliches allgemeines Krebswarnzeichen.

Oberlippe, zu schmal: unter Umständen Anzeichen für Erkrankungen der Bauchspeicheldrüse, manchmal bei Veranlagung zur Zuckerkrankheit.

–, *zu dick:* allgemeine Immunschwäche, bei Kindern oft Funktionsschwäche des Lymphsystems, gelegentlich auch bei Magenleiden.

–, *mit senkrecht Richtung Nase ziehenden Falten:* gemeinhin oft als »Geizfalten« bezeichnet, aber das ist oft ein Vorurteil; meist hormonelle Ursachen, vor allem im Klimakterium (bei Männern kaum zu beobachten).

–, *mit Behaarung bei Frauen:* auch der »Damenbart«, weist auf hormonelle Störungen hin, z. B. zu viele männliche Hormone bei Unterfunktion der weiblichen Keimdrüsen oder Menstruationsbeschwerden (siehe Abb. S. 274).

Unterlippe, zu dick: mögliches allgemeines Warnzeichen bei Leber-, Nieren-, Blasen- und Prostataerkrankungen.

–, *glatt und bläulichrot:* unsicherer Hinweis auf Veranlagung zu Diabetes.

Mundwinkel, mit feinen Einrissen (Rhagaden): Vitamin-B$_2$-Mangel oder Blutarmut durch Eisenmangel, verursacht durch Mangelernährung oder ungenügende Verwertung der Nahrung bei Krankheiten der Verdauungsorgane.

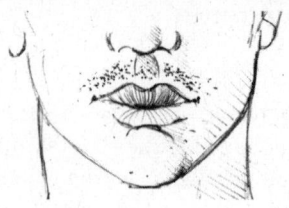

Oberlippe mit Behaarung bei Frauen

–, *mit ein- oder beidseitigen Falten:* Warnzeichen bei Leber-Gallenblasen-Erkrankungen.

–, *bräunlich-gelb verfärbt:* mögliches Anzeichen einer Leberfunktionsschwäche, unter anderem bei chronischer Leberentzündung.

Kinn, zu groß: manchmal Anzeichen einer hormonellen Störung (Akromegalie), die vom Vorderlappen der Hirnanhangdrüse ausgeht; die Vergrößerung betrifft auch noch andere »gipfelnde« Teile des Körpers, z. B. Finger und Zehen.

Kinnhöcker am Kiefer: Unterfunktion der Schilddrüse, meist als Folge der Funktionsschwäche der übergeordneten Hirnanhangdrüse.

Kinnmitte vorne mit Kerbe: venöse Blutstauungen vor allem im Unterleib, Hämorrhoiden, manchmal bei Erkrankungen der Wirbelsäule.

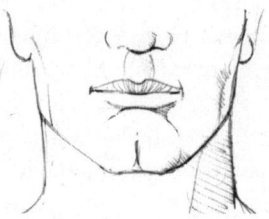

Kinnmitte vorne mit Kerbe

Nasen-Lippen-Furche bis zum Kinn verlängert: meist deutlicher Hinweis auf Veranlagung zum Magengeschwür oder bei bereits bestehendem Geschwür.

Bartwuchs bei Männern auffallend schwach: hormonelle Störungen, die vorwiegend von den Keimdrüsen ausgehen.

Merkmale an der Zunge

Bereits in der Antike beachteten die Ärzte bei der Diagnose auch die Zunge. Daran hat sich in der modernen Schulmedizin nicht so viel geändert, obwohl ihr viele aufwendige, genauere Diagnosemethoden zur Verfügung stehen. Um einen ersten Eindruck vom Gesundheitszustand und von möglichen Erkrankungen eines Menschen zu gewinnen, ist die Zungendiagnostik nach wie vor nützlich, erspart Zeit und Kosten für unnötige Untersuchungen.

Genau erklären läßt sich allerdings oft nicht, weshalb man an der Zunge so viele Krankheiten erkennen kann. Eine Außenseitertheorie besagt, daß die Zunge ein verkleinertes Abbild des gesamten Körpers darstellt. Den verschiedenen Organen und Körperteilen werden bestimmte Zonen auf der Zunge zugeteilt, wobei der Kopf der Zungenspitze, der Zungengrund (ganz hinten) den Beinen entsprechen soll. Die Zonen sind auf der Zunge so angeordnet, daß sie mit der tatsächlichen Lage der Organe und Körperteile übereinstimmen. Die Herzzone befindet sich also beispielsweise auf der linken Zungenseite, weil das Herz im Brustkorb zum größeren Teil links lokalisiert ist. Sinngemäß gilt das für alle anderen Organe und Körperteile.

Diese Vorstellung erinnert an die Reflexzonen der Füße, bei denen ebenfalls Zusammenhänge zwischen Körperstrukturen und Fuß angenommen werden. Während man bei den Fußreflexzonen aber aufgrund praktischer Erfahrungen mit einiger Wahrscheinlichkeit davon ausgehen kann, daß es solche reflektorischen Verbindungen tatsächlich gibt, handelt es sich bei der Projektion des Körpers auf die Zunge um eine unsichere Vermutung. Es mag zwar durchaus sein, daß diese Theorie zutrifft, es bedarf jedoch noch vieler Erfahrungen und Forschungen, ehe man das annähernd so wahrscheinlich wie bei den Fußreflexzonen annehmen darf.

Eine Variante der obigen Theorie geht davon aus, daß die Zunge als Teil des Verdauungssystems nur dessen Organe widerspiegelt: Speiseröhre, Magen, Zwölffingerdarm, Bauchspeicheldrüse, Leber, Gallenblase und die verschiedenen Abschnitte des Darms. Die einzelnen Zonen sollen entsprechend der Lage der Organe im Körper auf der Zunge angeordnet sein. Zum Teil wird auch noch eine Herz- und Milzzone auf der Zunge vorausgesetzt. Aber es ist nicht so recht nachvollziehbar, weshalb ausgerechnet diese beiden Organe gemeinsam mit dem Verdauungsapparat ihre Entsprechungen auf der Zunge haben sollten.

Dieser 2. Theorie könnte man vielleicht eher zustimmen, weil die Zusammenhänge zwischen der Zunge und den Verdauungsorganen leichter vorstellbar scheinen. Dennoch gilt auch dazu, daß es noch keine hinreichenden Erfahrungen und Erkenntnisse gibt, die eine solche Vermutung ebenso wahrscheinlich machen wie die Fußreflexzonen.

Letztlich bleibt es allerdings nur von akademischem Interesse, wie man sich solche Beziehungen erklären soll. Es steht zweifelsfrei fest, daß es Zusammenhänge geben muß. Anders wären die praktischen Erfahrungen mit der Zungendiagnostik nicht nachvollziehbar.

Bei den 12 Schüßler-Salzen (ab S. 206) wurden bereits typische Zungenbefunde zu jedem Wirkstoff angegeben. Hier sollen jetzt noch weitere Merkmale vorgestellt werden, die sich den biochemischen Medikamenten zwar nicht direkt zuordnen lassen, aber trotzdem zur zuverlässigeren Diagnose beitragen können.

Oftmals werden die Merkmale auf der Zunge überwiegend den Erkrankungen im Bereich der Verdauungsorgane zugeschrieben. Das ist aber nicht korrekt, sie können auch auf verschiedene andere Gesundheitsstörungen hinweisen, wie die nachstehende Auswahl veranschaulicht.

Zunge zu trocken

Unklares allgemeines Warnzeichen, aus dem nicht immer diagnostische Rückschlüsse möglich sind.

Ohne krankhafte Ursachen bei Menschen, die vorwiegend durch den Mund atmen (dann meist auch Zungenbelag).

Vergiftungen zum Beispiel mit Opium oder lebensbedrohliche Vergiftungen (Botulismus) durch verdorbene Nahrungsmittel.

Austrocknung des gesamten Körpers durch höhere Flüssigkeitsverluste, beispielsweise bei Erbrechen, Durchfall, Blutungen oder starkes Schwitzen ohne angemessenen Ausgleich durch Getränke; bei alten Menschen an heißen Sommertagen ohne krankhafte Ursachen, weil sie häufig zu wenig trinken (kann lebensbedrohlich werden).

Schwere Infektionskrankheiten mit ungünstiger Prognose, wie Blutvergiftung (Sepsis) oder Bauchfellentzündung.

Zu geringe Speichelabsonderung bei Erkrankungen des zentralen Nervensystems, teils auch im Klimakterium.

Zunge belegt

Vieldeutiges und deshalb nicht selten diagnostisch kaum verwertbares Anzeichen, das oft nicht genau abgeklärt werden kann.

Ohne krankhafte Ursachen durch Mundatmung (dann auch trockene Zunge), schlechtes Kauen, falsche Ernährung oder anlagebedingte Störungen des vegetativen Nervensystems; teils auch übermäßiges Konsum von Alkohol, Kaffee, Milch und/oder Nikotin.

Lokale Ursachen, wie mechanische oder Temperaturreizungen (Verletzung, Verbrennung) der Zunge und/oder der Mundschleimhaut, Entzündungen der Mundschleimhaut, Pilzinfektionen in der Mundhöhle (dann grau-weißlicher Belag), Zahnfleischschwund, Karies, nach Zahnextraktionen; in unklaren Fällen sollte an unverträgliche Zahnplomben oder -prothesen gedacht werden, die zu elektrischen Spannungsdifferenzen im Mund führen können.

Fieberhafte Erkrankungen mit einem starken weißlichen Belag, meist feuchte Zunge, bei schwerem Krankheitsverlauf aber oft trocken; diese Anzeichen beobachtet man insbesondere bei Mandelentzündung, Bronchitis, Lungenentzündung, Grippe (dicker grau-gelblicher Belag), Masern (weißlicher Schleier auf der Zunge), Scharlach (himbeerfarbiger Belag) oder Typhus (schmutziggrauer Belag, Ränder und Spitze gerötet, später Zunge gleichmäßig gerötet).

Erkrankungen der Verdauungsorgane (oft starker weißlicher Zungenbelag), insbesondere Magenschleimhaut-, Dünndarmentzündung, Magengeschwür, Mangel an Verdauungssäften oder zu viel Magensäure (oft mit Sodbrennen); auch bei Blinddarm-(genauer: Wurmfortsatz-) entzündung beobachtet man belegte Zunge, die dabei aber ohne diagnostische Bedeutung bleibt.

Bei Leberleiden ist der weißliche Zungenbelag meist feucht; beginnende Leberschrumpfung (-zirrhose) führt zur bläulichroten, derb-höckerigen oder gefurchten Zunge ohne nennenswerten Belag; bei fortgeschrittener Zirrhose mit zunehmender Funktionsschwäche der Leber wird die Zunge zuerst an den Rändern, später bis zur Mitte rot und glatt (wie lackiert), bei günstigem Krankheitsverlauf kann sich danach allmählich wieder weißlicher Belag einstellen.

Zungenfarbe verändert

Auch die Färbung der Zunge kann Auskunft über Erkrankungen geben; es kann sich dabei sogar um ernste Gesundheitsstörungen handeln. Der Zungenbefund liefert in solchen Fällen die ersten Hinweise, die exakte Diagnose kann nur der Mediziner stellen.

Blasse Zunge entsteht oft bei Blutarmut, kann unter Umständen aber auch Warnzeichen allgemeiner Durchblutungsstörungen sein.

Rote Zunge läßt sich oft nur richtig deuten, wenn man die verschiedenen Rottöne beachtet. Allgemein spricht die Zungenrötung für Vitamin-B_2-Mangel; eine stark gerötete Zunge kann auf Zungenentzündung, Leberzirrhose, Blut- oder Harnvergiftung, manchmal auch Zuckerkrankheit hinweisen; die rot-violette Zungenverfärbung kommt bei »Rotblütigkeit« (Polyglobulie) durch vermehrte Bildung roter Blutkörperchen vor; eine blaurötliche Zunge ist verdächtig auf Blutstauung bei Herzschwäche oder Sauerstoffmangel durch Lungenblähung (Emphysem).

Braune Zunge kann auftreten, wenn die Nebennierenrinde zu wenig oder keine Hormone produziert (Morbus Addison), zum Teil auch bei einer seltenen Form der Zuckerkrankheit (Bronze-Diabetes). Eine weitere Ursache können Tumoren sein, die durch Ablagerung des Farbstoffs Melanin gelblich-braun oder bräunlich-schwarz verfärbt werden; wer Pfeife raucht oder Tabak kaut weist ebenfalls oft eine bräunliche Zunge auf, die im Einzelfall als Krebsfrühwarnzeichen einzustufen ist.

Ohne krankhafte Bedeutung ist die braune Zunge bei Rassen mit stärker pigmentierter Haut.

Schwärzliche Zunge besteht ohne Krankheitswert, wenn zum Beispiel geraucht wird oder dunkelgrüne Lebensmittel verzehrt werden. Unabhängig davon auftretende schwärzliche Verfärbung der Zunge ist ein unklares Anzeichen, das teilweise nichts zur Diagnose beitragen kann; vermutlich liegt oft eine Störung der natürlichen Keimbesiedlung der Mundhöhle (Mundflora) als Grundursache vor, wie sie insbesondere bei der Behandlung mit Antibiotika eintritt; ferner ist noch an Leberleiden und Nikotinsäure-(ein Vitamin der B-Gruppe)mangel zu denken.

Zungenbrennen

Dieses vieldeutige Merkmal muß bald fachlich abgeklärt werden, damit bei Bedarf rasch eine gezielte Therapie eingeleitet werden kann. Ohne krankhafte Bedeutung bleibt lediglich die schmerzende, brennende Zunge nach Einnahme zu heißer Speisen und Getränke oder zu scharf gewürzter Lebensmittel; eine Therapie kann dabei notwendig werden, wenn eine Verbrennung der Zunge entsteht.

Vitaminmangel gehört zu den häufigen Ursachen des Zungenbrennens, insbesondere Mangel an den Vitaminen B_2, B_6, B_{12} und Nikotinsäure. Die Mangelzustände entstehen hauptsächlich durch Ernährungsfehler und Störungen der Verdauungsorgane, die eine Verwertung der mit der Nahrung zugeführten Vitamine be- und verhindert, z. B. Magensäuremangel, chronischer Durchfall und häufiges Erbrechen. Schließlich ist auch an Stoffwechselstörungen zu denken, etwa Zuckerkrankheit, weil Insulinmangel die Verwertung von Vitaminen der B-Gruppe beeinträchtigt.

Blutarmut führt vor allem bei Frauen oft zum Zungenbrennen. Verursacht wird es durch falsche Ernährung, die zu wenig Eisen zuführt, Magensäuremangel oder Blutverluste (Monatsblutung, Verletzungen, Blutungen innerer Organe). Auch die heutzutage selteneren Wurmkrankheiten können an der Anämie beteiligt sein. Bei der bösartigen Form der Blutarmut (Perniziosa) macht sich Zungenbrennen meist zu Beginn der Mangelkrankheit bemerkbar, später kommt es nur noch selten vor. Oft wird die Anämie von Einrissen in den Mundwinkeln begleitet.

Verdauungsstörungen wurden oben bereits beim Vitaminmangel als indirekte Ursache von Zungenbrennen genannt. Unabhängig davon erzeugen Magenschleimhautentzündungen, Darmträgheit, Gärungsprozesse im Dünndarm mit Durchfall oder Leberleiden (vor allem Leberzirrhose) nicht selten die brennende Zunge.

Allergien mit Zungenbrennen können durch lokale Ursachen entstehen, unter anderem unverträgliche Zahnkronen und Zahnprothesen, seltener unverträgliche Nahrungsmittel, die mit der Zunge in Kontakt kommen. Aber auch allergische Reaktionen, die unabhängig von lokalen Einflüssen entstehen, können Zungenbrennen hervorrufen. Dazu gehören wieder nicht vertragene Lebensmittel und Medikamente.

Zum Teil stehen die allergischen Reaktionen noch in einem indirekten Zusammenhang mit chronischen Krankheitsherden (wie Mandel-, Zahnwurzel-, Nebenhöhlenentzündung), die selbst kaum Beschwerden verursachen, durch Fernwirkung aber zu Allergien und vielen anderen Erkrankungen (etwa Rheuma) beitragen können.

Nervenstörungen führen unter Umständen ebenfalls zum Zungenbrennen, das dann häufig von Zungenschmerzen begleitet wird. Die Mißempfindung geht vom Zungennerven und vom IX. Hirnnerven aus. Vor allem chronische Entzündungen dieser Nerven rufen das zum Teil schmerzhafte Zungenbrennen hervor. Im Einzelfall kann aber auch eine übermäßige Erregung des vegetativen Nervensystems oder ein Krampfanfall dahinter stehen.

Sjögren-Syndrom I und *Plummer-Vinson-Syndrom* gehören zu den selteneren Ursachen des Zungenbrennens.

Beim *Sjögren-Syndrom I* handelt es sich grundsätzlich um eine rheumatische Krankheit. Inzwischen kennt man allerdings auch eine Form, die ohne Gelenkentzündung verläuft. Symptomatisch ist vor allem

Trockenheit der Mund-, Nasen-, Rachen-, Kehlkopf-, Luft- und Speiseröhrenschleimhaut sowie das trockene Auge mit Bindehaut- und Hornhautentzündung als Folge einer Degeneration der Tränen-, Speichel- und Talgdrüsen. Überdies wird die Produktion von Verdauungssäften im Magen und in der Bauchspeicheldrüse verringert, was zu Verdauungsbeschwerden führt.

In typischen Fällen treten noch chronische Entzündungen mehrerer Gelenke auf; dann spricht man auch von der *Sicca-Symptomatik,* während die Erkrankung ohne Gelenkbeteiligung auch als *Sicca-Syndrom* (lat. siccus = trocken) bezeichnet wird. Wahrscheinlich gehören diese beiden Verlaufsformen des Sjögren-Syndroms I zu den Autoimmunkrankheiten, bei denen körpereigene Abwehrstoffe Gewebe und Organe angreifen.

Das *Plummer-Vinson-Syndrom* entsteht, wenn erheblicher Eisenmangel die Anzahl eisenhaltiger Enzyme im Körper deutlich verringert. Die Krankheit führt zum Schwund der Mund-, Rachen- und Speiseröhrenschleimhaut, Schluckbeschwerden, Zungenentzündung und Zungenbrennen, Störungen an den Lippen, Finger- und Zehennägeln. Bei einer Sonderform, die überwiegend Frauen nach den Wechseljahren betrifft, liegt eine Verengung der Speiseröhre vor, aus der später die krebsige Entartung hervorgehen kann.

Geschwüre an der Zunge

Wenn diese Veränderungen nicht offensichtlich auf eine leichtere Zungenverletzung zurückzuführen sind, muß bald fachlich untersucht werden, unter Umständen könnte dann Zungenkrebs bestehen. Andere ernste Ursachen sind die Geschlechtskrankheit Syphilis und Tuberkulose. Wenn die Geschwüre mit weißlichgelben Flecken auf der Mundschleimhaut einhergehen, liegt eine schwere Mundentzündung (Mundfäule) vor.

Ferner muß bei Zungengeschwüren noch an Verletzungen gedacht werden, wie sie zum Beispiel durch geschädigte Zähne mit scharfen Kanten, ungeeignete Zahnprothesen und ähnliche kieferorthopädische Hilfsmittel entstehen können. In diesen Fällen bleiben die Geschwüre chronisch bestehen und vernarben erst, wenn die Ursachen dauerhaft korrigiert wurden.

Schließlich können chronische Zungengeschwüre auch noch bei Epilepsie auftreten, wenn die Zunge bei Anfällen verletzt wird.

Zittern und Zuckungen der Zunge

Das *Zungenzittern* kann nicht immer genau erklärt werden. Man muß sich dann mit der Diagnose begnügen, daß es konstitutionell bedingt ist. Unklar bleibt oft auch das Zittern der Zunge bei seelisch-nervösen Störungen, vor allem Nervosität, Nervenschwäche, Unruhe und bestimmte Neuroseformen.

Seltener deutet die zitternde Zunge auf schwere Erkrankungen hin, die akut lebensgefährlich sein können. Unter anderem beobachtet man das als Symptom bei Alkoholabhängigkeit, starker Überfunktion der Schilddrüse, epidemischer Gehirnentzündung (sog. »Gehirngrippe«), Erweichung des Gehirns oder Wundstarrkrampf. Allerdings stehen bei diesen bedrohlichen Krankheiten zahlreiche andere Symptome im Vordergrund, das Zungenzittern wird lediglich als Nebenbefund festgestellt.

Zuckungen der Zunge weisen oft auf Krankheitsherde im Nervensystem hin. Zu den häufigeren Ursachen gehören zum Beispiel Lähmung der Kau-, Schluck- und Kehlkopfmuskulatur durch Schädigung von Hirnnerven, die bei Bewegungen mitwirken, oder Erkrankungen des verlängerten Rückenmarks mit Bildung von Höhlen in der Nervensubstanz. Auch Degeneration der Pyramidenbahn* mit fortschreitender Lähmung kommt in Betracht.

Früher mußte immer auch an die möglichen Spätfolgen der Geschlechtskrankheit Syphilis gedacht werden, die das Nervensystem ebenfalls schwer schädigen; heutzutage spielt diese Erkrankung aber eine untergeordnete Rolle, weil sie seltener vorkommt und frühzeitig behandelt werden kann.

Bei all diesen ernsten Krankheiten werden die Zuckungen der Zunge natürlich nur als Nebenbefund festgestellt, im Vordergrund stehen zahlreiche andere Symptome. Es ist aber vorstellbar, daß Zungenzucken als Frühsymptom von den Betroffenen zuerst wahrgenommen wird und sie zur fachlichen Untersuchung veranlaßt.

Zungenlähmung

Dazu kommt es durch Lähmungen im Bereich des XII. Hirnnerven, der für die Zungenmuskulatur zuständig ist. Das Symptom tritt fast immer einseitig auf, so daß die Zunge durch die Muskulatur der gesunden Seite zur

---

* Als Pyramidenbahn bezeichnet man bestimmte Anteile des zentralen Nervensystems, die von der Großhirnrinde abgehen und Bewegungen ermöglichen.

betroffenen Seite hin verzogen wird. Unter Umständen kommt es noch zum allmählichen Schwund des Gewebes der gelähmten Zungenanteile.

Lähmungen der Zunge weisen auf verschiedene krankhafte Prozesse im Gehirn, Rückenmark und im übrigen Nervensystem hin. Relativ häufig steht dahinter ein Schlaganfall, eine Verletzung des Gehirns oder ein Hirntumor. Ferner können Erkrankungen im Bereich des verlängerten Marks (Abschnitt zwischen Gehirn und Rückenmark) oder eine Sonderform der Kinderlähmung vorliegen.

Verzeichnis der Indikationen

Dieses alphabetische Verzeichnis der Indikationen der Schüßler-Therapie listet alle Erkrankungen auf, die sich aus der Antlitzdiagnose ergeben können. Sobald die Merkmale im Gesicht zur richtigen Diagnose führten, steht in der Regel gleich fest, welche Schüßler-Salze zur Therapie angezeigt sind.

Aber wie bereits erklärt, kann die Antlitzdiagnose unter Umständen unklar bleiben. Dann kann man mit Hilfe der nachstehenden Indikationen nochmals bei allen in Frage kommenden Schüßler-Salzen nachlesen, welche sich zur individuellen Behandlung eignen.

Dabei lernt man auch die Indikationen kennen, bei denen mehrere biochemische Wirkstoffe angezeigt sein können. Das hilft bei der Entscheidung, ob mehrere Schüßler-Salze kombiniert werden sollen und welche dazu am besten geeignet sind.

Darüber hinaus hilft dieses Verzeichnis der Indikationen, falsche biochemische Therapeutika so gut wie möglich auszuschließen. Wenn man vor der Behandlung nochmals in der oben beschriebenen Weise überprüft, welche Mineralsalze sich aus der Antlitzdiagnose ergeben, erkennt man unter Umständen, daß der eine oder andere ursprünglich ausgewählte Wirkstoff doch nicht so gut paßt. Das erspart zeitaufwendige Versuche mit verschiedenen Mitteln, die eine Erkrankung unnötig verschleppen.

Indikationen

A

Abmagerung: Natrium chloratum
Abszesse: Calcium sulfuricum
Afterentzündung: Kalium chloratum
Akne: Natrium chloratum
allergische Hautreaktionen: Natrium phosphoricum
allergische Reaktionen: Calcium phosphoricum
Anämie: Calcium phosphoricum
Angina pectoris: Magnesium phosphoricum
Antriebsschwäche: Natrium chloratum
Appetitlosigkeit: Natrium phosphoricum
Appetitmangel: Natrium chloratum
Arteriosklerose: Calcium fluoratum, Silicea
Asthma: Natrium sulfuricum
Atemwegskatarrh: Kalium chloratum
Aufstoßen: Natrium phosphoricum
Augenbindehaut, eitrige: Kalium sulfuricum
Augenentzündung: Kalium chloratum
Ausschlag: Natrium sulfuricum

B

Bandscheibenschäden: Silicea
Bauchdecke, Schwäche: Silicea
Bauchspeicheldrüsenentzündung: Natrium sulfuricum
Bindegewebsschwäche: Calcium fluoratum, Silicea
Bindehaut, eitrige: Kalium sulfuricum
Blasenentzündung: Kalium chloratum
Blasensteine: Natrium phosphoricum
Blinddarmreizung: Kalium chloratum
Blutarmut: Calcium phosphoricum, Natrium chloratum
Bluterguß: Ferrum phosphoricum, Silicea
Blutreinigung: Kalium phosphoricum
Bronchien, eitrige: Kalium sulfuricum
Bronchitis, eitrige: Calcium sulfuricum
Bronchitis, krampfartige: Magnesium phosphoricum,
    Natrium sulfuricum

Bruch: Silicea
Brustdrüsenknoten: Calcium fluoratum

D

Darmentzündung: Ferrum phosphoricum
Darmkolik: Magnesium phosphoricum
Darmträgheit, chronische: Natrium chloratum
Drüsen, Knoten: Calcium fluoratum
Durchfall: Ferrum phosphoricum, Natrium phosphoricum,
    Natrium sulfuricum
Durchfall, krampfartige Leibschmerzen bei: Magnesium phosphoricum
Durchfall, wäßriger: Natrium chloratum

E

Eiterungen: Calcium sulfuricum, Silicea
Eiweißmangel: Natrium phosphoricum
Ekzeme: Natrium chloratum
Entzündungen: Silicea
Entzündungen im 1. Stadium, akute: Ferrum phosphoricum
Entzündungen im 2. Stadium: Kalium chloratum
Entzündungen im 3. Stadium: Kalium sulfuricum
Erbrechen: Ferrum phosphoricum, Natrium phosphoricum,
    Natrium sulfuricum
Erschöpfung: Kalium phosphoricum, Natrium chloratum
Erschöpfung, chronische: Silicea

F

Falten: Silicea
Fettunverträglichkeit: Natrium phosphoricum
Fieber: Ferrum phosphoricum
Frostbeulen: Natrium sulfuricum
Furunkel: Calcium sulfuricum, Natrium phosphoricum, Silicea

G

Gallenblasenentzündung: Natrium phosphoricum, Natrium sulfuricum
Gallenkolik: Magnesium phosphoricum, Natrium phosphoricum
Gallensteine: Natrium phosphoricum
Gedächtnisschwäche: Kalium phosphoricum
Gefäßverkrampfungen: Magnesium phosphoricum

Gehirnentzündung: Ferrum phosphoricum
Gelbsucht: Natrium phosphoricum
Gelenkentzündung: Ferrum phosphoricum, Kalium chloratum,
  Kalium sulfuricum
Gelenkschäden: Calcium phosphoricum
Gelenkschwellungen, teigige: Natrium chloratum
Gereiztheit: Natrium phosphoricum
Gerstenkorn: Silicea
Geschwür, hartnäckiges: Natrium sulfuricum
Geschwüre: Natrium phosphoricum, Silicea
Gicht: Natrium phosphoricum

H
Haarausfall: Silicea
Hämorrhoiden: Calcium fluoratum, Kalium chloratum, Silicea
Harnsäuresteine: Natrium phosphoricum
Harnsäurewerte, erhöhte: Silicea
Haut, trockene: Natrium chloratum
Haut, zu trockene: Silicea
Hautalterung: Natrium chloratum
Hautausschlag: Kalium chloratum, Natrium phosphoricum
Hauteiterung: Natrium phosphoricum, Natrium sulfuricum,
  Calcium sulfuricum
Hautentzündung: Calcium, sulfuricum, Kalium chloratum,
  Kalium sulfuricum, Natrium chloratum, Natrium phosphoricum,
  Natrium sulfuricum
Hautpilz: Natrium sulfuricum
Hautreaktionen, allergische: Natrium phosphoricum
Hautunreinheit: Natrium sulfuricum
Hautunreinheiten: Natrium chloratum
Herpes: Kalium chloratum
Herzangst: Kalium phosphoricum
Herzbeschwerden, nervöse: Kalium phosphoricum
Herzentzündung: Ferrum phosphoricum
Hexenschuß: Magnesium phosphoricum, Silicea
Hitzegefühl: Ferrum phosphoricum
Hornhautbildung: Calcium fluoratum
Hühneraugen: Natrium sulfuricum

I

Immunschwäche: Silicea
innere Organe, Senkung: Calcium fluoratum
Ischias: Magnesium phosphoricum, Silicea

J

Juckreiz: Natrium chloratum, Silicea
Juckreiz, seelisch-nervös verursachter: Magnesium phosphoricum

K

Kalziumstoffwechsel, Störungen: Calcium phosphoricum
Karbunkel: Calcium sulfuricum, Natrium phosphoricum
Kariesprophylaxe: Calcium fluoratum, Silicea
Knochenbildung, Störungen: Calcium phosphoricum
Knochenbruch: Calcium phosphoricum
Knochenentzündung: Calcium phosphoricum, Silicea
Knochenerkrankungen: Calcium fluoratum
Knochenfisteln: Silicea
Knochenhautentzündung: Calcium phosphoricum
Knochenhauterkrankungen: Calcium fluoratum
Knochenschmerzen: Calcium phosphoricum
Koliken: Natrium phosphoricum, Natrium sulfuricum
Konzentrationsschwäche: Kalium phosphoricum
Kopfschmerzen: Magnesium phosphoricum
Krampfadern: Calcium fluoratum, Silicea
Krämpfe: Kalium phosphoricum

L

Lähmungen: Kalium phosphoricum
Leberentzündung: Kalium sulfuricum, Natrium phosphoricum,
    Natrium sulfuricum
Leberleiden: Natrium phosphoricum
Leberzirrhose: Natrium sulfuricum
Leibschmerzen, krampfartige: Magnesium phosphoricum
Leistungsschwäche: Calcium phosphoricum
Lungenentzündung: Kalium chloratum
Lymphknotenverhärtungen: Calcium fluoratum

M

Magen-Darm-Katarrh: Natrium chloratum, Natrium phosphoricum, Natrium sulfuricum
Magenentzündung: Ferrum phosphoricum
Magenkolik: Magnesium phosphoricum
Mandelentzündung: Kalium chloratum
Mandeln, vereiterte: Calcium sulfuricum
Mangelernährung: Natrium chloratum
Mangelkrankheiten: Natrium sulfuricum
Masern: Kalium sulfuricum
Menstruationsbeschwerden, schmerzhafte: Magnesium phosphoricum
Migräne: Magnesium phosphoricum
Milchmangel im Wochenbett: Natrium chloratum
Milchschorf: Natrium phosphoricum
Mitesser: Natrium phosphoricum
Mittelohrentzündung: Kalium chloratum
Müdigkeit, chronische: Calcium phosphoricum
Mundentzündung: Ferrum phosphoricum
Muskelentzündung: Kalium chloratum
Muskelschmerzen: Magnesium phosphoricum
Muskelverkrampfungen: Magnesium phosphoricum

N

Nagelfalzentzündungen: Silicea
Narbenverhärtung: Calcium fluoratum
Nase, eitrige: Kalium sulfuricum
Nasenhöhleneiterungen: Calcium sulfuricum
Nasenschleimhautentzündung: Ferrum phosphoricum
Nebenhöhleneiterungen: Calcium sulfuricum
Nervenschmerzen: Kalium phosphoricum, Kalium sulfuricum, Magnesium phosphoricum
Nervenschwäche: Natrium phosphoricum
Nervosität: Kalium phosphoricum, Natrium chloratum, Natrium phosphoricum
Nierenentzündung: Kalium chloratum, Kalium sulfuricum
Nierenkolik: Magnesium phosphoricum
Nierensteine: Natrium phosphoricum

O

Ohren, eitrige: Kalium sulfuricum
Osteoporose: Calcium phosphoricum

P

Pickel: Natrium phosphoricum
psychosomatische Erkrankungen: Kalium phosphoricum,
    Natrium phosphoricum

R

Rachen, eitriger: Kalium sulfuricum
Rachenentzündung: Ferrum phosphoricum
Rachitis: Calcium phosphoricum, Silicea
rheumaartige Knochenschmerzen durch Wettereinfluß:
    Calcium phosphoricum
rheumatische Beschwerden: Natrium chloratum
rheumatische Entzündung: Kalium chloratum
rheumatische Erkrankung, Schmerzen bei: Kalium chloratum
rheumatische Schmerzen: Kalium sulfuricum
Rheumatismus: Natrium chloratum
Rippenfellentzündung: Kalium chloratum
Rötung der Schleimhäute: Kalium chloratum
Rötung: Ferrum phosphoricum

S

Scharlach: Kalium sulfuricum
Schilddrüsenknoten: Calcium fluoratum
Schlafstörungen: Kalium phosphoricum, Natrium phosphoricum
Schmerzen: Kalium chloratum
Schmerzen, chronische: Silicea
Schmerzen, unterschiedliche Ursache: Kalium sulfuricum
Schwäche, allgemeine: Natrium chloratum
Schwäche, chronische: Silicea
Schwächezustand: Natrium phosphoricum
Schwellung der Schleimhäute: Kalium chloratum
Schwellung: Ferrum phosphoricum
Schwitzen, übermäßiges: Silicea
Sehnenscheidenentzündung: Kalium chloratum
Senkfuß: Calcium phosphoricum

Sodbrennen: Natrium phosphoricum
Spreizfuß: Calcium phosphoricum
Stoffwechselstörungen: Natrium chloratum

U
Übergewicht: Natrium sulfuricum
Umlauf: Silicea
Unruhe: Kalium phosphoricum, Natrium phosphoricum

V
Venenentzündung: Kalium chloratum
Venenschwäche: Silicea
Verdauungsstörungen: Natrium chloratum, Natrium phosphoricum
Verletzung, entzündete: Kalium chloratum
Vitalstoffmangel: Natrium phosphoricum

W
Wachstumsschmerzen: Calcium phosphoricum
Warzen: Kalium chloratum
Wettereinfluß: Calcium phosphoricum
Wunden, frische blutende: Ferrum phosphoricum
Wunden, schlecht heilende: Natrium phosphoricum, Natrium sulfuricum

Z
Zahnschmelzbildung, gestörte: Calcium fluoratum
Zahnschmerzen: Magnesium phosphoricum
Zuckungen, nervöse: Magnesium phosphoricum

Register

Meine eigenen Erfahrungen

Meine eigenen Erfahrungen

Meine eigenen Erfahrungen

Meine eigenen Erfahrungen

Meine eigenen Erfahrungen

Meine eigenen Erfahrungen

Meine eigenen Erfahrungen

Meine eigenen Erfahrungen